人体的历史三部曲之三

死神
医生和情人

余凤高　著

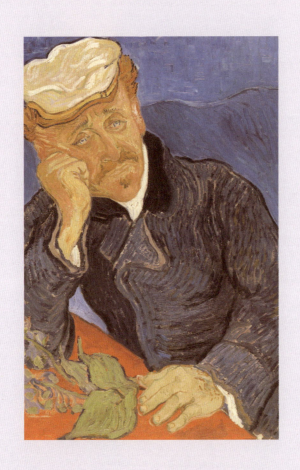

中国文史出版社

目录

小引：面对死神和疾病

德国汉斯·霍尔拜因（小）（Hans Holbein The Younger，1497/1498—1543）具有多方面的艺术才华，他是油画家、素描画家，又是设计师。这位出身于霍尔拜因画家家族的画家，创作的作品非常丰富，有宗教画、肖像画、细密画、书籍装帧木刻，还设计珠宝、家具，创作室内外的大型壁画。他的天才为英国的亨利八世国王所赏识，受聘作为英国宫廷御前画师，替皇室成员和贵族作画。他在一生最后的十一年里，共完成了大约一百五十幅肖像作品，不但深得亨利八世的喜爱，还成为绘画史上的著名肖像画家。作为一位插图画家，小霍尔拜因为 16 世纪欧洲宗教改革运动的发起者马丁·路德译的《圣经》所作的插图，为文艺复兴时期荷兰人文主义学者德西迪里乌斯·伊拉斯谟那被称为北方文艺复兴运动名著的《愚人颂》所作的一系列边页上的插图，还有专门为《圣经》中的《启示录》所作的二十幅插图，都是极其有名的。不过，小霍尔拜因在这方面最重要的作品则是他的连续画《死亡之舞》

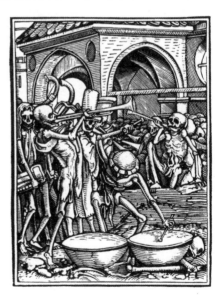

霍尔拜因的《死亡之舞》之二

1

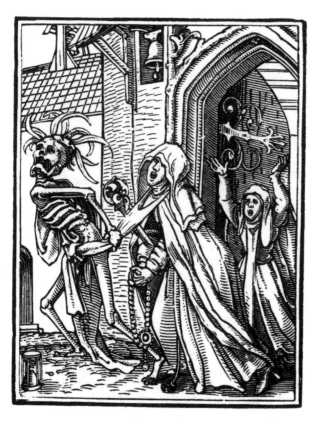

（*Dance of Death*）。

黑暗的中世纪，天灾人祸不断。1347 年开始的黑死病，即鼠疫，不到五年的时间里，就使全欧洲的死亡人数超过历史上任何其他的瘟疫和流行病。随后，这种流行病又复发多次，导致三分之一的欧洲人丧生。另外，德国的内战，英国的农民战争，英法一直打到 1453 年的"百年战争"等等，使人们心头时刻都为死亡和疾病的恐怖所笼罩。于是，一个普遍的主题便在诗人、戏剧家、音乐家、美术家的脑际浮现，这就是"死亡之舞"：表现从高贵的教皇和皇帝，到一般的文书和隐士，直到农夫和牧羊人等低层人物，不分尊卑，人人必有一死，无可幸免。小霍尔拜因的《死亡之舞》共四十六幅，从一个人的"生和死"说起，列述"死神出发"、死神被天使所"驱逐"，从而来到"教皇""皇帝""士兵""商人""小贩""老人""儿童""吝啬人""车夫"等不同职业、不同身份的各色人等跟前，把他们都一一带走，具有深刻的反讽意味，被认为是"插图艺术的最高典范"。不过，仔细欣赏作品，看它描绘老年人乖乖地跟随死神走向坟墓，表现皇帝虽然不肯舍弃皇冠，商人也一意留恋财物，仍不可避免地被死神拖走，令人感到画家面对死神和疾病的一种无可奈何、无所作为的心态。

霍尔拜因的《死亡之舞》之五

但是，也并不是所有的艺术家都是怀着这种心态的。就在瘟疫连年、战争不断的 1485 年，一幅耐人寻味的插图出现在法国的首都巴黎。这幅由画家盖伊·马尔尚（Guy Marchant，活动期公元 1483—

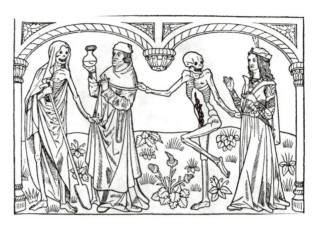

1485 年的《死亡之舞》

1505/1506 年）创作、匿名雕刻家雕刻的插图同样名叫《死亡之舞》（Danse macabre des hommes）。当代英国艺术史家约翰·哈水恩（John Harthan）在《插图书籍史》（The History of The Illustrated Book）中介绍这幅插图时，根据其所表达的意境，强调画的主题，特意将它译为《死神、医生和情人》（Death，the physician and the lover），应该说是十分精当的。

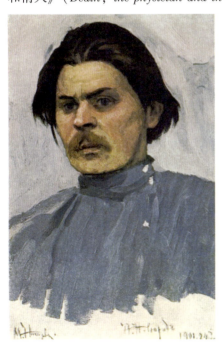

苏联作家高尔基

实际上，"死神和情人"也是一个古老而持久的主题了。民间传说中常有这一题材的故事。英国 18 世纪一首描写情人向死神抗辩、希望继续活下去的民歌，是人们都很熟悉的，因此，英国大诗人乔治·拜伦在他的著名长诗《唐璜》第三章第九节就只写了这么一句："关于'死神'或'情人'就不多叙述。"马克西姆·高尔基（Maxim Gorky，1868—1936）把这故事写成一首童话诗《少女与死神》，说是美丽的少女在勇敢地接近死神之时，一面以自己的身躯保护她的情人，一面用爱的赞歌战胜死神的理性，赢得了"虽非母亲，究是女性"的死神对她的怜悯，答应她："来个奇迹！我准许你继续活在人间！"使这位苏联作家的这篇短短的浪漫主义寓言故事，由于表现了爱战胜死的信念，而比他的《福玛·高尔杰耶夫》《马特维·柯热米亚金的一生》等大部头作品，及"最富革命性"的《母亲》都有更大的魅力。如果展开来谈"爱与死"，那是一部可以长达数百页的著作的事。

只是问题是精神只能在一定程度上对物质起有限的作用，因此，《少女与死神》仅能对人在精神上起到有限的激励作用。要战胜死神，必须求助于医生的物质力量。马尔尚的《死神、医生和情人》以医生检查病人尿液的瓶子和情人的女性温柔的爱，深刻体现了一种象征意义，这就是人类在与病魔和死亡抗争的时候，只有将具有精神力量的情人的爱，和具有物质力量的医生的科学医治结合起来，才有可能在一个特定时期里战胜病魔和死亡。这一含义已经得到医学历史的支持。

纵观整个医学史，人类与疾病的斗争，就是在原始和中世纪仅仅看重精神的作用，到十七八世纪时如法国医生拉·美特利（Julien Offroy de La Mettrie，1709—1751）在《人是机器》（*L'homme machine*）中强调的物质作用，到现在正确看待两者作用的历史。在这段从安于无知到发现真理的漫长的寻求治疗的道路上，盲目和理性并存，愚昧与科学同行，曾经出现过多少愚蠢可笑的人，也产生过很多可歌可泣的感人事件，从而构成社会的、历史的、宗教的、伦理的等诸方面的文化画卷。这便是本书所希望描述的。

病因：从"神魔说"到细菌学

疾病的历史可以说与生命一样的久远。从生命的范畴来看，不仅是人类，其他的高等动物，甚至植物也都会患病。从时间的跨度来看，不仅是今日的人和动物，有证据表明，从人类在地球上出现之前的亿万年，就已有生物患病的情况。考古学家曾在美国西部落基山区蒙大拿州的距今五亿年寒武纪地质年代的岩壁上，发现有链球菌的化石，另外，还发现有距今 3.95—3.45 亿年泥盆纪地质年代的寄生物传染的证据，以及最早生活在距今 3.25 亿年前宾夕法尼亚地质年代的爬虫类和两栖类动物的细菌性疾病和寄生虫疾病的证据。还有记载说，在距今 1.36—0.65 亿年前白垩纪地质年代的化石上，考古学家发现有骨瘤、外生骨疣、骨膜炎

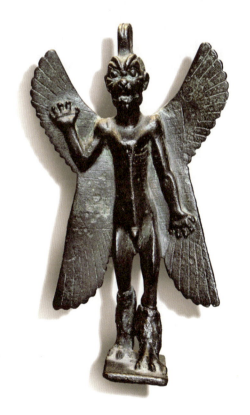

大约公元前 800—前 700 年亚述-巴比伦魔王帕祖祖的青铜雕像

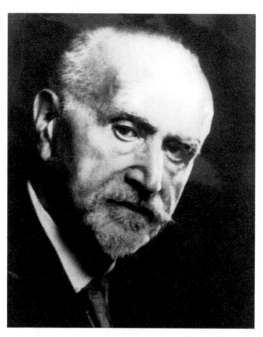
法国社会学家列维-布留尔

和关节炎等疾病的证据。专家认为，也正是这些疾病和传播疾病的细菌或寄生物以及它们的变种，随后同时袭击着人类的祖先，使人类患上各种各样的疾病。

这些当然是基于现代科学发展才有的认识。但是几万年前的原始人，他们不但不了解疾病已经具有这么久远的历史，更不能正确解释为什么会发生疾病，于是就简单地将它归之于漫漫无边的超自然的原因。例如认为是由于遥远的神灵和星辰，或地下死人的鬼魂直接参与，或者派遣天空中的飞鸟或地洞里的毒蛇等，将病因带进人的体内，才使人得病。法国当代著名的社会学家路先·列维-布留尔（Lucién Lévy-Brühl）在他的名著《原始思维》中引用好多位旅行家的记述，证明原始民族对疾病产生原因的神魔观念：

在老挝，"所有的病，不管什么病，从最轻的到最重的病都是由愤怒的神灵或不满意的死人造成的……傣族人（Thai）的医学几乎完全不知道自然原因"。在孟买邦，柯里族（Kolies）的土人们把损害男人、妇女或者儿童以至牲畜的健康的疾病，只要是病，都想象成是恶魔或受辱的神的行动造成的；……在白尼罗河地区，"即使认为疾病不是由什么敌人的阴谋直接造成的，'鬼魔诱惑'的观念也永远是占统治地位"……

实际上可以这样说，几乎古代的每一个原始民族，都相信一个人患病，是由于神魔的关系。医学史就全球领域举例说，在印第安人中间，相信疾病的发生是因为高层的神的愤怒或者低层的神的坏习气；阿兹特克人认为，是一些冷酷的神在惩罚人，才使人患上病；古代的秘鲁人也认为患病是众神的惩罚造成的；古代中国人的意识中存在有"五瘟神"，相信疾病就是它们或者祖先鬼魂在作祟；巴比伦人和亚述人坚信每一种疾病都有一个恶魔控制着，因此需用不同的办法来驱魔；古犹太人作为耶和华的选民，他们对疾病的认识，就像《圣经》中所说的，也认为是魔鬼的关系……

随着时代和科学的进步，相信神魔带来疾病的理论虽然受到了怀疑，但它所投射的影子，还依然不同程度地保留在很多人的深层心理。

从古代起，不但一般的普通人，就连卢克莱修（Lucretius）、维吉尔（Virgil）、奥维德（Ovid）、普林尼（Pliny the Elder）等哲学家、诗人、博物学家都相信生物是可以从非生命物质中自发产生出来的，例如，亚里士多德（Aristotle）认为任何潮湿的干物和任何干燥的湿物都会生出动物。将奶酪和面包用破布包起，置于黑暗角落，便会生出小鼠，也使很多人信以为真，因为几周之后，在破布里确实会见到小鼠，当然这些小鼠都是从别处来偷吃奶酪的。他们还相信蛙是在日光照射下从泥土中产生出来的。有人甚至宣称，说有一种木材在海里腐烂后产生蛆虫，蛆虫又会生出蝴蝶，这蝴蝶还会生成飞禽……确实，当人们亲眼看到自己家里的一块肉，在过了几天之后，就凭空生出一条条蛆虫的时候，对这类所谓的"自然发生"（spontaneous generation）现象，无疑是不会产生怀疑的；更重要的是在这一理论的背后，还潜伏着人们普遍存在的宗教观念，认为"自然发生"是由于有"神力"在起作用。因此就不难理解这些在今天看来完全是无稽之谈的事，在当时，甚至在几百年之后，仍然有大量的信徒。像17世纪的比利时化学家扬·巴普蒂斯塔·范·海尔蒙特（Jan Baptista van Helmont，1577？—1644？），被认为是由炼金术过渡到近代化学的代表人物，但他对这一理论也深信不疑，他甚至提出一个类似"奶酪生鼠"的办法，说不论是谁，只要将脏布放进一个容器里，加上几颗小麦或几块奶酪，都能创造出"发生"老鼠的奇迹。

第一个对"自然发生"理论表示怀疑，并实际进行验证的是弗朗切斯科·雷迪（Francesco Redi，1626—1697）。1688年，这位意大利医生将牛、鹿、狮、虎、狗、羊、兔以及鸭、鹅、鸡、燕子等动物的肉装在许多曲颈瓶里，其中一半的瓶封闭，另一半敞开，任苍蝇自由进出；后又将装肉的曲颈瓶一半敞开，另一半虽用纱布覆盖起来，但空气仍然可以进入。结果，所有曲颈瓶里的肉都已腐烂，只有瓶口敞开、苍蝇可以进入的那些瓶里的肉生出蛆虫，而瓶口覆盖住的曲颈瓶，则在纱布口上生出蛆虫。雷迪的实验有力地否定了所谓的"自然发生"，但却受到宗教势力的激烈抨击，说它与《圣经》的教导相抵触。到了18世纪，随着显微镜的应用和改进，使有关"自然发生"问题的争论更加复杂化起来，因为尽管像雷迪那样将曲颈瓶密封，甚至把培养基煮过，在显微镜下还是会看到似乎是"自然发生"出来的微生物。

英国博物学家约翰·图伯尔维勒·尼达姆（John Turberville Needham，1713—1781）双亲都是天主教徒，他虽然加入了伦敦皇家学会这一学术团体，但自己诚心献身圣职，因此可以想象，他天生会很自然地倾向于这个被认为能显示"神力"的"自然发生"理论。在一次旅游巴黎时，尼达姆与正在研究纤毛虫纲生物的法国博物学家乔治-路易·布丰（Georges-Louis Leclerc Buffon，1707—1788）邂逅，两人一起研究显微镜下的"小动物"。布丰在他所编的巨著《自然史》中，发表了他们的共同成果"关于生物生成问题的实验"，尼达姆自己也写了研究论著《显微镜新观察》。尼达姆介绍说，他十分谨慎地做了实验：将肉汤加热，置于瓶子里，然后用乳香封住瓶口，使空气中的微生物不至于进入瓶内，他甚至再将这瓶肉汤放到火上去煮过。可是经显微镜观察，瓶内的肉汤仍旧充满了微生物，因此可以说明这些微生物是"自然发生"的。尼达姆还说，他还曾将有角麦病的稞麦面粉放在一些密封的瓶子里，又把羊肉汁放在另一些密封的瓶子里，后来，这羊肉汁和稞麦里都自然生出鳗鱼来。于是尼达姆声称，他的实验证明了生物的"自然发生"理论与宗教信仰完全一致，就像人一样，是通过创造主的道路，从物质里以自然发生的形式生出来的。

意大利的生理学家拉扎罗·斯帕兰札尼（Lazzaro Spallanzani，1729—1799）虽然与尼达姆一样是一位教士，但不同于尼达姆，他重视事实，对他人的看法，纵使合乎宗教《圣经》，也不盲目听从。他怀疑尼达姆的理论，并对雷迪的实验亲自加以检验。他准备了两组瓶子，内都装入肉汤，一组开口，让空气可以进去；对另一组，他先将肉汤煮沸，使原有的微生物全被杀死，然后封严，不让空气里可能有的微生物进去。结果，第一组里的肉汤很快就长满了微生物，而煮沸又封好的肉汤始终保持无菌。这使斯帕兰札尼满意地证明，若不与空气接触，就连微生物也不能由无生命的物质"自然发生"。而尼达姆的实验是不够完备的，因为他用乳香给瓶子封口，未必能够保证空气不会进入，而空气中是会有微生物的胚种的；同时尼达

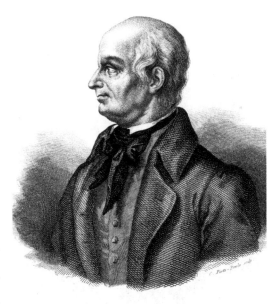

意大利生理学家斯帕兰札尼

姆将肉汤煮过加热，这加热的时间和温度也可能不足以将原有的微生物杀绝。因此斯帕兰札尼的实验实际上就可以回答"自然发生"的问题了，所以科学史家评价他是一位现代微生物学的先驱。由于这个理论关系到生物的生与死的问题，甚至被大哲学家伏尔泰（Voltaire）写进他的《哲学辞典》，称颂说"这种用面粉和羊肉汁变成鳗鱼的演变由一位比尼达姆略微高明一点的斯帕兰札尼先生证明实际上是虚假可笑的"。

一次次的实验，动摇了"自然发生"的基础，使一些坚信"自然发生"的人非常气愤。1858 年 12 月 20 日，法兰西学院通讯院士、鲁昂博物馆馆长费利克斯-阿基米德·普歇（Felix-Archimede Pouchet）向科学院提出一篇题为《植物和动物原生体在人造空气和空气中的自然发生》的论文。论文一开头就指责说，目前，有些生物学家正想利用科学的进步来缩小自然发生的范围，甚至想完全否认这个原理的存在，为了解决这个恼人的问题，他进行了一系列的实验研究。据他说，在他的实验中"可以在显微镜底下看到的微小动植物，都是在与普通空气隔绝的有机液中自然发生

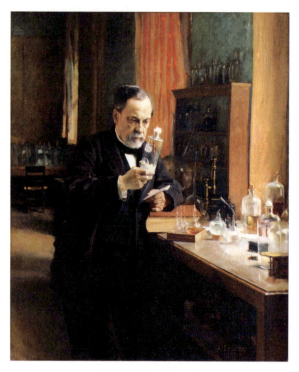
巴斯德在实验室工作

的"，这证明了"动物和植物能在绝无空气的媒介中发生，而不会从空气中带来有机体胚种"。

普歇的论文在科学界和公众中普遍产生很大的轰动，被认为给"自然发生"的问题"投射了新的光辉"，只有巴斯德一个人除外。

法国的路易·巴斯德（Louis Pasteur，1822—1895）确实是一位富有远见的科学家。当初还在研究酿酒工业，在显微镜下看到发酵的酒液里存在着很小的微生物时，巴斯德的脑际就曾出现灵感的闪光。现在，"自然发生"的问题被一次次地提出之后，他更觉得这个问题的解决不仅与"生与死"的秘密有很大关系，并且如他在给一位友人的信中说的，还可以由此"开辟出一条新的途径"。

从1860年初开始，巴斯德准备了一批容量为二百五十毫升的瓶子，里面灌进容易腐败的液体，再将瓶子一一放到沸水里，直煮到里面的水蒸气往外喷时，才以喷灯的高热将瓶子口封住。然后，他带着这些瓶子，从巴黎天文台的地下室，到远离巴黎的郊外古道，又攀登到海拔八百五十公尺的山顶，甚至二千零八十三公尺的山顶和海拔三千公尺的大冰川，每到一处，都打开一些瓶子的封口，让空气进来，再封回去。最后，经检查，发现空气中存在着产生微生物的胚种，其含量会因和地面的距离不同而有差别，人口越是密集的地方微生物胚种越多，地面越高则越少。巴斯德在1862年发表于《化学和物理年鉴》上的长达一百一十页的经典著作《关于存在于大气中的有机微粒的研究报告——对于自然发生原理的考察》中肯定说，自己的这一实验"最终毫不含糊地证明了，已经煮沸的浸液中，生命的起源，纯粹只是由于悬浮于空气中的固体微粒"，就是这微粒，携带微生物的胚种，而不是什么其他未知神秘之物。这次实验再次激发巴斯德的灵感，这灵感使他再一次想起他的女儿，并由此从生物学联想到病理学，想到微生物与疾病的关系。

1859年9月，巴斯德的大女儿患伤寒病去世，悲痛之余，三个月后，巴斯德曾在写给他父亲的信中说："我忘不了我那可怜的女儿……让我们想想留在人间的儿童，尽我们所能，为使他们免受今生的痛苦而努力吧。"从那时起，他时时想起，不但在法国每年都有千万名年轻人成为传染病的牺牲品，全世界有更多的人被流行病夺去了生命。因此，从那时以来，研究传染病的想法一直萦回在他的心头，就如后来——1863年8月他被选入科学院之后的一次在杜伊勒里宫受到拿破仑觐见时向皇帝明确表示的，"我的雄心是要认识腐败和传染疾病的原因"。现在，他觉得从微生物和腐败的确证中，看到了这一问题的一丝闪光。

在巴斯德之前，某些疾病的发生和流行被看成是"天数"和命运，根本想不到会与传染有关。这种认识上的未知，使得19世纪初以来，解剖和手术技术进步了，病人的死亡率却反而比以前高。

近百年来，医生们一直也在为病人做各种手术，手术医生习惯使用火烙、热油、热烧酒、沸水、酒精、葡萄酒等烧灼、蒸烫或洗涤伤口。1749年出版的一本题为《平民内外科》的通俗手册就教导说，伤口不应该与空气接触，不要用手指或工具碰伤口。还提出："为进行包扎打开伤口时，最好先在整个伤口上面覆上一方浸过热葡萄酒或烧酒的布。"这些做法实际上是不知不觉地在起着杀菌消毒的作用，虽然医生自己还没有明确意识到。18世纪以后，随着解剖学的迅速发展，外科医生对人的整体和各个器官的了解更加准确且精细，使切除体表肿瘤、摘取膀胱结石和截肢等手术都能得以成功开展，极大地促进了19世纪初期外科的蓬勃发展。1846年局部麻醉的发明，使手术病人甚至能够在梦幻似的状态下度过这一可怕的时刻。但是这一切的进步反而使手术医生在手术台前胆战心惊，因为医生们不懂得疾病可能有的传染性。因此，他们认为自己是在治病，却不知在"治病"时连续检查几个病人而不去清洁和消毒自己的手，甚至刚解剖过

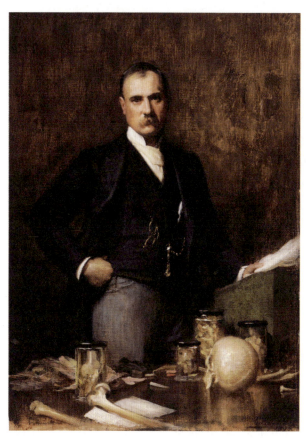
法国医师特里维斯

尸体，就立即去给活人做手术，实际上是在杀人。这样的结果就是手术成功了，很多病人却在术后死亡。法国许多医院的病人截肢后的死亡率高达百分之六十，像卵巢切除等手术，被说成简直是"刽子手干的"。有一位外科医生无可奈何地申说："如果必须截肢，也得万分慎重，因为决定动手术，几乎就等于给患者签署一道死刑判决书。"死亡的原因是医生没有能力对付术后出现的细菌感染所引起的败血症。普法战争期间，法国的一些伤兵医院里，病人的伤口都在化脓，弥漫着令人恶心的臭气。有些医生怀疑："脓好像是外科医生播种的，到处在萌芽。"但感到无能为力，眼睁睁看着手术病人一个接一个在死去，以致在绝望之余，呼吁有谁若能征服感染，就该为他竖一尊金质纪念像。

法国的情况如此，别的国家也一样。富有写作才华的英国著名外科医师弗雷德里克·特里维斯（Sir Frederick Treves，1853—1923）在他的《旧候诊室》（*The Old Receiving Room*）里曾这样描述当时因为没有细菌感染方面的知识而出现在英国的病房里的可怕的术后死亡情形：

……病房中挤满了全身性感染的患者，几乎只要伤口较大一些，就一定会化脓。……保持清洁这件事根本不被人重视，事实上它完全不存在。……伤口用浸过油的焦布包扎，不管是油或包扎所用的焦布，尤其主要用撕碎了的羊毛布做成的焦布，显然都未经消毒。在现代，可能连汽车修理工都会认为用它来擦发动机都太脏了。

这些因化脓的伤口造成的气味充斥整个病房，使人永远难忘。……当时每个病房只备有一块海绵，每天早晚两次，就用这块海绵和一桶从不替换的水来清洗全病房病人的伤口。这样的做法使得病人根本没有机会康复。我还记得一次一整个病房的病人都得了坏疽，使整个病房因此而崩溃。……当时，接受过手术的病人，只要有一个活下来，我们就会觉得是一件极为美好的事。事实上，极少数，几乎没有存活的人。

至于在我所处那个年代公众对医院所抱的态度，可以从下面这件小事中看出。我曾被我的上司指派，去说服一个女人同意我们为她女儿动手术，不过是一个小手术而已。我在候诊室中和那女人见面和进行解说。我相信我已用最亲切和充满信心的口吻向她说明了全部手术的细节。最后我问她是否愿意签字同意进行手术。她回答说："同意是没有问题的！问题是，谁来支付葬礼的钱呢？"

经过十七年的思考和观察，巴斯德可以说是彻底弄清了疾病传染的问题。在 1873 年被选入医学研究院的那次大会和以后于同年 11 月 17 日举行的一次会上，巴斯德进一步说道："为了使啤酒变质、变酸、变臭、变黏稠、变成酸或乳酸，啤酒里必须有外来的有机体繁殖"，啤酒变质是由于存在丝状菌，"疾病与微生物存在之间的关系是确实无疑的，是无可争论的"。他十分强调后面这句话，以致当时记录他这演讲的速记员在这话的下面加了着重号。可惜巴斯德自己并不是医学家，法国作家勒内·瓦莱里-拉多在《巴斯德传》中说，他"对此深感遗憾，否则就会有利于自己的工作"。不过他这发现立刻就启发了一些敏感的医学家并为他们所应用。

阿尔芳斯·盖兰（Alphonse Guerin）是巴黎圣路易医院的外科医生。

他原来一直承袭一种传统的看法，认为像疟疾是由于"瘴气"引起的，伤员的化脓性感染也是由于这"瘴气"。现在，他从巴斯德的发现上获得启发，想到"化脓性感染很可能是由巴斯德所发现的存在于空气中的胚芽或酵素引起的"。并相信："如果瘴气就是酵素，那我就可以效法巴斯德，滤清空气以防止伤病员受其致命的影响了。"于是盖兰在给伤病员动手术时，在止血和结扎血管之后，就用石炭酸溶液或樟脑酒精仔细洗涤他们的伤口，然后给敷上一层薄薄的绷带扎住，二十天内不用换药。这种方法于1871年3月至6月在医院里用于三十四名巴黎公社的伤员身上，存活者达十九人，使别的医生感到震惊。两年后，盖兰已经离开圣路易，转入慈善医院，但是仍旧忘不了那里的防腐法，并请巴斯德去那里访问。巴斯德很高兴地去了，并因自己提出的这一造福人类的想法为他人所接受而感到欣慰。更使他高兴的是他这方法还传到了国外。

几个月后，即直到1873年末，他还在一封信中表示说："我多么希望自己有足够的精力和知识，把整个身心都投入一种传染病的研究！"

暗示（一）：医神、神医和巫师

　　人类在文明的初期，由于对许多事物的发生不能做出科学的解释，就往往把它归之于遥远不可见的超自然原因，对疾病的发生就是这样认识的。著名的法国社会学家路先·列维-布留尔在《原始思维》中引用旅行家的记述证明，在原始民族的观念中，"所有的病，不管什么病，从最轻的到最重的病都是由愤怒的神灵或不满意的死人造成的"；在他们的心中，"'鬼魔诱惑'的观念永远是占统治地位"。

　　既然疾病的起因是超自然的，那么，在他们看来，也只有超自然的力量才能够制服病魔、治愈疾病。基于这样的认识，超自然的救助便成为原始人的必需：或者是通过直接的祈祷，或者要借助于所崇拜的灵兽，或者则想仰赖于某一与超自然力量有交往的人，设法使致病的魔怪离开人体或病人居住的处所。可以说，任何一个民族，都坚信存在有使人免遭病患和转病为安的神灵。

　　透特（Thoth）是古代埃及宗教所奉的最重要的医神。鸟首人身的透特原是月神，

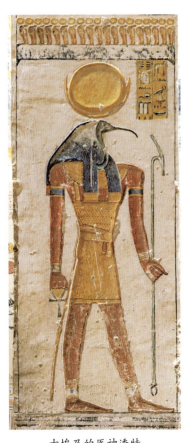

古埃及的医神透特

在世间代表太阳神瑞（Re）。据古埃及的传说，他是治疗埃及的常见病眼炎的专家，他甚至能让人"起死回生"。在亚历山大时代的医学中，人们还把他与被索福克勒斯称为"万物之心"的三倍大神赫米斯（Hermes Trismegistus）等同起来，说明他的地位之高。透特曾经治愈过瑞的病，神话传说中他为何露斯和塞特治伤的故事更具传奇色彩。

埃及女天神努特（Nut）在新年之前的五个特别的日子里先后生出塞特（Seth）、俄赛里斯（Osiris）、伊希斯（Isis）和奈芙蒂丝等神。在传说中，俄赛里斯是丰产之神，又是下埃及的地方神，而且还是死而复生的国王的化身，伊希斯则是他的妻子。而塞特既是苍天之神，还是上埃及的守护神，奈芙蒂丝则是他的妻子。传说描述塞特是个性格变化莫测、诡计多端的神祇，他总爱挑起纠纷，制造动乱。不久，他就另有所欢，背弃了奈芙蒂丝，并诱骗俄赛里斯进入一只箱子里，然后将箱子密封，投入大海，使他溺水而亡。可是俄赛里斯死后，他的妹妹兼妻子伊希斯却神秘地怀了孕，生下儿子何露斯（Horus）。何露斯形象如隼，左右眼就是月亮和太阳。何露斯既然是俄赛里斯的妻子伊希斯的儿子，自然是他父亲王位的合法继承者。但塞特一心只望自己来接替俄赛里斯做国王，不许何露斯去继承父位。于是，这两神便为继位权而发生斗争。最后，何露斯击败了塞特，为父报了仇，且取得了王位，可惜在搏斗中左眼受了伤；经过透特的治疗，他这伤虽然痊愈了，但总有隐患，所以月亮每月都有盈亏。故事还说塞特在战斗中受的伤也是透特给治好的。

西方医学史记载，最初，人们同样也相信能够治病的力量来自于神——主要是希腊诸神住所奥林匹斯山上的最重要的神祇之一，医疗、真理预言之神阿波罗（Apollo），以及他的孪生姐姐阿尔忒弥斯（Artemis），还有女神雅典娜（Athena）。随后，这力量就慢慢转属于地位并不那么重要的神阿斯克勒庇俄斯（Asclepius）了，阿斯克勒庇俄斯成了专司治疗的医药之神。

今天人们对希腊神话的了解，主要是根据传说人物荷马的史诗《伊利亚特》和《奥德赛》、赫西奥德的《神谱》等文学作品里的描写。荷马的作品尽管包容了大量的神话，学者们相信大概还是按照当时的口头传说写

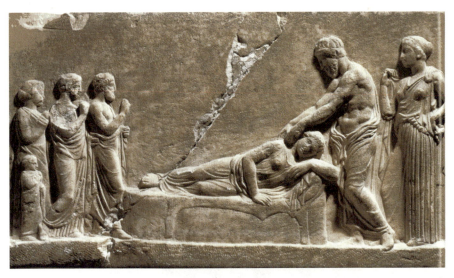
浮雕描绘古希腊的医神阿斯克勒庇俄斯在治疗一个女病人

成的，有相当的现实成分。在荷马的笔下，阿斯克勒庇俄斯只是一个凡人，只因他以他无上的医艺救活了许多人，才在神话中被说成并非一般的常人，而是一个具有超自然力量的神了。

有关阿斯克勒庇俄斯的神话很多，大致是说：

阿斯克勒庇俄斯是位于希腊北部伊庇鲁斯高地和爱琴海之间的一个叫色萨利（Thessaly）的邦国的王子，不过一般都说他是玻俄提亚的佛勒癸亚人的国王佛勒古阿斯（Phlegyas）的女儿仙女科洛尼斯（Coronis）和阿波罗的儿子。故事说阿斯克勒庇俄斯尚在腹中的时候，阿波罗曾被告知，说科洛尼斯已经对他变心，而与伊斯库斯（Ischus）有私情。这伊斯库斯是一个凡人，是科洛尼斯的表兄。也有记载，说是乌鸦给阿波罗带来这两个情人的消息。这激怒了阿波罗，他一气之下，就用箭把他们两个一一射死。但在将科洛尼斯火葬时，阿波罗看着躺在柴堆上的科洛尼斯，对她腹中的婴儿，即未来的阿斯克勒庇俄斯，不免产生怜悯之心，于是就剖腹从死者的体内取出这个婴儿。

克洛诺斯神和海中仙女菲吕拉的儿子喀戎是一个半人半马怪，曾从阿波罗和阿尔忒弥斯那里学得医术、音乐、体操、狩猎和预言之术，尤以具有智慧和医术知识而闻名，有"马人中的智者"之称。许多英雄，如赫拉

17

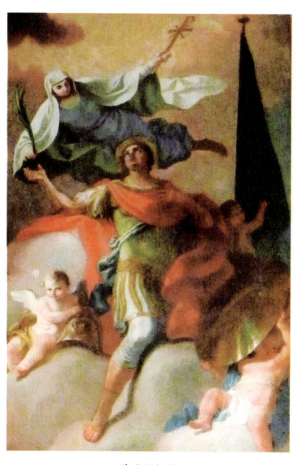

希波吕托斯

克勒斯、阿喀琉斯、伊阿宋等都曾受到他的教诲。阿波罗和阿尔忒弥斯兄妹就把阿斯克勒庇俄斯送到喀戎居住的色萨利，请他抚养这个失去母亲的孩子，把孩子教育成人。

在喀戎的教导下，阿斯克勒庇俄斯最后成为一位技艺高强的名医。任何疾病，他都能够医好，他甚至能使已经死去的病人复活。最著名的例子是这样的：

雅典国王忒修斯和安提俄珀的儿子希波吕托斯（Hippolytus）是一个纯洁而正直的年轻英雄，他从喀戎那里学会了狩猎之后，就与阿尔忒弥斯做伴，终日在密林中追逐野兽。能够与阿尔忒弥斯有非凡的交往，希波吕托斯感到非常自豪，从而拒绝了其他女性，甚至包括阿佛洛狄忒的爱。阿佛洛狄忒被他的嘲笑所刺伤，心中十分不快，便唆使忒修斯的第二个妻子，也就是希波吕托斯的继母菲德拉（Phaedra）去爱他。菲德拉在希波吕托斯的身上看到了他父亲在形体、风度和内在美德等方面的影子，对他产生了狂热的爱。但希波吕托斯拒绝了她，这使菲德拉陷于痛苦的单恋之中，最后自杀而死，但留下遗言，诬陷说希波吕托斯侮辱了她。虽然希波吕托斯为自己的无辜提出抗辩，忒修斯却拒不相信，先是将他放逐，后又将海神波塞冬送的三个诅咒中的一个降到他的身上。因之，当希波吕托斯赶着马车经过萨兰尼克海湾（Saronic Gulf）时，海神就从波浪中放出一头凶猛的公牛。希波吕托斯的马看到这头公牛，受到了惊吓，把希波吕托斯从车上摔下拖死。希波吕托斯死后，阿尔忒弥斯很是伤心。出于钟爱，她说服了阿斯克勒庇俄斯，将这位美貌的青年猎手救活了过来。

提坦神克洛诺斯和母神瑞亚的儿子普路托（Pluto）是地下王国的主宰者，有"冥界的宙斯"之称。他感到，如果世间的人患了病都可以被阿斯克勒庇俄斯治疗痊愈，甚至人死后也可以复活，不再有人死亡，那么他所统治的王国就会发生人口危机。于是，他便请求他的兄弟、天神宙斯（Zeus）出面介入。宙斯主宰天象，能抛掷闪电、制造雷霆、聚散乌云，他一挥动神盾，暴风骤雨即刻发作。宙斯受了普路托的怂恿，就用雷霆将阿斯克勒庇俄斯击毙。但在阿斯克勒庇俄斯死了之后不久，宙斯这位最高之神良心受到责备，为平衡自己的心理，将阿斯克勒庇俄斯提升到神的地位。

神话叙述的事完全不同于人们通常经历的时代中所出现的事件和环境，神话里的主人公大多也是不同于常人的神或超人。但神话却也反映了现实，以一种宗教象征的方式，让人从某一特定的角度看到当时自然的、社会的、文化的甚至生物的情景。活动于公元 3 世纪的古希腊哲学家欧伊迈罗斯（Euhemerus）断言，神话里的神原本是人间的英雄或征服者等伟大人物，因为曾造福于人，受到人们的尊敬和崇拜，才在人们心中被视为"神"。欧伊迈罗斯的这个看法为神话中的一个重要支流——"文明英雄神话"的产生做出了合理的解释，从而创立了为神话人物和事件寻求真实历史依据的传统。

人类学家相信，塞特、俄赛里斯、何露斯之间斗争的神话故事，至少也部分地反映了古埃及时代的历史。

埃及是世界上最古老的文明之一。历史学家将上埃及和下埃及于公元前 2925 年（也有说是公元前 3050 年）统一为埃及王国时起的埃及古代史分为古王国、中王国和新王国三个时期，历经三十一个朝代，止于公元前 332 年。刚统一时，列王奉何露斯为护国神。可是第二王朝的国王却一反传统的信奉，崇拜塞特。随后继位者又对何露斯和塞特两者同等看待。在喜克索斯人侵入埃及实行统治期间，塞特又获得了崇拜。到了新王国时代，塞特甚至被奉为武神；拉美西斯王朝的列代的法老更拔高塞特，将他列在众大神之间，说他站在太阳神瑞的船头担任护卫，杀死瑞的仇敌。新王国结束后，塞特则一反于前，被排斥在埃及众神之外，使对俄赛里斯的崇拜上升到了主导的地位，等等。塞特、俄赛里斯、何露斯的地位的变化，反映了拥戴他们的国王在斗争中力量的消长和埃及政治局势的变化。但是透特作为医神，治病救人是他的宗旨，所以他既为何露斯治疗，也为塞特治疗。他的这种慈善的人道之心自然受到普遍的赞颂。人们心目中的医生就应该是像透特那样，也可能，在列代王朝的斗争中，人们见到过不止一个像透特这样的医生，然后想象出透特治病的神话。

同样，阿斯克勒庇俄斯可以因为救治病人，从而获得人们的爱戴，被人尊之为神；也可能是人们相信，只有神，才能有像阿斯克勒庇俄斯那样使人死而复活的力量。于是渐渐地，在他们的心目中，阿斯克勒庇俄斯便是医神，而且附会出一个他如何成为神的故事，世世代代流传下去，并激励人相信，只要有阿斯克勒庇俄斯的神助，自己的病，就会痊愈。

心理学相信"暗示"（Suggestion）作用的存在。"暗示"通常是通过语言或视觉等感觉方式，使一个观念随着另一个观念而到来，从而让人不加批判地相信或行动的过程。"暗示"的作用，会使病人心理放松、获得安慰，对病人疾病的康复产生一定的效果。在阿斯克勒庇俄斯神殿，清新的有益健康的空气，茂密的舒适视觉的森林，还有富含矿物质的温泉和殿前美丽的花园，营造出一片宁静宜人的环境。神殿里，阿斯克勒庇俄斯的像，穿着长袍袒胸站在那里，那支双蛇缠绕的节杖，是他神医医术的标志。神殿墙壁上的一块块浮雕和神谕，有些一直留存到今天，其中最典型的一块表现病人横卧在床上，身旁坐着一位医生，神医阿斯克勒庇俄斯就立在前面为他医治；刻在大理石板上的神谕说的是神医从神那里得到神谕，取走他圣坛上的香灰，掺进酒中，用它来治病，然后回去向神致谢，人们则因获得康复而对他叩首，等等。所有这一切，以及祭司向前来礼拜和求助的病人生动讲述阿斯克勒庇俄斯的神迹，就已经使病人在心理上对神医满怀无限的信任；加上祭司在病人睡梦前为他们所做的水疗、按摩和熏蒸，实际上都是附属的治疗程序。治疗最核心的部分自然是在深夜。蜡烛熄灭之后，在全身白色穿着的祭司主持下，在内殿履行一定的仪式。这种气氛有助于病人在暗示催眠中睡去，一夜、两夜，直到进入梦境，在梦中看到医神驾临自己跟前，获得"神托"，再由祭司以最好的象征意义来解释这梦。心理作用有助于疾病的康复，这自然归于神医的力量；如果治疗无效，则可被认为是病人本人的原因，如心不真诚、罪孽过重等等。

类似阿斯克勒庇俄斯神殿的暗示，也出现于希腊以外的一些文化地区。最突出的如印度的瑜伽（Yoga），他们八个阶段的修习过程，在"禁制"（克制）、"遵行"（守规）之后的"静坐""调息"（控制呼吸）和"制感"（控制感情），是旨在道德准备之后，将感觉注意力从外界对象收回心中。最后的三个阶段：从"执持"要求将外在意识长时间固定在一个对象上，到"禅定"要求不间断地默想自己沉思的对象，超越任何自我的回忆，到最后沉思对象和沉思者合而为一的"等持"，幽暗的房间、缭绕的香烟和轻柔的音乐，完全合乎暗示催眠的机制，是暗示催眠的典型的全过程。印度瑜伽的催眠传统，在全世界都有很大的影响。美国医学史家拉尔夫·H.梅杰（Ralph H Major）在1954年出版的《医学史》中说："19世纪英国人用催眠作为治疗方法，从印度人那里吸取了很多知识。"另外如埃及、波斯等古国中的医生和魔术师也很懂得应用暗示催眠。非洲和北美洲的印第安巫师医生，很善于以有节奏的鼓声，反复吟诵的单调歌曲，使人集中注意力，沉入恍惚状态，同样也是运用暗示催眠的原理。

另一类被看成能够治病的人是巫师或女巫。人类早期的经典文献《圣经·撒母耳记》（上）写道，在大约公元前11世纪以色列王扫罗的时代，一次，非利士人聚集军旅，要与以色列人交战，使扫罗心中发颤，十分害怕。扫罗去求耶和华，但未能得梦。于是他吩咐臣仆，为他找一个"交鬼的妇人"，以便他可以去向她请教。这所谓"交鬼的妇人"，由圣经公会出版、通行本的英语本《圣经》中写作"a woman who is a medium"。"medium"这个词的意思是"中介"，即指能沟通人与神鬼之间的中间人，因此又可译作"神媒"或"女巫"。《撒母耳记》（上）继续写道，臣仆告诉扫罗，说在隐多珥地方有一个交鬼的妇人，于是扫罗改装去找她。那个女巫真的根据扫罗的要求，招来了已经去世的先知撒母耳的鬼魂，撒母耳的鬼

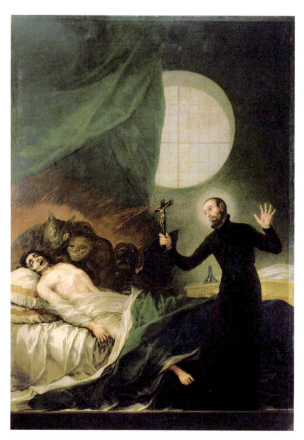
戈雅的画：圣徒驱魔

魂甚至向扫罗预言了他未来的吉凶……人们相信，由于他们能与鬼神交往，所以能通过巫术来驱魔治病。

随着对魔怪的认定，驱魔的仪式，即巫术也就产生了。在中国，据考证，距今五六千年的新石器时代晚期，就有巫师出现。早期的巫师既是祭司又是医生，所以中国医学史论述医学的起源时，有"医巫同源"之说。一般相信是战国和西汉时代由多人撰写而成的《山海经》中提到的那些"皆操不死之药"的巫彭、巫抵、巫阳、巫履、巫凡、巫相，不但都是有名的巫师，在当时的人们看来，简直就是神医。他们就是用符咒、驱魔、祈祷等手段，有时再结合药物、手术等来为人治病的。

中国从古代起，就有集体参与的驱魔活动，以及个人或家庭实施的各种驱魔秘术。先秦时有叫"方相"的官主持驱魔仪式。《周礼·夏官》说方相氏由经挑选的四名疯癫乖张的"狂夫"担任，他们"蒙熊皮，黄金四目，玄衣朱裳，执戈扬盾"，即是说，他们头顶蒙一张用黄金点出四只眼睛的熊皮，上身穿黑色的衣服，下穿深红色的裙裳，一手执戈，一手挥舞盾牌，带领其他上百名驱魔人员，深入人家的居室，四面搜寻，直到认为已经将那些招灾致病的魔怪赶走为止。秦代这种大规模的驱魔活动每年总共要举行三次，分别于农历三月、八月和十二月举行。第一次在国都的九座城门前由方相氏率人杀牲施术，第二次需有天子亲临参与，第三次几乎全民都参加了。除了这类大规模的预防性的驱魔外，具体针对某种病魔的巫术也是很普遍的。

其实不但是古人，就是在今日的许多少数民族中，也还遗留着古代这种驱魔治病的信念，相信一个人患任何疾病，只要通过巫术驱走病魔，患者便能获得康复。虽然驱魔的形式，不同的地区略有差异，但大致都是一样，总不外乎是供酒、焚烧香纸，在病人的居室或绕病人周身燃烧松枝、焚烧人偶，当然，最主要的是巫师的画符和念咒，等等。

在古代，尤其在沼泽地带，疟疾是一种非常普遍的传染性疾病。古代的人认识不到传播此病的媒介是蚊子，而相信是传说中的一个部族首领高阳氏颛顼的一个儿子死后变的"疟鬼"造成的。有一部古医书记载，当时流行一种观点，认为"疟鬼"有十二种，它们按每天的十二个时辰轮流值班，致人发作疟疾。因此，得根据病人发作的不同时间而相应采用不同的巫术，来驱走这些"疟鬼"。如对巳时发作的疟疾，巫师要让病人坐在地上，再在他的周围点一圈火；对子时发作的疟疾，则让病人脱去衣服，卧于东厢的床上，再由巫师左手持刀，右手持杖，打得他叫声不绝，将"魔鬼"驱走；等等。当然，在这一仪式中，念符咒是不可缺的。在唐代医学家孙思邈编著的《千金翼方》中，"禁疟病"一项里就记载有一些在巫术仪式上念诵的咒语，像：

登高山望海水，水中有一龙，三龙九尾，不食诸物，惟食疟鬼。朝食三千，暮食八百……

南山一神字铜柱，出入门户口有语，捉得疟鬼大镬煮；南山一神字长丘，早起到门绕家游，捉得疟鬼斩却头；南山一神字辟邪，铜作髑髅铁领车，斧凿作齿，金钢作牙，生吞疟鬼三万车……

在世界其他地区也一样，巫师既是主持祭典、预言吉凶的祭司，又是为人治病的医生。十六七世纪，西方的巫师有"术士""女巫""奇术家""魔咒师""女贤人""赐福者"等不同的名称，他们的驱魔也有各种各样的神秘法术。

英国的玛格丽特·亨特（Margaret Hunt）被认为是巫术疗法的一个典型的从业者，她的驱魔"法术"，据她自己于1528年向伦敦代理主教的描述，首先，她要确定病人的名字，然后跪下来祈求三位一体帮助病人脱离邪恶的敌人，恢复他的健康。然后她就吩咐病人连续九夜诵念五遍主祷文、五遍圣母祈祷文和一遍使徒信条，接着再念三遍主祷文、三遍圣母祈祷文和三遍使徒信条以及礼拜圣灵。在就寝时还要重复一遍主祷文、一遍圣母祈祷文和一遍使徒信条，以礼拜圣伊夫，将患者从一切妒忌中解救出来。

萨默塞特的伊丽莎白·佩奇（Elizabeth Page）的"驱魔"方法颇具戏剧性。一次，一位有身份的夫人请她来为女儿治病。这位女贤人第一次来时，只看了女孩一眼就一言不发地走了。过了几天后，焦急的母亲又去问她，如果孩子中了魔，她是否能帮助治疗，她回答说"好的"。伊丽莎白·佩奇的"驱魔"法，据记载，是这样的：

> 在患儿被治愈之前，她必须使自己像她一样地生病（当时孩子已濒临死亡），但是此事必须在半夜其丈夫酣然入睡之前进行。那时她将尽力起来用其方法帮助孩子，希望母亲在那晚把患儿放在她床上，那么在半夜左右孩子就会康复了。事情都按她所说的进行了。半夜一点钟后，整夜昏睡在母亲身旁的孩子康复了，并吃了东西。……此后，只要伊丽莎白·佩奇看见这个孩子，她就会当着众人之面公开地说："这是我的孩子，因为要是没有我的话，她就死了。"

巫师应用巫术治疗的效果之所以为人所信任，主要也是由于患者的自我暗示能对病患起缓解作用，过于夸大的传言又为这种所谓的效果制造了声势，产生了巨大影响。无效的事例无疑也经常发生，但是相信巫术的人总是只记住那些成功的事例，忘掉无效的事例，或者将它归咎于自己的心不诚，以及鬼怪的力量暂时占了上风。这就是医神、神医和巫师能在信徒的心目中起作用的原因所在。

暗示（二）："梅斯梅尔术"的悲喜剧

"……我要你放松，放松你身上的每一个部位。现在我把你的手臂提起来，我要你放下去的时候，要像一块木块一样，不能借助你的力量。（这时医师提起对方的手臂并自由地落在睡椅上。）不，你抬起手臂时用力了，你要让手部再放松些，使你觉得没有任何力量。（在病人学会放下之后，重复上述操作多次。）就是这样，现在按同样的方法放松你的腿，使它好像离开了你的身体，你无力控制。现在深深地吸一口气，并慢慢呼出，再把注意力集中到你的脚趾上，有一股温暖的感觉开始于这里，并沿腿部向上移动，掠过你的腹部和胸部，最后到达颈部。现在到达放松双颊、眼睛了。你的眼睛逐渐变得没有精神，很难再睁着了，它马上就要闭上了。现在抚平你额头上的皱纹。好，不要思考任何东西，不要受到任何外界事物的干扰，大脑要像一片白纸那样。在你的面前，黑暗向你伸展过来。现在你睡吧！睡吧！睡吧！你整个身体和思想都放松了——睡吧！睡吧！（要用温和的、动听的语调重复地讲。）你睡得更熟了，更香了。你现在已甜甜地睡着了……"

这是一部有关"催眠术"的专著里所记的关于一位催眠医生如何对一位病人应用这一方法，慢慢地使病人最后终于随着他的意志进入梦乡的真实描述。许多事实证明，处在这种催眠状态下的病人，的确会自动地、不加批判地按照催眠者的暗示来感知刺激，即使他的暗示与实际的刺激明显不符也是这样。这就是催眠术的神奇作用。

实际上，从古代到中世纪，催眠术一直被原始部落的祭司、魔术师和江湖医师在运用。直到 18 世纪，人们开始把它当作一种科学来研究，出现过一位影响非常大的人物梅斯梅尔。

弗兰茨·安东·梅斯梅尔（Franz Anton Mesmer，1734—1815）是德国士瓦本迪林根（Dillingen）的一个林务员或猎物看守人的儿子。在当地一所耶稣会学校完成学业之后，于十八岁，即1752年进英戈尔施塔特大学（the University of Ingolstadt），后又入维也纳大学的医学院，于1765年以一篇有剽窃嫌疑的论文《论天象仪的物理—医

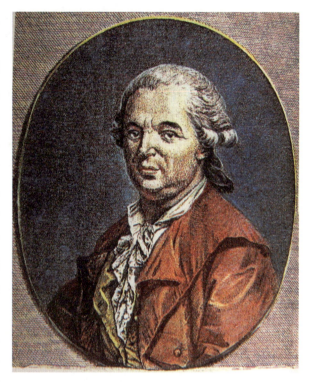

梅斯梅尔

学作用》（Dissertatio Physico-medica De Planetarum Influxu），获得医学博士学位。这篇论文声称，天体上的任何变化都会对地球上的流体或固体的承受产生巨大的影响，"所以，没有人会否认动物的肌体也会受到这些影响"。即是说，他认为，星球会通过普遍的流体，即一种沉浸在一切物体之中、人的肉眼看不见的"气"（gas）来影响人体。这是他以后创立理论并将它赋予实践的基础。

从医学院毕业后，梅斯梅尔就在维也纳开业行医，并通过娶宫廷财政顾问封·博什先生（Frau von Bosch）的遗孀，从中获得巨大的财富和一幢宽敞的高档住宅，从而跃升为维也纳最尊贵的市民之一。

整整五年的行医中，梅斯梅尔谦虚谨慎，有雄心、有抱负，对病人温和体贴、无比关怀，使他赢得了良好的名声。但是在旧传统势力十分强大的维也纳，起初他还只能顺从地用最保守的方法治病，开点保守的药剂，要不就只好将病人转给别的开业医生。自然，借助于磁力来重建"液体"

被破坏了的和谐的想法仍然不时在他的脑子里打转，但一直未能应用，直到出现了一位病人为他提供了这样一个机会。

那是 1774 年的酷热的夏天，一个外国人，二十八岁的漂亮的弗兰泽尔·厄斯特林或法朗西斯卡·厄斯特林（Franzl Oesterlin, or Franzeska Oesterlin）旅游经过维也纳时，突然发作胃痉挛。经人介绍，去找维也纳大学教授、耶稣会教士马克西米里安·赫尔（Maximilian Hell）求助。赫尔神父不是医生，而只是奥地利女王玛丽亚·特蕾西亚（Maria Theresa, 1717—1780）宫廷里的天文学家，他只是按照病人的要求，请了一位姓甘塞（Ganser）的技师来帮助，铸出一件奇特的人造磁铁来为厄斯特林小姐治病，并且真的使她的胃痉挛得到平息。赫尔神父与梅斯梅尔是朋友，就把自己亲手创造这项奇迹的事告诉了梅斯梅尔，宣称他能够用这些磁化了的铁片来治病；也有记载说，厄斯特林小姐与梅斯梅尔的妻子封·博什夫人是朋友，因此梅斯梅尔才知道此事。梅斯梅尔对这种治疗方法本来就一直持有信念，于是立刻就去找这位病人，并对她所说一经放上磁铁痉挛立即得以缓解的情形感到非常惊讶，决定自己来亲自试验；如果确实真有实效，就不必顾忌医界保守的传统。

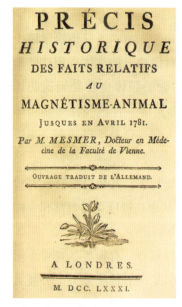

梅斯梅尔的著作《动物磁力》

厄斯特林小姐患的似乎是人们今日所谓的急性"歇斯底里症"。梅斯梅尔描述她"伴有惊厥、呕吐、肠炎、头痛、耳痛、眩晕、排尿无力、沉迷幻觉、呼吸压抑、强直性昏迷、临时性视觉缺失，还有持续数天的麻痹和一些其他的可怕症状"。面对这一大堆的症状，可想而知，任何一位医生都是会感到十分棘手的，因此，毫不奇怪，不论是梅斯梅尔还是别的大夫，都无法以平日常用的药丸或药膏来解决厄斯特林小姐的病症。一般正常的治疗方法都已经试用过，可是全没有效果。于是，梅斯梅尔通过赫尔神父，设法铸出几块人工磁铁，决心以磁力来治疗她这疾病。梅斯梅尔在 1779 年出版的回忆录《回忆动物磁力的发现》(*Memoire Sur La Decouverte Du Magnetisme Ani-mal*)中曾这样描绘他的这次治疗方法:

> ……我最后决定借助于磁铁在病人体内制造人工的潮汐。于是在七月里当她再一次发作此病时,我就将两块磁铁系到她的脚上,另将一块心形的挂到她的脖子上,使它可以触到她的乳房。突然,从她的两脚,沿着双腿,升起一阵炙热的刺痛,最后,肠骨上方的边缘出现较为激烈的痉挛。这疼痛与乳房两侧涌起的同样令人烦恼的疼痛绞合在一起,依次上升到头部,与颞部头发边的疼痛混合到一起。在这些疼痛中,病人有一种烧灼感,觉得像是有煤炭在烧。
>
> 在她躯体的某些部位,磁流似乎被阻断了,甚至变得更有疗效。……在此前的最后一次发作中,躯体的一侧完全麻痹了,现在却自如地流出汗来,而且这部分的疼痛也渐渐消除了。不久就治好了她这病的发作,她对磁铁也不再敏感了。

这次治疗的成功使梅斯梅尔相信自己原来的认识是正确的,即认为宇宙中确实有一种磁流,能通过大气传到人的体内,它具有天然的治疗因子,能促使病患从危险的临界转至康复。从此,他又将这一方法用到其他病人的身上。有的磁铁挂在他们的脖子上,有的挂在他们的胸部,所用磁铁形态各异:有马蹄铁形的,有心脏形的,等等。实际上,梅斯梅尔治疗的效果,并不是因为磁力真的对病体产生了什么奇异的作用,而是与他的错觉相反,建立在病人所接受的"暗示"上。因此不难理解,梅斯梅尔不久就发现,在他探求症状的临界状态时,他纵使不用磁铁,而改用纸张、面包、皮革、眼镜、石头、毛丝织品甚至水、狗和人等其他并不具有磁性的材料,只要他用手触摸过,也都能获得同样的效果。但是梅斯梅尔推论,这是因为"经我触摸过之后,每一物件都变得有了磁力,这才使它们像磁石本身那样对疾病产生巨大影响"。因此,他说,它们已不再是普通的磁力,而是一种具有人的气息的特殊的力。他把这种类似磁石一样"有吸引力"的影响人体特性的流体的力叫作"动物磁力"(animal magnetism）。在成功的同时，梅斯梅尔也遇到过现代心理学上所谓的"抗拒"（Resistances）现象。他发现，他的技术仅是在某些时候才对某些病人有效，而对别的许多病人却怎么也不起作用。对此，梅斯梅尔的解释是，流体只有当病人乐意治疗、肯与医生真诚合作、两者之间关系和睦的时候才会流动，因为病人的意愿有如一个阀，它决定着磁力能不能或有多少的量从发生器里流到病人的身上。

一块磁石或磁铁，只要经梅斯梅尔的手，就具有这样的治疗效能，这不是千百年来多少炼金术士和医生们所梦寐以求的"哲人之石"（philosopher's stone）吗？谁不希望亲自来尝试一下，至少能够亲眼去目睹一下这样的奇迹吧？

于是，梅斯梅尔就天天都要被病人和仰慕者包围了，甚至到了根本无法应付的地步。

为了能适应这种情况，梅斯梅尔开始通过触摸，来将他房子里和花园中的每一件物品都进行"磁化"，以这些物件来代替他的手。他磁化他治疗室里的椅子，好让病人坐上之后即可获得治疗；他磁化花园中的水池，以便病人可以喝这池里的水或在这里洗脚；他还将镜子磁化，让病人体内紊乱的液体经它反射之后获得平衡；他还将乐器磁化，使它发出声音的震荡以传播治疗力，来调节病人的神经，以达到液体的和谐……

差不多就在这个时候，梅斯梅尔发明了一个医学和心理学史上与他的名字联系在一起的治疗小机械 baquet。这是法语中的一个词，意思是"桶"或"盆"，当然是经梅斯梅尔设计和装置过的桶。桶为圆形，大约五英尺高，四周大到可以供三十个人围坐成一个圆圈。桶底里盛有铁锉屑或磁化过的玻璃碎片；桶顶铺设一块板，通过板面，从桶里向不同方向伸出一支支像老式电动车驾驶杆那样的金属棒。治疗时，患者围桶而坐，手握金属棒，好让桶里的磁力经由金属棒过渡到他们身上；患者之间有时以手相握，有时以绳相连，以便相互间可以传递磁力。这桶设置在一个幽暗的房间里，房间四面挂有一面面大镜子。这就是所谓的"梅斯梅尔术"。治疗开始时，病人手握金属棒围桶坐好，接着就从隔室传来管弦乐队轻柔镇静的音乐，乐音时起时断，时断时起。随之，梅斯梅尔有时一身华丽的盛装，有时作魔术师打扮，从外面进入室内。他四周走动，时而以手触摸一

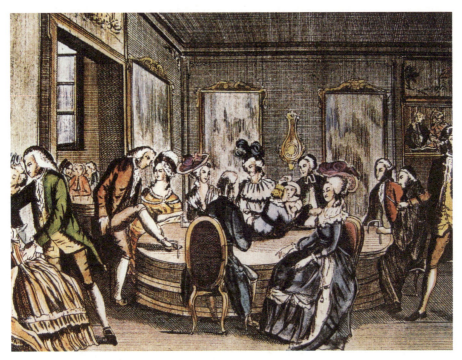

匿名作者画的施行"梅斯梅尔术"

人,时而给另一人"通磁",时而又向某一人注视良久,说一句"睡吧"。据说这样即可使他们获得治疗。

据报道,"梅斯梅尔术"的确有一些效果。关于患者接受治疗时的感受,有过不少的描述和报道,说多数病人在梅斯梅尔的手滑过他们身体某个部位的时候会突然出现阵阵的痉挛,甚至发作惊厥,或者大声叫了起来;在这之后,很多人原来的痛风、抽搐、耳鸣、麻痹、失眠、肝区疼痛、胃部痉挛、月经失调等各种各样的病就都被治好了。然后,病人便由随行的陪同者或者仆人帮助,扶着离开。当然,报道也说到,并不是所有的病人在接受治疗时都是在发生这类剧烈的临界状态中完成治疗的,有些患者会陷入深深的睡眠,据说在这种睡眠中,他们会与死者的亡灵或远方的神灵交流。

一位目击者写到治疗的情况时特别提出了梅斯梅尔的作用:

有些病人依然沉着平静;另一些则要咳嗽、吐唾沫,感到轻微的疼痛，局部或全身发热，并开始出汗；还有一些因痉挛而不安和烦恼。……不能不承认，是这一切的结果，才有某种巨大的力作用控制着这些病人，而这种力似乎是施术者才拥有。

报道也承认，说经梅斯梅尔术治疗后离开房间时，旧病就立即重新发作的情况也是有的，但是人们普遍都把梅斯梅尔看成古代神医的再世。

随着声誉的增长，梅斯梅尔的名字传遍维也纳以至整个奥地利，报纸上登载了有关他这新方法的报道，显赫的贵族把他请到自己的府邸，连选帝侯也将他召到巴伐利亚，甚至在国外、汉堡、日内瓦、慕尼黑和其他偏远城市的医生同行也来找他，向他请教他的治疗方法的机制，以便让他们自己也来进行尝试或检测。一段时期里，用梅斯梅尔的能够产生奇迹的磁铁触摸一下自己成为一种时髦，"梅斯梅尔术"（Mesmerism）被认为是1775 年维也纳的狂热。

很明显，梅斯梅尔的成功，捅到了维也纳医生传统这个马蜂窝；他的治疗越是轰动，就越是会有反对者。梅斯梅尔先是直觉地感到，后来慢慢地发现，在他的同事中间，最初是隐蔽的，渐渐变成了对他公开的敌意和对抗。他们不仅不肯主动跟他接触，即使他再三邀请，希望借此机会向他们说明自己的方法，他们也绝不上他的门。他为人们对他如此冷漠而感到吃惊，绝望于"期待能看见我的体系被解释清楚"。后来，他竟看到有不署名的文章把他说成一个"骗子"，把所有相信他的人说成是"傻瓜"，接着这污名就像乒乓球似的在人们中间被抛来抛去。暂时没有公开的侵犯只是因为梅斯梅尔有正式的医学学位和正规的行医执照，而且他又义务行医，一般不向病人收取费用，既不是冒牌的医生，也不可能有赚钱的动机，完全不像一个"骗子"。但是一次医疗事件为同行间惯有的妒忌心理提供了口实，导致一桩戏剧性事件的发生，因而造成一个时代悲剧。

玛丽亚·特蕾西亚·帕拉迪斯（Maria Theresa Paradies）是一个神童和玛丽亚·特蕾西亚女王的被保护人，她的名字可能也来自女王本人之名。但是这孩子却是一个瞎子，从三岁起就双目失明。1763 年12 月9 日清晨，当她从睡梦中醒过来的时候，只觉得两眼周围在剧烈抽搐，视线中也只有

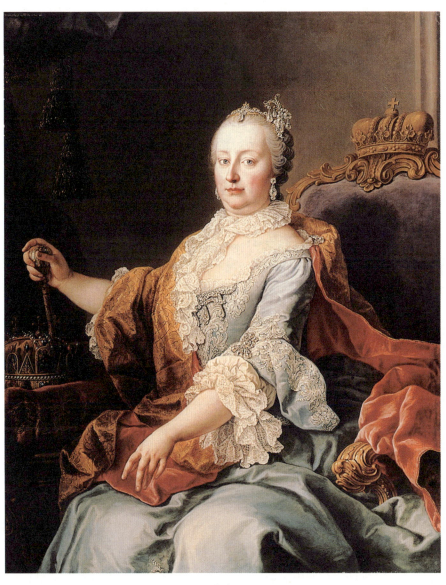

玛丽亚·特蕾西亚女王

一片白色，父母还发现她的眼球像大理石似的突了出来。不过，迟至近代才为生理学家所发现和证实的机体具有的自我调节能力，再一次在她的身上表现出来：失明赋予这个女孩独特的补偿机制，使她成为一个具有直觉的钢琴大家。为了王国的利益，身为教母的女王给神童的家一笔丰厚的经济补偿，还为她支付一切教育费用。在女王的保护下，帕拉迪斯小姐在欧

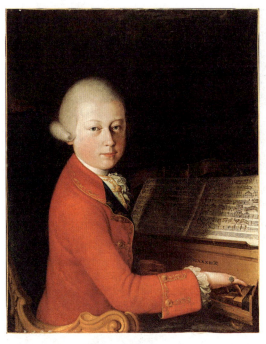

少年音乐天才莫扎特

洲各地曾多次举办音乐会，已经盛名于欧洲的大音乐家沃尔夫冈·阿玛德斯·莫扎特（Wolfgang Amadeus Mozart, 1756—1791）不但亲临参与，还特地为她写过一支协奏曲。一切都好像非常顺利，除了她这使她与色彩隔离的眼病，十年来，虽然帕拉迪斯先生和夫人尽一切努力遍觅名医，除了维也纳的眼科医生们之外，连宫廷御医封·斯托克（Dr. vom Stoerk）也为她诊治多年，却什么效果也没有。于是在孩子十四岁那年，父母就带她来找梅斯梅尔。

像封·斯托克医生以前说的那样，梅斯梅尔发现玛丽亚·特蕾西亚的视神经没有器质性的病患，他推断她并非由于视神经受挫，而不过是心理因素造成的神经结构震动才引起此病，自信可以由他来医治。于是，他将女孩带到家里，安排在他的一个侧楼里住下，从1777年1月12日起，免费为她做磁力治疗。不到一个月，效果就显示出来了。2月9日，玛丽亚·特蕾西亚已经能够辨别物体的轮廓，几个星期后，她的视力甚至已经恢复。玛丽亚·特蕾西亚的父亲对女儿的磁疗效果曾经有过详细的记述，证明"经过梅斯梅尔博士短期的、有力的磁化治疗，她开始能分辨她面前的物体和人的轮廓了"。虽说他这记述可能有些夸张，但是就像他描述女儿恢复视力后的真切感受所说：

人们把她带到一间有一面高高的镜墙的富丽堂皇的房间里，她在里面怎么也看不够。她在同一面镜子前做着最奇特的转身动作，摆出各种各样的姿态。尤其让她发笑的是，当她走近镜子时，镜子里的影像也走向她；相反她离开镜子时，影像也向后退。她在一定距离外看到的物体她都觉得很小，而当它们靠近她时，它们的轮廓就放大起来。由于她睁着眼睛看到了一口送到嘴边的面包，她觉得这东西太大了，她不信自己能把它放进嘴里……

尽管的确有点像小说里的描述，不过这可能正是这位作为宫廷秘书的父亲的叙述风格；而最主要的，是他所转述的感受，具有初获视觉经验的人才有、他人难以虚构的独特性，所以还是完全可信的。

但是随着视力的恢复，补偿也不再有了。玛丽亚·特蕾西亚突然发现她虽然重获了视觉，却失却了音乐的天才。这一点，宫廷秘书也曾如实写道：

现在她睁开眼睛后，她觉得演奏一支曲子很难。她看着自己的手指如何在钢琴上翻飞，就错过了大部分节拍。

一直就联合起来反对梅斯梅尔的医生们本来就想尽一切办法来破坏他这磁力治疗的。不久前，当孩子视力有所恢复的时候，梅斯梅尔曾经试图带她去女王跟前，但受到他们的阻碍，而未能成行。现在，出现这一逆境，对他们说来，是一个最可利用的好时机了，于是他们就急忙赶到玛丽亚·特蕾西亚家里，竭力劝说她的父母，说无论如何得把他们可爱的女儿从那个庸医和骗子手里解救出来。帕拉迪斯先生和夫人原来是相信梅斯梅尔医生的治疗效果的，可是这些医生从人类的自我或说是自私这个最脆弱的本性入手向他们进攻，一下子就击中了对方。他们跟两位父母说：

"一旦女王听说玛丽亚·特蕾西亚丧失了音乐才华，你们的收入就不会再有了。"

听了这话，帕拉迪斯先生和夫人十分惊慌：不错，如果他们女儿的眼睛真的能看见事物了，不是立刻就会失去皇家丰厚的年金吗？而他们女儿之所以成为一个天才音乐家，正是因为她失明呀！许多人无疑会对这两位父母的心理不能理解，那就不妨回忆一下 18 世纪的"阉人歌手"（castrato）的时代。那时，有一段时期，意大利有大约四千名儿童都由于父母的意志而被阉割，为的是使他们通过这种手术后，具有像女高音或女低音那样良好的嗓音和独特的音色，成为阉人歌手，获得优厚的经济收入。贪心——脆弱的人性啊！于是，玛丽亚·特蕾西亚的双亲迅速冲进梅斯梅尔的家，要求把女儿交还给他们。

一幕惊人的场面就在女孩的面前展开了。

面对玛丽亚·特蕾西亚父母的最后通牒，梅斯梅尔感到吃惊，但他还是诚恳地请求他们让孩子留下，以完成治疗；帕拉迪斯小姐本人也反对父母的意愿，希望继续留在梅斯梅尔医生那里。这激怒了两位家长，帕拉迪斯先生甚至把剑都拔了出来。看到这一情景，女孩突然被惊吓住了，她两手抱住梅斯梅尔，又哭又叫，坚决不肯回去。父亲气得也像是歇斯底里发作，举手打了她一个巴掌……但是一切命令、威胁甚至殴打都动摇不了帕拉迪斯小姐的心，她就是待着不走，要继续留下接受梅斯梅尔的磁力治疗。

表面看起来是梅斯梅尔医生胜利了。可这是一次多大代价的"胜利"啊！

帕拉迪斯小姐所患的歇斯底里（hysteria）又译"癔病"，是一种十分奇特的病症。这病的转换性特点，即所谓歇斯底里转换（conversion hysteria），它属于精神障碍的一种类型，表现为各种各样的感觉、运动或心理障碍，而无任何器质性的病变。疾病的起因被认为是病人潜在的焦虑转化成躯体的症状。现在，受到如此沉重的打击和折磨，玛丽亚·特蕾西亚的精神一下子又失去了平衡，于是疾病又重新发作了。她躺到地板上，打滚、痉挛、抽搐、口吐白沫甚至呕吐不止。当极度的激动平息下去之后，发现女孩又再次失明了。必须从头开始重新进行治疗。但是现在，敌人绝不肯再给梅斯梅尔这样一个机会了。所以，实际上是梅斯梅尔的失败。随后还有更大的悲剧。

一个官方的调查委员会成立起来了。他们调查的目的是要得出这样的结论：梅斯梅尔是一个"江湖郎中"和"骗子"，他什么病也治不了，他只是应用"巫术"，才使病人觉得自己被治好了。令梅斯梅尔难忘的是1777年5月2日那天，一位宫廷医生交给他一份委员会主席封·斯托克医生的通知，宣布他必须"终止这场骗人的医术"。于是，梅斯梅尔只好不顾帕拉迪斯小姐的悲叹，中断对她的治疗，将她送回她父母那里。官方的行为还使梅斯梅尔被开除出了维也纳的医务团体，并被命令立即离开这座城市。这也算得上是医学史上的一幕惊心动魄的悲喜剧！

　　始于梅斯梅尔术发展成的现代催眠，作为一种医疗技术，今天已经在世界范围内得到内科医学、精神病学和心理学等不同学科的学术组织的认可而被广泛应用。在进行麻醉手术之前，为了提高药效、减少药量；在分娩之时，为减轻产妇的不适感，也为避免婴儿的药源性生理功能障碍，催眠都是常被应用的方法。另外，在对战争性神经症患者进行治疗时，采用催眠再现战争场景，也有助于进一步宣泄病人的情绪、去除创伤性源泉的目的。对高血压、头痛和某些功能性疾病患者，甚至晚期癌症患者来说，催眠也能帮助他们自我放松，获得一定的心理效果。

巫术（一）：来自教会的迫害

　　远在旧石器时代的晚期，在原始人居住的洞穴的壁画上，就绘有魔鬼和巫师的形象，表明原始人对巫术的信仰。由于人的"心理暗示"的作用，使巫术的方法有时确实能缓解人的病痛，因此，一直以来，巫术在不少人的心目中具有相当高的地位。1570年，英国坎特伯里监狱的一位狱吏坦率地承认，说自己曾容许一个被关在狱中的女巫外出，因为"这个女巫利用其医术所做的善事，要比上帝教导的布道师庞达尔先生和伍德先生所做的还多"；有一位叫乔治·吉福德的英国学者，在1593年出版的《关于妖巫的对话》一书中，举出有人对一个女巫的评价是"她在一年中所做的善事要比所有那些念诵《圣经》的人一生所做的还要多"。因此，不难理解，许多人甚至像神一样地尊敬某些巫师，如英国都铎王朝的一个巫师罗伯特·艾伦就有一个"诺福克之神"的诨号；许多人宁肯去找巫师和女巫，而不去祈求牧师和教会，使虔诚信仰《圣经》的英格兰大法官托马斯·莫尔爵士（Thomas More，1477—1535）懊丧地悲叹："许多蠢人对巫师的信仰大大超过了对上帝的信仰。"

　　基督教是反对巫术的。基督教的经典《圣经》多处写到对巫师的憎恶：

　　　　不可偏向那些交鬼的和行巫术的。不可求问他们，以致被他们玷污了。（《利未记》）

　　　　你们中间不可有人使儿女经火，也不可有占卜的、观兆的、

用法术的、行邪术的、用迷术的、交鬼的、行巫术的、过阴的。凡行这些事的，都为耶和华所憎恶。（《申命记》）

无论男女，是交鬼的或行巫术的，总要治死他们，人必用石头把他们打死，罪要归到他们身上。（《利未记》）

行邪术的女人，不可容她存活。（《出埃及记》）

其实，只要是宗教，它与巫术都有相当的联系。既然巫术和原始宗教都是从原始人对世界怀有朦胧的敬畏和神秘的感觉中产生出来的，而且科学史也肯定，正是"巫术，一方面直接导致宗教，另一方面直接导致科学"。所以，宗教里必然不可避免地存留有巫术的成分，巫术中也必然不可避免地散发着宗教的色彩。看看有关宗教仪式的治病，就可以发现，那些教士的治病方式与巫术是何等的相似啊！

生于公元672或673年的史学家比德在他的《英吉利教会史》中记载说，公元429年，教皇切莱斯廷一世委派法国欧塞尔的主教圣杰曼努斯（Saint Germanue of Auxerre，约378—448）和另一主教前往不列颠，去整治那个强调人性善良、人有自由意志的贝拉基派异端。在海航的途中，据说魔鬼掀起阵阵狂风巨浪，但是由于有"他（杰曼努斯）祈求基督帮助，并以三位一体的名义向大海洒下了几滴圣水"，结果"使逆风变成了顺风"。到达不列颠之后，有一位护民官把他的十岁的失明的女儿交给杰曼努斯，请他医治她的病。于是——

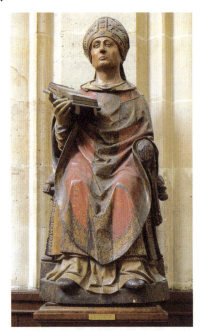

欧塞尔的主教圣杰曼努斯

充满圣灵的杰曼努斯开始向三位一体祈求。接着，他从脖子上脱下挂在身边的装满圣物的小袋子，拿在手里，并在众人面前把它按到女孩的眼里。那女孩双眼里的黑暗一下子消失了：它们充满了真理的光明。她的父母高兴极了，其他人也被这一神迹弄得眼花缭乱。（陈维振等译）

既然宗教和巫术同源又相似，基督教为什么对巫术如此深恶痛绝？

问题是任何宗教都是只希望树立自己的神的至高形象，而想尽一切方法去制止其他的权威，特别像巫师的治病，居然能够使患者的病情缓解，这就夺去了他们的一项重要职能，严重地威胁着他们的声誉。这就是宗教与巫术对立的关键所在。因此，不难理解，从基督教兴起之后，就将巫术看成是"犯罪"，并设法竭力打击巫术和施行巫术的巫师，尤其是对"蠢人"们颇有号召力的女巫。

基督教声称，在上帝所造的天使中，原来还有一个撒旦，后来，撒旦妄想与上帝比高低，因而堕落成为魔王，被谪降到人间。撒旦有一支由魔鬼和邪恶的精灵组成的力量，它们通过与巫师，尤其是女巫的交往，来诱人作恶，与上帝为敌。《圣经》里充满有关撒旦和魔鬼诱人犯罪和主耶稣施展神力的记述，并教导要遵照耶稣基督的训示："务要谨守、警醒，因为你们的仇敌魔鬼，如同吼叫的狮子，遍地游行，寻找可吞吃的人"，但"靠着主，依赖他的大能大力，……就能抵挡魔鬼的诡计"。因此，基督教认为，只有上帝才是有威力的，任何所谓的巫术，都不过是一种幻想和骗术。基督教会明文规定，不但坚决不准施行巫术，教士在布道时，还必须宣传巫术的虚妄。他们甚至宣称，一个因为受魔鬼蛊惑的人，宁可死去，也要比被巫师挽救过来好，这是因为通过巫术治病的人，由于是借助于魔鬼的力量，所以纵使治好了躯体，疾病也一定会复发，而且现世肉体康复了，会被魔鬼勾去灵魂，死后也会下地狱。在教会看来，一切设法不需上帝帮助就取得超自然结果的做法，都被视为与撒旦或魔鬼暗中或公开勾结，犯了叛逆的大罪，必须受到惩罚。

不过，可能正是这种布道和宣传，反而为巫术的作用做了免费宣传广告，因为有些人本来并不知道巫术可能有此"奇效"，以致"蠢人"们对巫术的信仰越来越扩大。于是，在基督教势力统治下，对巫师的惩罚也越来越严厉，如果说在 13 世纪教会只是习惯于将从事巫术的人革除教籍，那么后来，这些巫师，特别是"女巫"的命运就不可避免地要在异端裁判所的火刑堆上结束了。

教皇英诺森八世（Innocent Ⅷ，1432—1492）是以"有八个私生子和同样多的私生女"而闻名的。但他似乎又是一个变态的人，他特别憎恨女人。他在 1484 年五十三岁接任教皇那年，就发布一道通谕，指控和谴责巫术的存在，声称"从天主教信念的迷途中过来的男人和女人们迷恋着魔鬼，而且运用咒文、咒语、巫术和其他可恶的不法手段，杀死尚在母体中的婴儿，拆毁了世上的成果……他们阻止男人实施性行为，又阻止女人怀孕，使丈夫不能了解他们的妻子，妻子不能接纳她们的丈夫"等等。1487 年，多米尼加教派的两个修道士雅可比·斯普伦格（Jacob Sprenger）和海因里希·克雷默（Heinrich Kramer）利用当时印刷术发明的便利，编著出版了一本书，名为 *Malleus maleficarum*（《女巫之锤》）。此书的原意是以这本书为锤，来狠狠打击女巫，因此有人指出，英译本译为"The Witches's Hammer"似有不妥，应译作"Witch Hammer"为好。姑且译作《女巫之锤》，但仍未能传达出此书对谁施行打击和谁被打击的原意。

斯普伦格和克雷默都极端仇视女人。他们在书中声言"女人是肉体和色欲的化身"，"如果一个女人不能得到男人，她就要与魔鬼结合在一起"。《女巫之锤》中记录了一则一位多米尼加教派教士讲述的故事，说一次，一位年轻男子在他面前忏悔并展示证明他失去了生殖器。于是，这位教士问他，他是否曾经怀疑有什么人蛊惑过他。"那个年轻人说，他确实怀疑有那么一个人，而且还是个女人。"于是教士劝他尽最大努力，用温柔的话语

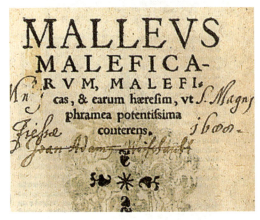

斯普伦格和克雷默的《女巫之锤》

和许诺去软化她。几天后，年轻人来谢他，说照他的话做了之后，自己又是一个完整的人了。教士声称，他亲眼证明了这一点。

这个完全出于幻想或者纯粹虚构的故事，意在证明魔鬼化身的女人如何会蛊惑和坑害人，是多么的可恶。书中还记录了这么一则申述：

> 女巫们大量收集男性器官，总共有二十或三十个之多，然后放进一个鸟窝或盒子里；它们在那里像活的一样，而且吃着燕窝和谷物……有一个男子告诉我说，当他失去生殖器时，他就到一位著名的女巫那里，求她为他恢复。她告诉那个受折磨的人爬上某一棵树，然后就能看到鸟窝里有好几个生殖器，他可以从中挑选一个他喜欢的。当他试图取一个大的时，那女巫说："你不能拿那个，"她阴险地笑了笑，"那是属于教区牧师的。"

斯普伦格和克雷默的《女巫之锤》还详细地论述了侦察"女巫"以及对"女巫"施行酷刑、逼供和处决的程序，被称为是一部"残酷的百科全书"。

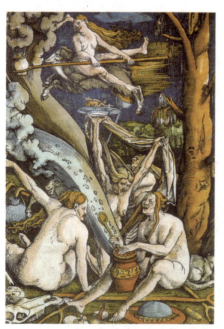

1508 年著作中的版画描绘的女巫

英诺森八世非常相信斯普伦格和克雷默这两个人，不但将自己的这篇通谕作为序言刊载于《女巫之锤》的篇首，还派遣他们离开罗马，以异端裁判所法官的身份去寻找、查禁和审判"女巫"。带着英诺森的祝福，斯普伦格和克雷默取得了"辉煌的"成绩，史学家描述说，他们"横跨欧亚大陆，留在身后的是血与火的审讯"。

英诺森的通谕发布的第一年，光是在意大利伦巴底地区的科莫一地，就有四十一个"女巫"被烧死。斯普伦格和克雷默上任后，举报的事例越来越多，仆人告发主人，妻子告发丈夫，孩子告发父母，连一些平时被当作笑话或童话的故事，都被信以为真。有个老女人只因一次感叹说："上帝若不来帮助我，就请魔鬼帮助我吧！"便被人抓去烧死了。另一个老妇人因被告发，说她养的母牛比一般的牛产奶多出三倍，也被当作"女巫"判了罪……最后导致一个胡乱处决"女巫"的疯狂年代。当然，因被怀疑施行巫术而遭起诉和处死的，绝大部分是女子，主要是社会底层的女子。1580年的一份材料估计，被处死的人中，妇女与男人的比例是五十个妇女比一个男人；英王詹姆斯一世于1597年写的《魔鬼学》一书中的估计是二十比一；1585年，德国一个主教区的两个村庄里，被处死后每村只剩一个女性居民；几个欧洲国家的近代联合统计表明，在总审判的大约十万人中，妇女占85%。英国国内巡回法庭执行的统计数表明，一百零九个被处死者中，妇女占一百零二人；而该法庭起诉的六百个"女巫"中，有五百九十六个是商人、庄稼人和穷苦人及其妻子。

当一个女子被怀疑是"女巫"时，就把她的衣服脱光，剃去全身的毛

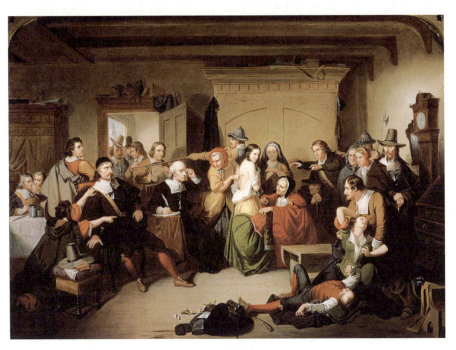

"检查"是不是女巫

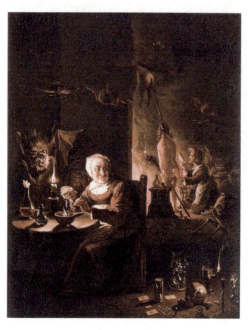

画作描绘女巫准备去参加她们的"夜会"

发，来寻找魔鬼的标志，考察她与魔鬼交媾的记号。据说，在女巫的身上，总可以发现这种标记。于是便对她们进行审讯。

审讯是极其独特的。首先，"女巫"被倒着拖进审讯室，为的是免使裁判官对罪犯萌生怜悯之心；随后拿圣水给她们喝，或将圣水洒在她们身上；再以圣餐和圣骨碰触用来鞭打、拉肢和夹指的刑具，然后施刑。甚至有规定，罪犯的家人得按"拷刑价目表"向施刑者支付拷问的费用。审讯中，欺骗是最常用的手段。

先是允诺说，坦白或供出其他"女巫"，可获从轻发落。结果是另换一个审判官，仍旧同样判刑。许多女子是由于患有精神疾病而受到怀疑的，在审判中很容易莫名其妙就承认自己是"女巫"；有的在严刑拷打下宁愿速死，免受酷刑；有的女子清醒地看到，自己迟早仍是不免一死，不如早早承认，倒可为家属省些拷问钱。还有一种检查"女巫"的所谓"浸水试验"（the dunking test），就是将被怀疑的女子投进河里，常常还有人在岸上拿竹竿用力戳她，如果她浮在水面不下沉，就被认为是"女巫"。所以这些受试的女子不是死于下沉水底，就是以《圣经》中的训诫——"行邪术的女人，不可容她存活"为依据，将她们钉在火刑架上烧死。

可以想象，在这种情景下，"女巫"所供述的罪状会有多大可信度。

在有关"女巫"的传说中，最广为人知的是说"女巫"可以在身上涂上她们自己特制的油膏，便能骑上魔鬼提供的山羊，飞行而去参加所谓的"女巫夜会"（witches' sabbath）。法国德斯克莱·德·布鲁韦出版社 1948年出版的一本有关魔鬼学的书中，收录了一篇埃米尔·布鲁埃特的文章《十六世纪面对魔鬼问题的基督教文化》。此文记述了这样一起典型案例。

1620 年 3 月，一个叫安娜·德·尚特雷娜的十七岁的姑娘被指控是

"女巫"，遭法院逮捕。在审讯中，她轻松地讲述了自己的身世和行径。

安娜生于比利时的列日省，两岁丧母，父亲把她送进一家修道院办的孤儿院。十年后，孤儿院的嬷嬷将她托给一位叫克里斯蒂安娜·德·拉·雪拉依的寡妇看养。一天晚上，她看见主人上半身涂了油膏，就消失在烟囱里了。临走之前，寡妇让她也照样做，安娜没加考虑也跟着涂了。于是，她也通过烟囱，被一阵强劲的风带到一个处所。那是一个大厅，聚集了很多人，她的主人也在那里。大家都围着一张堆满面包、馅饼、烤肉、香肠的大桌子，大吃大喝，尽情欢乐。这时，过来一个"目光如火"的青年男子与她攀谈，并提出要与她交往。这吓得她不知所措，不间断地做了祷告，并在胸前画了个十字。这时，突然，大厅、桌子、佳肴，一切都一下子全消失了，只有她一个人处在黑暗之中。她被关在主人的地窖里，直到第二天才被放出来。从此，她就以年轻人特有的狂热，定期出席此类"女巫夜会"和各种巫术仪式。此外，安娜又谈到自己如何以巫术为人治病，还承认自己曾在一条岔路口委身一名黑衣、叉蹄的陌生男子，即魔鬼，等等。安娜最后被判处死刑，先是勒死，然后焚尸。

又说有一位拾荒的老妇人，有些痴呆，被告每夜都骑在她的手脚残废、被魔鬼钉上马蹄铁的女儿的背上，去赴"女巫夜会"。审讯时，她对

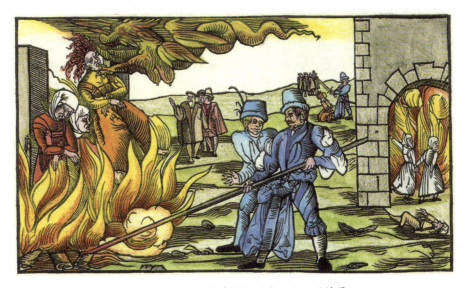

1555年德国出版物中描绘的烧死女巫的情景

所有的指控，全都甘心承认。最后，当被带往点燃的柴堆去时，她快活地摩擦双手，像小孩子似的笑着说："一堆好火呀！一堆好火呀！愿上帝保佑你们，亲爱的人。——我终于可以烤暖了。"

另外令人难以置信的类似招供还很多，如一个十岁的女孩子，既不羞愧，也不害怕，向审判官供认说，一天晚上，她那卖牛奶的主人在养牛的院子里给了她一块奶油面包，上面涂有又酸又甜很有味道的东西，那就是魔鬼。她吃了这面包之后，就有一只黑猫，眼睛如火炭一般红，跑到她身边来，拱起背脊要与她亲密。于是，她便和这只猫一起到谷仓里去，与它交媾，它要几次就给它几次。后来，她生了一条白虫，头是黑的，跟初生的婴儿一般大小，她将它埋到粪堆里。但是黑猫来抓她，用人的语言命令她用牛奶喂养这孩子……有关材料接着说："这小姑娘说这一切，准确而详尽，而且抬起无邪的眼睛望着那些审判官，令人难以断定她是同小孩子们常有的情形一样无目地信口胡说呢，还是神经错乱！"

这样残酷的悲剧和荒谬的闹剧，一直延续了好几百年。在这么长的时间里，很少有人敢于对这种疯狂的迫害公开提出抗议，因为这样做，本身得冒惨死的危险。也许德国医生科内利乌斯·亨利希·阿格里帕（Cornelius Heinrich Agrippa，1485—1535）是第一个；第二人大概是比利时医生、克勒夫斯的威廉公爵的御医约翰·韦尔（John Weyer），他在1563年出版的一本书中宣称，所谓巫术，通常都是由魔鬼们所造成的幻觉而产生的，因为魔鬼总是利用女人的弱点来制造它们所喜欢的迷信的残酷行为和无辜的流血事件。还有一位住在肯特郡的绅士雷进纳特·斯科特在1584年出版的《巫术的真相》一书中也辩护说，巫术这件事，整个儿就是愚昧、幻觉、欺诈和诬告的大杂烩。德国的耶稣会士弗里德里希·冯·斯佩神父（Friedrich von Spee，1591—1635）

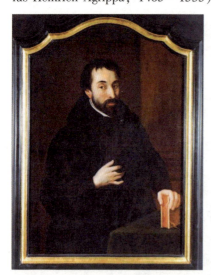
弗里德里希·斯佩神父

在不到两年的时间里曾陪伴大约二百名牺牲者上维尔兹堡火刑场。他说，他相信这些被处死的人都是无辜的，他们之所以招供自己施行巫术，那是因为他们宁愿早死，以免受异端裁判所的残酷刑罚。斯佩神父在他1631年匿名出版的一本书中声称："如果对所有教会的僧侣、博士和主教施以他们所用的酷刑的话，可以使他们个个都招认他们施行过巫术。"

但是此类迫害一直没有停止，甚至到了17世纪末，还出现著名的"塞勒姆女巫审判"案，最终使多数人对审判产生反感，对所谓的"女巫"反而产生同情。在这些人中，法国历史学家儒勒·米什莱（Jules Michelet，1798—1874）是最有代表性的人物之一。

曾经担任国家档案馆历史部主任的经历，使米什莱有可能获得许多宝贵的资料来从事历史研究，写出了后来被公认为不朽巨著的《法国史》以及《罗马史》《法国革命史》等作品。对女性的关爱，又使他写下了《爱情》《妇女》等著作。在著述的时候，米什莱总是在叙述中投入本人的个性，这被认为是他的著作的一大特色。在致力于中世纪和近代史的研究过程中，有感于历史上对所谓"女巫"的非人道的态度，米什莱在1861年甚至愿意暂时放下《法国史》的写作，写出了一本题为《女巫》（*la Soreière*）的专著。米什莱说："千百年来，广大民众唯一的医生是女巫"，帝王、教皇、最富有的贵族，也都找她们看病。但是当她们对他们的疾病无能为力时，便被骂是"女巫"，他们对她们既尊敬又害怕。米什莱把那些被当成"女巫"的女子比作中世纪流行用来治病的植物颠茄，说颠茄生

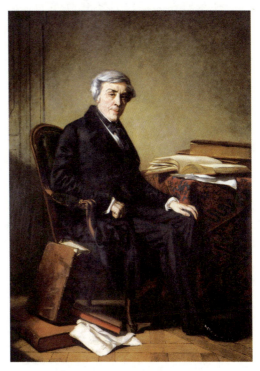

法国历史学家儒勒·米什莱

长在阴森、恐怖、偏僻的断垣残墙或瓦砾石堆旁，孩子们看到会害怕，因而会诅咒它们；与"女巫"一样，它遭放逐、被诅咒、被流放，没有他处可以安身立命之处。但"如谨慎使用，它常能除病祛痛"，与"女巫"一样，可以说"是一位治病救人的下毒者"。米什莱特地提出文艺复兴时期著名的医学家——喜欢用小剂量毒物来治病的帕拉塞尔苏斯（Paracelsus），说这位"大医学家"曾于1527年在巴塞尔"打破以往医学的所有教条声称，除了他从女巫那儿学来的东西以外，他不知道还有什么医学"。因此，米什莱申言，"女巫""应该得到报答"。但是，米什莱讽刺说，"她们确实得到了"。得到了什么呢？米什莱说：

> 这份报答却是拷打、严刑和焚身的柴堆。人们专门发明了许多酷刑，为她们设计了各种皮肉之苦。她们成群地受审，只因一句话便被定罪判刑。从未见过如此草菅人命之事。且不说西班牙这火刑之乡，……仅在特莱弗一地，人们就烧死了七千名巫女。……在日内瓦，三个月内（1513年）将五百名巫女送上了柴堆。在伍尔兹堡，几乎一次就烧死了八百人。班堡仅有两个小小的主教辖区，却烧死了一千五百人。那位虔诚的教徒——"三十年战争"时期的残酷君主费迪南二世，不得不把这些好主教们看管起来，不然他们会把教民们全都烧死。伍尔兹堡的死难者名单上有一名尚在念书的十一岁女巫，一名十五岁的女巫。巴约那的有两位年仅十七、漂亮得该下地狱的女巫。
>
> 请注意，在某些年代，每当因仇恨而欲置某人于死地时，女巫这么一个罪名便足够了。女人的嫉妒、男人的贪婪拥有了一件如此方便的武器。"某某人富吗？""……女巫。""某某人漂亮吗？""……女巫。"
> ……

米什莱揭露社会借"女巫"这一形象来暗指和陷害女人的论述异常深刻，虽然从全书来看不免也有偏颇之处。米什莱的结论是：由于"女巫"与严酷的意识形态和社会格格不入，女人就成为"注定的牺牲品。她们如果不是无辜的，至少也是可原谅的"。不用说，这样的观点，不可能不引起某些人的愤慨。但是事实是，此书的影响和作用是巨大的，据报道，在此书出版后，"巫术在西方人的观念中彻底改变了以往的形象"。

巫术（二）：制造出来的"女巫"

儒勒·米什莱确是一位杰出的历史学家，尽管他写的《女巫》可能不免有偏颇之处，如第六章描述一名贫困的农妇，由于与撒旦订了契约，就一变而成为一个具有施法本领的人。但是他不但以政治社会学观点认为，所谓的"女巫"，有不少实际上是一些反抗社会迫害的叛逆女性，由于她们与严酷的意识形态和社会格格不入，社会就借"女巫"这一形象来暗指和陷害她们，使她们成为"注定的牺牲品"；同时他又以社会心理学观点提请人们注意，在某些年代里，出于"女人的嫉妒和男人的贪婪"，"每当因仇恨而欲置某人于死地时"，将她加上一个"女巫"的罪名，是"一件方便的武器"。在此书出版之后，"巫术在西方人的观念中彻底改变了以往的形象"。当代法国南特大学的历史学家让·米凯尔·萨尔曼称赞此书一直"依然保持它的气魄和迷人魅力"，"今天没有一位历史学家会再写出这样的文章"。

无数历史事实可以证明米什莱的结论。其中最著名的大概要算是"塞勒姆女巫审判案"（Salem witch trials）。

1620 年 11 月 21 日，经过在海上六十六天的漂泊，一艘载了一百零二名乘客的"五月花号"大帆船向陆地靠近，终于抵达今日马萨诸塞州普罗文斯敦的科德角，并于圣诞节的后一天，在今日普利茅斯附近上岸。为逃避英王查理一世的迫害和避免马萨诸塞湾正统派的滋扰，这批来自英格兰的清教徒就在这里定居，建立起第一个永久性的新英格兰殖民地。

马萨诸塞州东南部濒临大西洋，成一锯齿状的海岸，是英帝国十三个殖民地之一。在马萨诸塞州埃塞克斯（Essex）有一个叫塞勒姆（Salem）

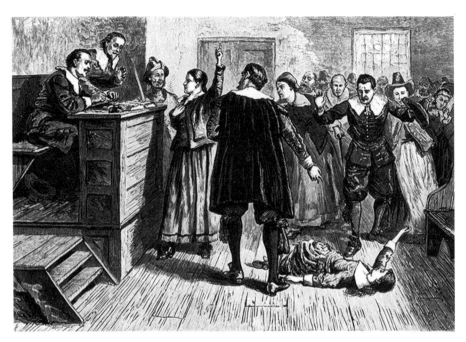

塞勒姆女巫审判

的村子，与波士顿相距仅 2.6 公里，从 1630 年起改为镇。说到这个小镇，人们会欣羡地想到 1804 年在这里出生的美国伟大小说家纳撒尼尔·霍桑，以及他以这里为背景的引起轰动的小说《七角楼》。但是同时，人们还会心有余悸地记起 1692 年发生在这里的"塞勒姆女巫审判案"。

有关巫术和巫师、女巫，历来是欧洲人普遍的信仰，现在，"五月花号"的移民以及随后的英国殖民者把这信仰带到了美洲殖民地。十六七世纪，史书记载说，不论是欧洲，还是美洲，从受过高等教育的法官、牧师和其他神职人员，到普通的农夫、牛仔，百分之九十九的人都相信存在着人形的魔鬼，相信它们有一副上流社会人士的模样，穿一身黑色的服装，头上长角，脚有偶蹄，尾巴分叉；几乎任何一个黑夜，不幸的人都会遇上它；他们还相信，巫师与魔鬼签了契约，把灵魂出卖给它，成为它的奴仆，以伤害他人来为它效劳……在美国历史上产生极大影响的这件审判案的发生，就是基于这样一种普遍的信念。

那是 1691 到 1692 年间的冬天，塞勒姆镇的几个年轻的妇女和女孩子多次聚在一起，向塞缪尔·帕里斯牧师（Reverend Samuel Parris）家从西印度群岛带来的黑人奴隶提土巴（Tituba）和她丈夫学看手相和面相。这两个老黑人也许是会施行某种符咒和妖术的。交谈中，提土巴声称自己懂得如何发现女巫，并能让小孩子都可能看出巫术的形迹。这些年轻女子是很具易感性的，容易受外来的影响。这么一说，很快，她们的动作就有点神经质起来，甚至肌肉痉挛，发生惊厥。家长拆散她们的聚会，要她们安安耽耽地留在家中，并请来了医生。医生看过之后，没有发现有什么神经方面的症状，便宣称她们是受了巫术的蛊惑。这些被认为"中巫毒的儿童"包括：

1. 伊丽莎白·帕里斯（Elizabeth Parris），九岁，尊敬的塞缪尔·帕里斯的女儿；

2. 艾比盖尔·威廉姆斯（Abigail Williams），十二岁，帕里斯先生的外甥女，也是他家的成员；

3. 安妮·普特南（Ann Putnam），十二岁，教区执事托马斯·普特南高级律师（Sergeant Thomas Putnam）的女儿；

4. 默西·刘易斯（Mercy Lewis），十七岁，普特南高级律师家的奴仆；

5. 玛丽·沃尔科特（Mary Wolcott），十七岁，教区副主祭乔纳森·沃尔科特上尉（Captain Jonathan Wolcott）的女儿；

6. 伊丽莎白·哈伯德（Elizabeth Hubbard），十七岁，本村格里格斯医生夫人（Mrs. Griggs）的外甥女；

7. 伊丽莎白·布思（Elizabeth Booth），十八岁；

8. 苏珊娜·谢尔登（Susannah Warren），十八岁；

9. 玛丽·华伦（Mary Warren），二十岁，约翰·普罗克特（John Proctor）家的奴仆；

10. 萨拉·丘吉尔（Sarah Churchill），二十岁，老乔治·雅各布斯（George Jacobs，Sr）家的奴仆。

1692 年开春，这些孩子聚集在一起时仍然会肌肉抽缩，发作惊厥。她们这种古怪的动作十分引人注目，被看成是由于中了巫术的关系。现在，在这种一致归咎于巫术的认识下，儿童们把她们的活动范围扩大了。星期天，她们在众人都去的礼拜堂高声大叫，说看到几只黄鸟停在牧师的帽子上，还说了一些其他类似的疯话。没有记载说帕里斯先生曾设法阻止他外甥女和她朋友们的这些行动，教区的一些居民对此感到不知所措，便只好都待在家里了。

帕里斯先生从邻区请几位牧师来他家举行宗教仪式，设法把孩子从魔鬼的手里解救出来。这些牧师确认了医生的看法，认为孩子们的古怪动作是女巫的伎俩。牧师对孩子们施加了压力，要她们说出是谁在蛊惑她们，于是她们开始提出这个那个的名字：萨拉·古德（Sarah Good），萨拉·奥斯本（Sarah Osburn），还有西印度群岛的老妇人提土巴。据此这些人就得到了拘捕她们的拘票。

1692年3月1日，治安法院法官约翰·哈桑（John Hathorne，1641—1717）和乔纳森·科温（Jonathan Corwin）由埃塞克斯的法官秘书和几名警察护送，正式来镇审理此案。治安法院原是低级法院，但管辖的范围很广，从轻微的违反交通规则和妨碍公共卫生，到小偷窃和轻伤害等一些比较严重的犯罪，都可由它的一般是两位，或者更多的非专业、不领薪的治安法官来主持开庭；它的判刑也与它的级别相称，只限于六个月的监禁或者不超过四百英镑的罚金。但是在这件涉及"女巫"的审判案中，一切都没有任何规章可循了。

哈桑和科温原先计划在纳撒尼尔·英格索尔酒店歇宿，但是聚集来了很多人，他们只好移位教堂。面对众人的激昂情绪，所有相信可能存在巫术和魔鬼的人，也就是被那些儿童提到名字的萨拉·古德、萨拉·奥斯本和提土巴都被带了上来。虽然那些动作古怪的"中巫毒的儿童"指控是这些人害了她们，萨拉·古德和萨拉·奥斯本人都坚持说她们未曾与魔鬼订立契约，也没有害这些孩子，自己是无辜的。但是令人奇怪的是，提土巴却承认她曾为魔鬼效劳，说她的这两名同犯也是女巫，还说她们曾骑着扫帚，由精灵陪随周游各地，干过各种害人的事。审问继续了五天，然后，治安法庭法官们将这三个女人全部交付马萨诸塞州首府波士顿（Boston）监狱。在狱中，萨拉·奥斯本于两个月后死亡；萨拉·古德受到进一步的审判，于六月被判有罪，在7月19日被绞死。与此同时，提土巴在狱中待

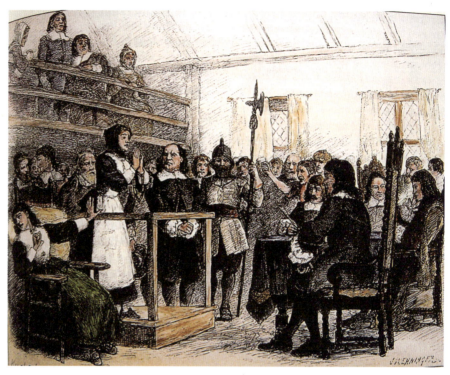

审判"女巫"

了一年多，在案件撤销之后，因她的主人塞缪尔·帕里斯牧师拒绝将她赎回，最后被作为奴隶出卖。

审讯在继续。马撒·科里（Matha Corey）、丽贝卡·诺斯（Rebecca Nourse）和萨拉·古德那只有五岁的女儿多卡斯·古德（Dorcas Good）也被投入监狱。仿佛还不够刺激似的，迪奥戴特·劳森牧师（Reverend Deodate Lawson）也于第二天被请来，按照《圣经》经文做动人的布道。他说到上帝，说到撒旦和魔鬼，还引用《约翰福音》第十五章中上帝的话："人若不常在我里面，就像枝子丢在外面枯干，人拾起来，扔在火里烧了。"可以推测，他这样谈论魔鬼，就会使人不会怀疑魔鬼确实存在，并相信任何与它发生联系的人都绝对应该下地狱。

4月11日，副总督托马斯·丹福思（Thomas Danforth）和六名治安法院法官詹姆斯·罗素（James Russel）、约翰·哈桑、伊萨克·阿丁顿（Isaac Addington）、塞缪尔·阿普尔顿少校（Major Samuel Appleton）、塞缪尔·休厄尔上尉（Captain Samuel Sewall）和乔纳森·科温在塞勒姆开庭审讯。一样的荒诞场景，一样的无稽指证。萨拉·克洛斯（Sarah Cloyse），约翰·普罗克特（John Protor）和他妻子伊丽莎白（Elizabeth），以及丽贝卡·诺斯、马撒·科里和多卡斯·古德在塞勒姆受审后，都被送往波士顿监狱。在这之后，像是感染或是仿效，拘捕和审讯跟着连续发生。4月18日，本村的贾尔斯·科里（Giles Corey），托普斯菲尔特（Topsfield）的艾比盖尔·霍布斯（Abigail Hobbs）和塞勒姆的布里奇特·毕晓普（Bridget Boshop）都遭到拘禁；两天后，托普斯菲尔特的威廉·霍布斯（William Hobbs）和他妻子德里夫伦斯（Deliverance），小内赫米·艾博特（Nehemiah Abbot，Jr）、玛丽·伊斯蒂（Mary Easty）和萨拉·怀尔兹（Sarah Wilds），爱德华·毕晓普（Edward Bishop）和他妻子萨拉（Sarah）、塞勒姆村的黑人女奴隶玛丽·布莱克（Mary Black）和塞勒姆的菲里普·英格里希夫人（Mrs. Philip English），全都遭到审讯并且被拘禁。只有持有荣誉证书的小内赫米·艾博特一个人，在被带到治安法院法官面前时，他们正式让他回去。

但是这样还不能满足某些人的好奇心。托马斯·普特南给治安法院法官写了一封信，声称还存在他们从未听说过的"极可怕事件"，并与乔纳森·沃尔科特一起，继续向贝弗利（Beverly）的萨拉·莫雷尔（Sarah Morrel）和多卡斯·霍尔（Dorcas Hoar）与塞勒姆的菲里普·英格里希（Philip English）发出拘票。前两人受到审讯，多卡斯·霍尔一定被送进了监狱，萨拉·莫雷尔大概也一样；菲里普·英格里希差不多一个月才被找到，后来也被投入了监狱。还有艾姆斯伯里（Amesbury）的苏珊·马丁（Susanna Matin）也同时受到审讯和监禁。

乔治·巴勒牧师（Reverend George Burroughs）在本村度完他艰难多事的服务岁月后，退休后在缅因州的韦尔斯过着平静的生活，如今也接到拘票，被控"与魔鬼密谋"，甚至说他是这整个可恶的魔鬼阴谋的首领，主持女巫聚会，为魔鬼的餐礼而工作。自然，他也被投入监狱。

随后是老乔治·雅各布斯和他的孙女玛格丽特（Margaret），审讯时她第一个承认自己是女巫，并与她祖父有牵连，后来她又勇敢地推翻了供词，虽然这样做可能会丧失她的生命。还向韦尔高地的约翰·威拉德

（John Willard of Will'Hill）发了拘票，但他逃跑了，一个星期后被抓获。所有这些人，以及塞勒姆的艾丽斯·帕克（Alice Parker）和安妮·普迪托（Ann Pudeater），都立即受到审讯和拘捕。

5月14日，又向本村的丹尼尔·安德鲁（Daniel Andrew）、小乔治·雅各布斯（George Jacobs Jr.）和他妻子萨拉·贝克莱（Sarah Buckley）与她的女儿玛丽·惠特雷奇（Mary Whittredge），林恩（Lynn）的伊丽莎白·哈特（Elizabeth Hart）和托马斯·法勒先生（Thomas Farrar, Sr.），里丁（Reading）的伊丽莎白·科尔森（Elizabeth Colson）和沃本（Woburn）的贝西亚·卡特（Bethiah Carter），发了拘票。除了丹尼尔·安德鲁和小乔治·雅各布斯成功地逃亡到了海外，其他人全都下了牢。

萨拉·贝克莱是一个善良的女子，历来过着清白无邪、无可指责的生活，她有一位忠实的丈夫，但甚至在她上绞刑架失去生命的时候，他都无法去看她，因为他自己也处在危险之中。他去艾塞克斯的伊普斯威奇（Ipswich）找过德高望重的威廉·哈伯德（William Hubbard）牧师，他们认识已有五十年，得到了一份有利于他妻子的有力证明；后来又从塞勒姆的约翰·希金森牧师（Reverend John Higginson）和马勃尔海德（Marblehead）的塞缪尔·奇弗牧师（Reverend Samuel Cheever）那里得到类似的证明。他想，这些文件或许可以延缓对她的审判并挽救她的生命。当然，结果什么也没有用。不过无论如何，这也显示了有些教士还能保持理性，试图阻止这些荒谬的诉讼程序。

就在这个时候，却发生了一件使人觉得非常古怪的事。玛丽·伊斯蒂获得释放，回到了她在托普斯菲尔特的家。一听说此事，"中巫毒的儿童"们立即陷入可怕的惊厥。伊斯蒂紧张得举止失措，说不出话来。治安法院法官秘书乔治·赫里克（Geogre Herrik）来了。人们都拥到塞勒姆，看治安法院法官对玛丽·伊斯蒂发第二次的拘票。于是，她再一次被捕，急忙被送入监狱，并带上脚镣手铐。这么一来，那些原来似乎差不多已经濒临死亡的"中巫毒的儿童"就很快又康复过来了。这自然证明玛丽·伊斯蒂是引发事故的元凶，或者不如说，要么是"中巫毒的儿童"和她们的朋友受了骗，要么是这些孩子在骗别人。

5月晚些时候和6月的第一个星期，来了更多的拘票，拘捕贝弗利的苏珊·鲁特斯（Susanna Roots）、本村普罗克特家另外几个成员，安多弗（Andover）的马撒·卡里尔（Martha Carrier），托普斯菲尔特的伊丽莎白·豪（Elizabeth How），波士顿的约翰·奥尔登上尉（Captian John Alden），索里兹伯里（Salisbury）一个最早来自英格兰德文郡的移民的儿子和玛丽·布雷德伯里（Mary Bradbury），还有查尔斯顿（Charlestown）的伊丽莎白·科里（Elizabeth Corey），以及分散在郊外的许多其他人。

马撒·卡里尔的案例是非常令人痛心的，因为在这恐怖的时期，她的孩子中有四人被劝诱作不利于她的证言。她的八岁的小女儿说，在她六岁那年，她母亲让她抄写魔王的花名册。科顿·马瑟（Cotton Mather）后来供述说："马撒·卡里尔这猖狂的女妖，是女巫和她孩子的忏悔人"，魔王已经允诺她要成为"地狱女皇"。

后来，情况有了一点变化。安多弗有一个女人患了不明原因的热病，她的丈夫乘驿马来塞勒姆村找两个"中巫毒的儿童"，说是什么人使她中了巫毒。他们来了后，纷扰就像野火一样蔓延开了。老总督的儿子达德利·布雷兹特利特（Dudley Bradstreet）是治安法院法官，起初他带着拘票去了，可是当差不多有五十个人遭到拘禁之后，他就拒绝再进一步搞下去了。自然，他受到了怀疑，他和他妻子，还有他的兄弟就逃走了。一只狗因被猜测施巫术而处死。

在此期间，钦定新

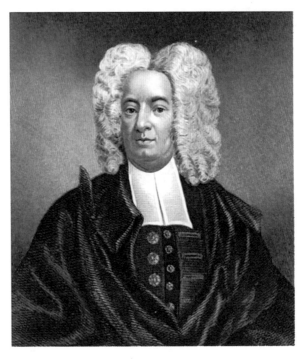

科顿·马瑟

57

总督威廉·菲普斯爵士（Sir William Philips）带了新的特许状来到。任命了新的委员会，还有新的首席监察官。秘书乔治·赫里克因为他的职务已经取消不再担任，乔治·科温以埃塞克斯的行政司法长官的身份也来了，赫里克则任他的副手。

不幸的是，事情变得更糟了。

这位总督立即新任命了一个法庭，由新任的副总督、英格兰多西特郡多切斯特（Dorchester）镇的威廉·斯托顿（William Stoubhton）任审判长，和其他全是来自波士顿的四人组成，来审理和决定此案，作为最终的裁决，不得上诉。

法庭于6月的第一个星期在市政厅开庭。他们审判了布里奇特·毕晓普，判处她死刑，她在6月10日被绞死。7月29日，他们又将萨拉·古德、萨拉·怀尔兹、伊丽莎白·豪、苏珊·马丁和丽贝卡·诺斯判处死刑，全部于7月29日执行。8月5日，法庭又判乔治·巴勒斯、约翰·普罗克特和他妻子伊丽莎白、乔治·雅各布斯先生、约翰·威拉德和马撒·卡里尔死刑；除了伊丽莎白·普罗克特，其他全都于19日执行。

但是法庭行动得太过于迅速，反而使事情开始发生转机。伊普斯威奇

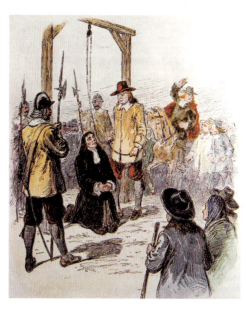

对"女巫"判处绞刑

有三十五位勇敢的人士，在不屈的神职人员约翰·怀斯牧师带动下，给约翰·普罗克特和他妻子做证，说"凭着我们的良心，断定他们的被判犯罪是无辜的"。他们的二十个邻里也做了有利于他们的证明。这些真是勇敢的行动，因为这样做的结果很容易会反遭巫术的指控而被迅速送上绞刑架。普罗克特本人也给几位较少偏见的牧师写信，恳求他们出席审判。对他们来说，什么目的都没有达到，不过人们已经显示出恢复理性的迹象。

但是法庭在 9 月里又开庭两天。马撒·科里、玛丽·伊斯蒂、艾丽斯·帕克、安妮·普迪托（Ann Pudeator）、多卡斯·霍尔和玛丽·布雷德伯里第一天就被判死刑；玛格丽特·斯科特（Margaret Scott）、威尔莫特·里德（Wilmot Reed）、塞缪尔·沃德韦尔（Samuel Wardwell）、玛丽·帕克（Mary Parker）、艾比盖尔·福克纳（Abigail Faulkner）、丽贝卡·埃姆斯（Rebecca Eames）、玛丽·莱西（Mary Lacy）、安妮·福斯特（Ann Foster）和艾比盖尔·霍布斯（Abigail Hobbs）于第二天被判死刑。第一组中，除了多卡斯·霍尔和玛丽·布雷德伯里，其他全于 9 月 22 日被处死；后一组中是前四人蒙难。

贾尔斯·科里则在此前三天死于另一种情形。科里看到，在这无需证据的法庭上，不"服罪"果然无益，但他确实没有什么可承认的，因此他就不愿承认。于是，法庭就对他施加压力。这位八十一岁的老人实际上是在与巫术毫无牵连的情况下被施以酷刑而死的，但他始终没有屈服。

特别法庭于 10 月休庭，再也没有重新开过庭。许多人不清楚，到底发生了什么事，当"中巫毒的儿童"试图指控塞缪尔·威拉德牧师（Reverend Samuel Willard）时，与约翰·哈索恩坐在一起的乔纳森·科温从来没有积极参与这一过程。原来，如《不列颠百科全书》在"塞勒姆女巫审判"这一条目下所叙述的，"到了九月份，群众的歇斯底里气氛开始缓和，公众舆论先是制止，继而谴责这些审讯。"于是，情况渐渐改变。当这些儿童把打击的对象指向乔纳森·科温的岳母、贝弗利教堂牧师约翰·黑尔的夫人，对她大叫大嚷时，一位妇女甚至敢于提出注意孝顺和基督教的美德的问题，社会舆论确信这种证词纯属伪证。

1693 年 1 月，全部法官均来自塞勒姆以外的最高法院审理了二十件案例，只有三人被定罪，但从未判刑。其他的案例在以后的三个月里进行审讯，均被宣告无罪。5 月，总督释放了大约一百五十名所有在押犯；随后，马萨诸塞州的议会撤销了对这些"女巫"的有罪判决，并给予被处死之人的家属以赔偿。

"塞勒姆女巫审判案"算得上是一件荒谬绝伦的案例，被认为是美国历史上的一大丑闻。这种莫须有的定罪从约翰·哈桑的审判上可以看出。约翰·哈桑对布里奇特·毕晓普的审问就只有这么简单的几句对话：

哈桑：你怎么知道你不是一个女巫呢？

毕晓普：我不知道你说什么……我什么都不知道。

哈桑：你怎么能够知道你不是女巫，而且还不知道女巫是怎么样的？

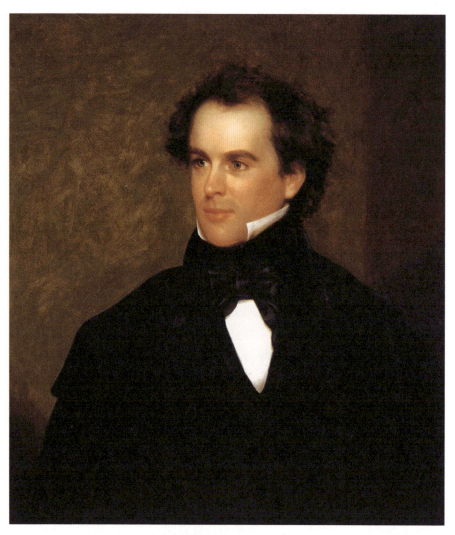

美国作家纳撒尼尔·霍桑

就这样，以这种无法回答的盘问，约翰·哈桑把十九人送上了绞刑架。

约翰·哈桑是纳撒尼尔·霍桑的曾祖。出于作家的良知，霍桑曾对历史上的"塞勒姆女巫审判案"和他的"带着《圣经》和佩剑来"塞勒姆的祖辈进行了深刻的反思。读霍桑的作品，会看到不少都以塞勒姆为背景，表明他对自己故乡的关注，如他说的，"尽管我在异国他乡无一例外地十分幸福，内心却总怀着对老塞勒姆的情感"。但想起塞勒姆，使他太感到痛苦，因为他的父辈在这里犯下的罪行。比如，他自传性的长篇随笔《海关——〈红字〉之引言》中这样描述他的两位祖先：

> ……他具备清教徒的一切品性，无论正邪。他还是个残忍的迫害狂，教友派教徒将他记入他们的历史，叙述了亲眼目睹的他严惩他们教派一位妇女的事件；人们担心，其恶劣的影响会比他善举的记录持续时间要长，尽管他做过许多好事。他的儿子也承袭了这种迫害精神，在牺牲女巫的行径中十分惹人注目，以致人们说女巫的血会公道地在他身上留下污迹。我不知道我的这两位先祖是否考虑过忏悔和哀告上天宽恕他们的酷行；或者他们是否在另一个世界里，在酷行的沉重后果下呻吟。不管怎样，我当前身为作家，作为他们的后人，特此代他们蒙受耻辱，并祈求从今以后洗刷掉他们招致的任何诅咒……（胡允桓译）

"当前身为作家……特此代他们蒙受耻辱"，说得太好了。为表明自己有别于这两个祖辈，霍桑甚至在从祖辈继承下来的姓氏 Hathorne（哈桑）中间加进一个"w"，成为 Hawthorne（霍桑），像是人们通常所说的"划清界限"。

今天，人们不免会想：这一普遍歇斯底里的古怪事件怎么正好会出现在塞勒姆？史学家詹姆斯·邓肯·菲里普斯（James Duncan Philips）在他1933 年出版的专著《17 世纪的塞勒姆》（*Salem in The Seventeenth Century*）中精辟地指出，是群众的巫术信仰被人利用，才——

有意无意地将指控主要针对塞缪尔·帕里斯牧师和该村牧师詹姆斯·贝利（James Bayley）的仇敌，以及帕里斯的嫂子安妮·普特南的仇敌，针对那些以坚定的理性对这一诉讼程序表现出蔑视态度的人。这打击甚至扩展到贝利和普特南两人的妻子卡尔姐妹以前在塞勒姆老家时的敌人身上。……打击先是直接指向曾经是他们仇敌和他们双亲仇敌的人，最后就指向任何反抗他们这种举动的人。随着承认是女巫的人数的增加，他们告发他们的仇敌，使纠纷延散到前所未有的广阔范围。没有必要假设什么阴谋，因为承认了被指控的巫术，就只好供述说某个她曾经在想象中的魔鬼聚会上见过某人是女巫，就可以将她最不喜欢的人挑选出来，特别是当她知道，只要说出这人的名字，这人就立即会被处死……

说得完全正确。人类学家和魔鬼学家的研究相信，"引发迫害女巫的背景，一般来说，经常是人与人之间的宿怨。"美国研究北美纳瓦霍（Navajo）印第安人的人类学家克莱德·凯·克拉克洪（Clyds Kay Maben Kluckhohn）在他1946年的专著《纳瓦霍人》中肯定妒忌与怀疑或猜忌某人行巫术之间有直接的关系。他记述有纳瓦霍人告诉他："当人们看到别人不论什么时候日子都过得非常顺心，有很好的子女和一位好妻子，于是就怀疑他行巫术了……"塞勒姆的悲剧便正是基于妒忌和宿怨的心理而制造出来的。这样也就不难理解，为什么塞缪尔·帕里斯牧师在与有妻子、母亲或朋友被他拖上绞刑架的人进行了长期的恶毒的斗争之后，在1697年被赶出了塞勒姆，于1720年死于英格兰萨福克郡的萨德伯里（Sudbury）。

如今，塞勒姆已经因其历史上的这桩丑闻而成为一个著名的旅游点。经过包装的女巫博物馆、女巫屋、女巫蜡像馆和女巫地牢吸引着众多的游客。这些处所，有的以实物，有的以高科技手段，有的甚至以真人演出的方式，展示当年的这段冤案。除了游客自行参观外，晚上还有所谓的"灯笼游"，由一群年轻的导游提着灯笼，带领他们游历巫城，经历一番恐怖，重温当年的事件，与以鬼怪命名的商店出售女巫帽、女巫T恤衫、女巫扫把一起，赢来了可观的经济收入。

医生（一）：“救治病人”和“无痛苦致死”

有关古希腊名医希波克拉底（Hippocrates，约前460—前377）的传记资料很少，除了与他差不多同时代的柏拉图（Plato）在《普罗塔哥拉篇》（*Protagoras*）和《斐德若篇》（*Phaedrus*）中有一些零星的记载外，主要就是五百年后公元2世纪希腊“医学方法学派”的主要代表、传记作家以弗所的索拉努斯（Soranus of Ephesus）根据传说和现象所写的材料，说他出身于科斯岛（Cos）的一个医学世家，医术超群，活到一百多岁，是那个时代最有影响力的医生。因为传记把他描述成一个不同寻常的人物，因此，尽管没有人能够确定他真实的长相如何，但后人都按照自己想象中的出众人物的形象给他造像，把他塑造成秃顶、络腮胡下巴，有一张聪明而敏锐的脸。

事实上，将希波克拉底尊为西方的“医学之父”，确也合乎事实。

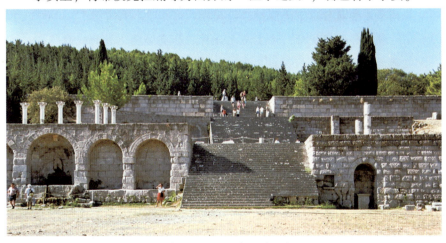

古希腊神庙的所在地科斯岛

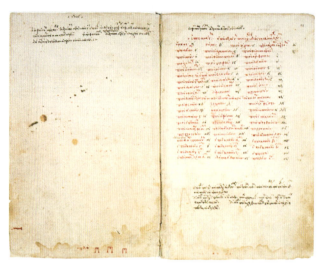

《希波克拉底誓词》

从希波克拉底的，或者被归于《希波克拉底全集》中的文章可以看出，在他和他的学派看来，疾病是与人的整个躯体和全部生活密切相关的事件，而不是像他以前的人们所相信的，是由于神秘的超自然的原因；正是在这一认识的基础上，才展露出医学科学的萌芽。另外，据被认为出自他手的所谓《希波克拉底誓词》（Oath of Hippocrates），一直被西方的医务人员尊为自己的职业和行为准则，甚至在二千多年以后的今天，仍然在许多医学院校的毕业典礼上宣读，熏陶了千千万万的医生。

《希波克拉底誓词》的全文是这样的：

我谨向阿波罗神、医神、健康女神、药神及在天诸神起誓，将竭尽才智履行以下誓约。

视业师如同父母，终生与之合作。如有必要，我的钱财将与业师共享。视其子弟如我兄弟；彼等欲学医，即无条件授予。口授箴言给我子及业师之子，诫其恪守医家誓词，不传他人。尽我所能诊治以济世，决不有意误治而伤人。病家有所求亦不用毒药，尤不示人以服毒或用坐药堕胎。为维护我的生命和技艺圣洁，我决不操刀手术，即使寻常之膀胱结石，亦责令操此业之匠人。凡入病家，均一心为患者，切忌存心误治或害人；无论患者是自由人还是奴隶，尤均不可虐待其身心。我行医处世中之耳闻目睹，凡不宜公开者，永不泄漏，视他人之秘密若神圣。此誓约若能信守不渝，我将负盛名，孚众望。倘违此誓或此誓言不由

衰，诸神明鉴，敬祈严惩。（赵洪钧、武鹏译）

虽然《希波克拉底誓词》声称要在阿波罗和医神阿斯克勒庇俄斯面前宣誓，但这不过是希腊宗教或神话的产物，不同于神父作宗教性的宣誓。可作辩解的是，在《希波克拉底全集》中，众神没有被看作疾病的病因或治疗的媒介。"誓词"的内容也是非常实际的，它主要分两个部分：前一部分可以看作契约规范，陈述医生与医学学生之间应当相互承担的义务；后一部分则是伦理规章——作为一位医生，要尽自己的所能，为病人谋利益，决不能使他们遭受祸害。这是"誓词"的主旨。

作为一个医生，他的义务，如"誓词"所强调的，就是要"尽我所能诊治以济世，决不有意误治而伤人"。这也是贯穿《希波克拉底全集》的思想。像在一篇题为《流行病》的论文中，希波克拉底和他的学派反复说的，就是关键的一句拉丁文译为"Primum non nocere"（首先不伤害原则）的话，这是衡量一个医生的首要标准。因此，不但"病家有所求亦不用毒药"，就连堕胎、膀胱结石手术都不行。因为在希波克拉底学派的医生看来，一个女人因堕胎而死亡，是无异于被杀死，这不仅构成道德上的非难，同时也令医生名誉受损。同时，在希波克拉底时代，膀胱结石手术是异常残酷而骇人听闻的。手术时，虽有罂粟或曼陀罗做麻醉，但效果往往不佳，常有许多病人当场死于剧痛，有的则术后死亡；存活下来的人大多也留下永久的瘘管，永生滴着受感染的、发臭的尿液——这不属于希波克拉底学派的医生所能接受的伦理范围。至于自杀，不论是在何种情形下或以哪种方式的自杀，在希波克拉底学派的医生看来，都是不适当的，因为这不仅表明了治疗的失败，还意味着有意毁灭人的生命，是与他们的道德观不相容的。希波克拉底学派和他们以后的医生们都遵从这位"医学之父"在《希波克拉底全集》中的教导：

宣示过去，诊断现在，预示将来；实践这些行为。至于疾病，要形成两个习惯——提供帮助或至少不做伤害之事。这门艺术具有三个因素：疾病、病人和医生。医生是这门艺术的仆人。病人一定要同医生合作来战胜疾病。

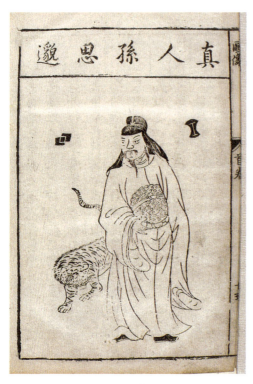
中国唐代的医学家孙思邈

的确，把救助病人作为自己毕生的宗旨，是医生的职业所决定了的，因为这职业的对象就是需要他来救治的病人，这就决定了他的存在就是为了救人，而不是危害病人。任何民族、任何国家的医生都一样，不会有任何的例外。

有"孙真人"之称的中国唐代的医学家、堪称医术道德双修并卓的孙思邈（581—682），一生精研医学，著有《千金要方》和《千金翼方》各三十卷，论述各类疾病数百种，收集防治疾病方剂近万帖，被认为是中国最早的临床百科全书。孙思邈也极重视医德，他《千金要方·大医精诚》中的那一段话，有如《希波克拉底誓词》，可以说是中国医学史上的第一篇医德"誓词"。

孙思邈的医德伦理虽然颇受宗教观念的影响，例如强调大慈大悲、普救众生、因果报应等，但其宗旨也是竭尽全力救治病人。孙思邈说：

> 凡大医治病，必当安神定志，无欲无求。先发大慈大悲恻隐之心，誓愿普救含灵之苦。若有疾厄来求救者，不得问其贵贱贫富、长幼妍媸、怨亲善友、华夷愚智，普同一等，皆如至亲之想。亦不得瞻前顾后，自虑吉凶，护惜身命。见彼苦恼，若己有之；深心凄怆，勿避崄巇、昼夜寒暑、饥渴疲劳，一心赴救，无作功夫形迹之心。如此可谓苍生大医。反此则是含灵巨贼。自古名贤治病，多用生命以济危急，虽曰贱畜贵人，至于爱命，人畜

一也，损彼益己，物情同患，况于人乎？夫杀生求生，去生更远……

为了病人的生命，孙思邈甚至主张医生"不得瞻前顾后，自虑吉凶，护惜身命"，别的还有什么不能做呢？"其有患疮痍下痢，臭秽不可瞻视，人所恶见者，但发惭愧凄怜忧恤之意，不得起芥蒂之心。"真是鞠躬尽瘁，就像希波克拉底学派的医生，一部医学史著作说：为了诊断治疗，他们"会去亲尝血液、尿液，也毫不迟疑地去尝皮肤分泌物、耳蜡、鼻腔黏液、眼泪、痰和脓"。

但是现实中有的病人，长期处在极度的病痛之中，却又绝无治愈的希望，明知继续医治也不过只是徒然让他们在痛苦的深渊中挣扎。对这样的病人，医生是该继续"医治"，还是帮助他们提前摆脱这无尽的痛苦？这里有一个伦理问题，使一心救治病人的医生感到迷惑，也一直引发哲学家、思想家、宗教家、文学家思考。

毕生都在劝导人们"认识自己"的古希腊哲学家苏格拉底（Socrates，前470—前399）认为哲学家是"爱智慧的人"，他"不沉溺于肉体的本性"，对他来说，"死，灵魂与肉体的分离，是一个漠然不受肉体影响的哲学家在他生活的每天应该欢迎的东西"。这话虽是在他被判处死刑、面临死亡之时说的，但是据古希腊历史学家色诺芬（Xenophon，前431—前350）的回忆，认为苏格拉底是觉得："如果我活得更长久一些，很可能我就不得不忍受老年的痛苦"；比之于"要准备饱尝疾病痛苦，在充满着各种不堪忍受的灾难而且毫无乐趣的晚年中死去"，倒不如"像现在这样结束生命"。（吴永泉译）由此可以认为，这位伟大哲学家觉得无痛苦死亡或无痛苦致死在道德上应该是可以被允许的。

所谓"无痛苦致死"（euthanasia），即"安乐死"，是指在患了不治之症之后长期处于极度的痛苦之中或机能完全丧失后自愿要求的死亡。英国的人文主义者托马斯·莫尔（Sir Thomas More，1477—1535）在他1516年的《乌托邦》（Utopia）一书中描述他理想的"乌有之乡"和"好地方"（eu-topos）时，对这种死亡已经有一个比较完善的设想。书中写到，在这个不信教的共产主义城邦里，人们把精神的快乐看成一切快乐中的第一位，而主要的精神之乐是"来自德行的实践以及高尚生活的自我意识"。这一理念在对待病患的事情上也表现得非常清楚。有人生病了，乌托邦人总是对他热心照料，医药饮食无不供应周到，不使他们缺乏任何能恢复健康的东西；对患不治之症的病人，他们也给以安慰、交谈，力图减轻其痛苦。但是：

> 如果某一病症不但无从治好，而且痛苦缠绵，那么，教士和官长都来劝告病人，他现在既已不能履行人生的任何义务，他累自己，烦扰别人，是早就应该死去而活过了期限的，所以他应决心不让这种瘟病拖下去，不要在死亡之前犹豫，生命对他只是折磨，而应该怀着热切的希望，从苦难的今生求得解脱，如同逃出监禁和拷刑一般。或者他可以自愿地容许别人解脱他。在这样的道路上他有所行动将是明智的，因为他的死不是断送了享受，而是结束掉痛苦。并且他这样行动将是服从教士的忠告，而教士是上帝意志的解释者，所以那是虔诚圣洁的行动。（戴镏龄译）

接着，莫尔描述说：

> 听了上述的道理而接受劝告的人或是绝食而死，或是在睡眠中解脱而无死亡的感觉。但乌托邦人决不在这种病人自己不愿意的情况下夺去他的生命，也绝不因此对他的护理有所松懈。他们相信，经过这样劝告的死是光荣的。

莫尔特地指出，这样的事出现在这个不信教的城邦是很重要的，因为在基督教的控制下，一切就都不一样了。对"无痛苦致死"的认识也是如此。传统基督教严格遵守的"十诫"（Déka Lógoi），第六条就是"不可杀人"。基督教认为上帝造出的人类，他的生命只属于上帝，是神圣不可侵犯的，只有上帝才有权决定人何时生、何时死。根据这样的前提，被认为是最伟大的基督教哲学家之一的圣托马斯·阿奎那（Saint Thomas Aquinas，1224/1225—1274）在他最重要的著作《神学大全》中解释说："凡捐弃自

68

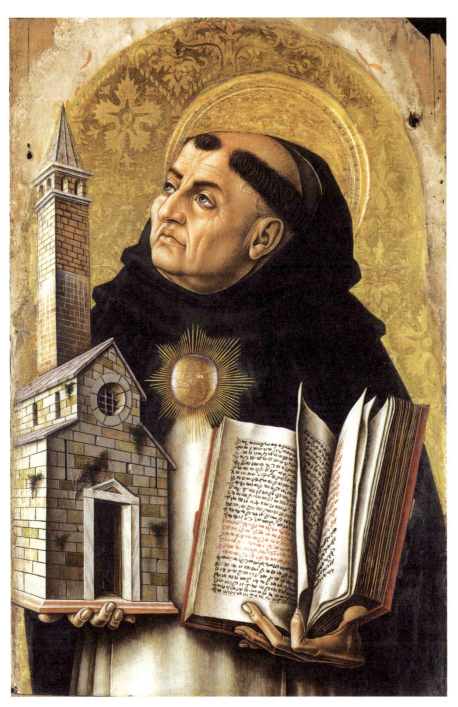

基督教哲学家阿奎那

己生命者，均属对上帝的犯罪；同样，凡杀死一名奴隶，亦为对奴隶主人犯有罪孽。"因而认定自杀是与谋杀一样坏的行为。

随着现代科学的进展，愈来愈多的人不再受传统犹太—基督教道德的约束。对于他们来说，在得知患了绝症之后，如不停止治疗，既无法导致平静的死亡，而且在漫长的濒死过程中，不说终日经受无尽的痛苦，即使疼痛得到了控制，也会由于疾病和治疗造成各种无能，从大小便失禁到衰竭状态，都可能使继续活着成为难以接受的煎熬。对于一个没有宗教指导的人来说，无痛苦致死或自杀可能是他会选择的。在这个问题上，身为医生的"心理分析"创始人西格蒙特·弗洛伊德（Sigmund Freud, 1856—1939）的死提供了一个例证。

1923 年，六十七岁的弗洛伊德发现口腔内右上颚那个已经长了几年的肿块又增长了，而且伴有出血的倾向。于是在 4 月的一天，他单独一人去医院做了手术，摘除了肿块。也许是医生为了安慰他，说这肿瘤是良性的，但术后的情形却明显不容乐观：伤口一直愈合不好，不时出现出血现象，而且原伤口部位又向下颚部位长出新东西。10 月，弗洛伊德接受了第二次手术。这次，医生明确告知，他患的是上颚癌，这个肿瘤原来是长在硬颚上的，如今已经发展到下颌骨周围的组织里了，并延伸到相邻的舌头部分和右面颊内侧。控制它的唯一办法是继续一次次的手术，先是要拔掉右边的一些牙齿，在右脖子上做一个切口，将外侧的颈动脉结扎起来，摘除颈上部的淋巴结；然后要切除软颚的一部分以及相邻舌头的部分，还要切去右面颊的内部和牙齿尽头的下颌骨。所谓这"一次次的手术"，在十六年里，弗洛伊德一共做了三十三次，除了在这些部位动刀之外，还不止一次从他上臂切下皮肤来给他的面部植皮，不止一次地制作和安装加铰链式夹子的假颚。在此期间，说不清有多少天，弗洛伊德是完全须得依靠止痛药来止痛的，更不要说接受了多少次透热法、苛性钾烧灼术、X 光治疗等其他辅助疗法了。但是一切都无济于事。1938 年，虽经多方的努力，使弗洛伊德于 6 月里逃脱了纳粹的统治来到了伦敦，但是他的病情，到了1939 年 2 月已经发展到无可挽救的地步，而且早年的心脏病又开始发作，消化系统的不适也加剧成为器质性病患。英国的医学界竭尽全力给予医治，且请巴黎"居里研究院"的放射专家们帮助，全都毫无成效。尽管在这十多年的患病期间，弗洛伊德一直忍受着极大的肉体痛苦，但仍旧写出了《文明及其不满》《摩西与一神教》等重要著作，还经常继续为患者治病。可是到 1939 年 8 月，病情的恶化已经使他无法进食，下颚也已全部烂掉。实际上，这时，八十二岁的弗洛伊德已经处于临终状态。作为一个医生，弗洛伊德清楚地意识到继续延长生命对自己将完全无益，于是，他想到了马克斯·苏尔（Max Schur）。

马克斯·苏尔是维也纳的一位名医。经弗洛伊德的学生和朋友玛丽·波拿巴公主介绍，成为弗洛伊德的医生，在弗洛伊德逃离纳粹迫害去英国时，他也跟随而来，悉心照顾弗洛伊德。两人第一次见面时，弗洛伊德就曾要求他说："请答应我，当那一天到来时，不要让我受不必要的折磨。"苏尔轻轻按着他的手，答应说，自己会让他十分平静的。现在，弗洛伊德认为已经到这一天了。于是，他便在 9 月 21 日对苏尔说："我亲爱的苏尔，你还记得我们的第一次谈话。你当时向我承诺，在我不行了的时候，你会帮助我的。现在只是一种折磨，已经不再有任何意义了。"

显然，弗洛伊德已经无法忍受这种生活了，所以他祈望能平静地死去。他还让苏尔把他们的这次谈话告诉他最亲爱的女儿安娜。苏尔完全理解弗洛伊德的心愿，紧紧地握住弗洛伊德的手，答应采取措施减轻他的痛苦。弗洛伊德的权威传记的作者，他最忠诚的学生厄内斯特·琼斯（Ernest Jones）写道："第二天（9 月 22 日）早晨，苏尔给了弗洛伊德三分之一谷（grain）的吗啡，这么小的剂量，对一个处在像他这种衰竭状态又从来没有用过吗啡制剂的人来说，是足够可以达到目的了。"23 日午夜，一代大师的愿望获得了满足。琼斯在传记中评价弗洛伊德的这一"无痛苦致死"的决定，说："弗洛伊德像活着一样地死去——一个现实主义者。"琼斯高度评价苏尔说："作为一个医生，无论是对病人的体贴，还是不知疲倦的耐心和机智，苏尔都是一个完美的选择。"

因高温和高压下的物质研究而获 1946 年诺贝尔物理学奖的美国物理学家、哲学家珀西·威廉·布里奇曼（Percy William Bridgman，1882—1961）1961 年 7 月被发现患了扩散性恶性肿瘤。面对极大的疼痛，尤其是丧失他年轻时就确认的"理性正直性"（integrity），他写道："我喜欢利用这一状况来确立一条一般原则，即，当生命终结像我现在的情况这样不可避免的时候，每一个人都有权利请他的医生为他做出终结。"一个月后，8月20日，布里奇曼以自杀结束自己的生命，并留下了这样一段耐人寻味的话语：

> 社会让一个人自己来做这件事是不适当的。或许我将是自己来做这件事的最后一人。

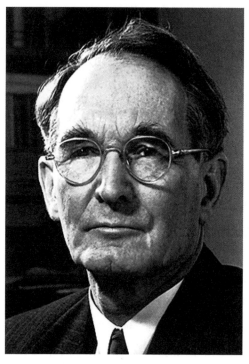

美国物理学家、哲学家布里奇曼

无疑，布里奇曼的意思是，对于一个处在像他这种境况下的病人，社会应该帮助他，让他无痛苦地死去。

但是并不是人人都有这样的认识。传统的思想使布里奇曼和与布里奇曼有同样要求的病人无法实现自己的愿望。因此，在"无痛苦致死"，或者说是在"死的权利"这个问题上，一直都不能获得一致的看法，常常出现剧烈的争论。美国卡伦·昆兰的案例可以说是在现代开启了这一争论的先河。

卡伦·安妮·昆兰（Karen Ann Quinlan，1954—1985）二十一岁那年一次在参加聚会回来时丧失意识。在此之前，她曾服用过安定、右旋丙氧和酒精等麻醉剂。在昏迷倒下并两次停止呼吸十五分钟以上之后，医务人员赶到，将她送入医院。在那里，她陷入植物人状态。此后的几个月里，卡伦·昆兰都依靠呼吸机活着，而并无任何改善；她的父母作为监护人要求医院停止主动关怀，撤除一切治疗，包括取走呼吸器，让她死去。医院拒绝了，随后的法律纠纷成为报纸的头条新闻。

新泽西州高等法院的法官驳回了这一要求，声言"认可这一点就是杀人"，是破坏了他人生命的权利。但是新泽西州最高法院推翻了高等法院法官的否决。据说卡伦曾三次提出，她决不希望靠特殊手段活着，这说明没有证据证明取走呼吸器有违病人的意愿和选择。奇怪的是，取走呼吸器之后，卡伦不但没有死亡，反而恢复了自主呼吸，只是仍然一直昏迷不醒，直到1985年死于肺炎并发症。

获法院同意，让病人家属取走维持病人生命的呼吸器，这在美国历史上还是第一次。以后，类似的案例便都援引新泽西州最高法院对卡伦·昆兰的这一裁决了，但执行时仍不时会遭到一些阻力。

美国俄勒冈州曾于1994年通过"无痛苦致死"的法令，后来被联邦法院以不符合宪法而予以废止，1997年又再次通过。这一法令虽然得到希望减轻垂死病人痛苦的人的支持，但一直意见纷纭，争论不休，议会一法官小组甚至专门就废除俄勒冈州的这项法令和在全国范围内禁止医生帮助自杀的法案举行了一次听证会。法官小组的主席主张要通过一个法案，"保证任何一个政府法案和医疗机构都不能成为帮助病人死亡的帮凶"。俄勒冈天主教联合会的主任更声称要立法保证"无痛苦致死"的法令在美国无生存的余地。但是越来越多患了不治之症的病人和他们的家属都希望"无痛苦致死"。

目前，"无痛苦致死"只在荷兰和比利时等少数几个国家合法，并且争论一直持续。但是越来越多的医生和研究者，尤其是危重病人，都倾向于实施"无痛苦致死"，希望早日立法。持肯定态度的学者认为"无痛苦致死"必须符合下列条件：

1. 从现代医学知识和技术上看，病人患不治之症并已临近死期；

2. 病人极端痛苦，不堪忍受；

3. 必须是为解除病人死前痛苦，而不是为亲属、国家、社会利益而实施；

4. 必须有病人神志清醒时的真诚嘱托或同意；

5. 原则上必须由医师执行；

6. 必须采用社会伦理规范所承认的妥当方法。

他们坚信，"无痛苦致死"总有一天会成为解除病人痛苦的合法手段。

医生（二）：作家的医学精神

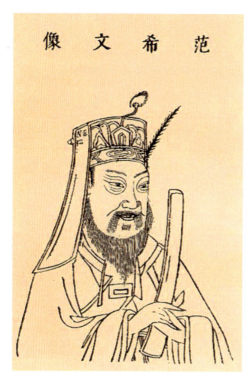

范仲淹像

在阅读中外文学史或作家传记的时候，人们常常会发现这样一种情形，即，不少作家在将创作作为自己的终身职业之前，往往都做过医生或学过医学，自觉或不自觉中对医学产生兴趣。这是一种偶然的现象，还是因为医学和文学、医生和作家之间本就具有某种必然的联系？仅仅认为医生能够接触各种阶层的人士，生活面广，为以后作家的创作打下坚实的基础，或者认为人人都难免患病，作家既然以表现人为己任，如果对疾病根本不了解，他也就不能全面地表现人，等等，自然也合乎道理，但毕竟让人觉得还没有说到根本点上。一定是医生这一职业的某些内在的因素，给作家以医学的恩惠或启示，才不仅影响作家的创作，还影响作家的整个思想观念和思维方式。

中国北宋的范仲淹（989—1052），他的广为人们所知，并不是由于他是一个官至参知政事的政治家，而是他对百姓的爱。他曾不止一次上书朝

74

廷，要求整顿和改革吏治，培养人才、发展生产、加强武备；他尤其关心民间疾苦，他修筑的长达数百里的捍海堤，被后人称颂为"范公堤"。他在《岳阳楼记》中的名句"先天下之忧而忧，后天下之乐而乐"是稍有文化程度的人都曾在中学语文课本中背诵过的。比他稍后，南宋高宗时任工部郎中的吴曾在他所撰写的十八卷笔记作品《能改斋漫录》中有这么一段记述范仲淹的文字：

> 范文正公微时，尝诣灵祠求祷。曰："他时得为相乎？"不许。复祷之曰："不然，愿为良医。"亦不许。既而叹曰："夫不能利泽生民，非大丈夫平生之志。"他日有人谓之曰："大丈夫之志于相，理则当然。良医之技，君何愿焉？无乃失于卑耶？"公曰："嗟乎，岂为是哉！古人有云：常善救人，故无弃人；常善救物，故无弃物。且大丈夫之于学也，固欲遇神圣之君得行其道，思天下匹夫匹妇有不被其泽也，若己推而内之沟中。能及小大生民者，固惟相为然；既不可得矣，夫能行救人利物之心者，莫如良医。果能为良医也，上以疗君亲之疾，下以救平民之危，中以保身长全。在下能及大小生民者，舍夫良医，则未之有也。"

范仲淹这段话的主旨是"能及小大生民者，固惟相为然；既不可得矣，夫能行救人利物之心者，莫如良医"。强调无论为相为医，动机都是"利泽生民"，而不是为自己个人。只是在任何一个社会，为相者一般仅有一人可能。因此"不为良相，但为良医"，做一个好医生，便成为一个真正志在"利泽生民"的知识分子的追求了。作家鲁迅便是这么一个知识分子。

鲁迅（1881—1936）虽然出生于一个封建家庭，但这个家庭已经在逐渐没落。在祖父因科场案被捕入狱后不久，父亲又患重病去世。父亲的病和死，给了鲁迅以极其沉重的打击，以致他在认识上产生过一些极端的看法，认为父亲的病实际上是被中医害了的。

在中国，传统上把读书看成是"正路"。但是走上这条"正路"之后，也有两种不同的人生选择，既有一心升官发财、骑到别人头上的，也有立

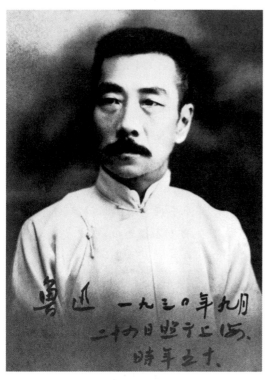

作家鲁迅

誓效忠报国、拯救黎民百姓的。鲁迅的可贵之处就在于，他虽身受"从小康人家而堕入困顿"的痛苦和悲戚，却没有想要重整门楣、光宗耀祖，而是向往着救国救民。他投考江南水师学堂和改入矿务铁路学堂是出于知识救国的思想；进医学专科学校，亦是既想救人又想救国。因为在日本明治维新之前，中日两国的处境是差不多的，两国的封建制度都衰朽不堪，统治者都长期推行闭关锁国政策，因此产生的社会停滞不前，使两国都挨了打，只不过中国挨的打重一些，时间比日本早十多年。但是在明治维新之后，日本很快就强大起来，中国却仍旧一成不变。这里，一个重要的原因便是两国对待国外的科学技术和先进经验态度不同。鲁迅从译出的历史著作上了解到，欧洲先进科学的渗入，对于日本社会的进步，起着相当大的促进作用，而医学便是最先渗入到日本的先进科学。因而他深信，促使日本社会进步的"维新"，大半发端于西方的医学。于是鲁迅便在 1904 年入日本仙台医学专科学校，"决意要学医"，"救治像我父亲似的被误的病人的疾苦"，同时也是为了使自己的祖国能像日本那样强大起来。鲁迅当时就曾对同学说过："做医生不是为了赚钱，清政府以民脂民膏给我们出国留学，我们应报答劳苦大众。"鲁迅这就是继承了封建社会正直知识分子"不为良相，但为良医"的救人救国的磊落抱负。

只是不久，在看有关日俄战争的幻灯片时，鲁迅惊心动魄地见一个替俄国军队当侦探的中国人被日本军队抓住杀头，而围观的中国人却都无动于衷。这使他感到："凡是愚弱的国民，即使体格如何健全，如何茁壮，也只能做毫无意义的示众材料和看客，病死多少是不必以为不幸的。"的确，仅是在医学上挽救人的生命，范围实在太窄、太有限了。于是鲁迅改变了原来的想法，认定"我们的第一要著，是在改变他们的精神，而善于改变精神的是，我那时以为当然要推文艺，于是想提倡文艺运动"。鲁迅的这一转变与他一贯的思想完全一致，如他的终生挚友许寿裳说的，无论是学医还是从文，两者都"出于一种尊重生命和爱护生命的宏愿"。因为医生和作家的对象都是人，都是为了人的健康：前者是维持人的肉体的健康，预防、减轻和治疗躯体上的疾病；后者则是维持人的精神的健康，预防、减轻和治疗心灵上的疾病。把人作为为之奋斗的对象，肯定和尊重人的价值、人的地位，这是医学和文学的共同目标。后来的事实证明，文学使鲁迅的医学理想获得广泛而扎实的发展。

医学精神的中心是对人的爱。医生救治人的生命是不分人的社会地位和财富多寡的，对病人普遍的同情便是医生的基本出发点。

法国作家弗朗索瓦·拉伯雷（Francois Rabelais，约1494—1553）最初学的是法律，曾一度受神职，后于1528年去往巴黎，于1530年入蒙彼利埃大学医学院，两年或三年后获医学

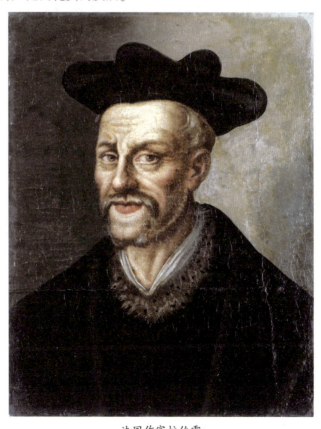

法国作家拉伯雷

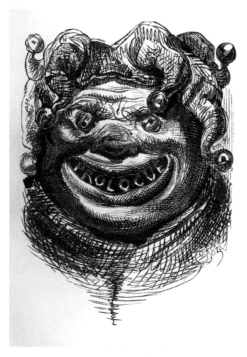

多拉画《巨人传》中的庞大固埃

学士学位。曾在一段较短时间内自由开业，然后于 1532 年任里昂天主教医院的医师，还较早在法国研究解剖学。作为伊拉斯谟（Desiderius Erasmus）等许多著名人文主义者的亲密朋友，拉伯雷认为医学和文学都同样蕴藏着普遍的人道和爱的精神。基于这一信念，拉伯雷不仅用医药减轻病人的痛苦，还经常写些故事供他们消遣。他就是以这样的动机开始他的文学创作，最后甚至写出像《巨人传》这样的伟大作品。在拉伯雷的小说《巨人传》第二部《庞大固埃》的"前言"中，有这样的一段描写：

　　……至于生了梅毒、害了痛风病的可怜人们，……呀，曾经有多少次，我遇见他们刚刚敷过膏药涂足油脂（治疗）……三十二颗牙齿，像有人弹奏着的风琴上的键盘，在捉对儿厮打；他们的喉头，又像无路可走的野兽，被猎狗逼进了围场网子，不住地打着白沫。在这样的时刻，你晓得他们怎么办？其唯一解除痛苦的办法是求人给他们读几页巨人故事。我便亲眼见过这样的病人，在蒸气浴的炼狱里煎熬着的当儿，如果听到朗诵这些故事而不立时感到痛苦减轻，那亦只有大叫倒霉……（鲍文蔚译）

这就是法国学者让·诺安（Jean Nohain，1900—1981）在他的《笑的历史》里说的，拉伯雷一定是把自己的事写进小说里了。"在里昂的医院里，治疗梅毒患者的托雷拉法，让病人在灼热的窑窟中发汗，同时绝对禁食十五天。为了减少在治疗过程中发生不幸的患者，拉伯雷经常为病人朗

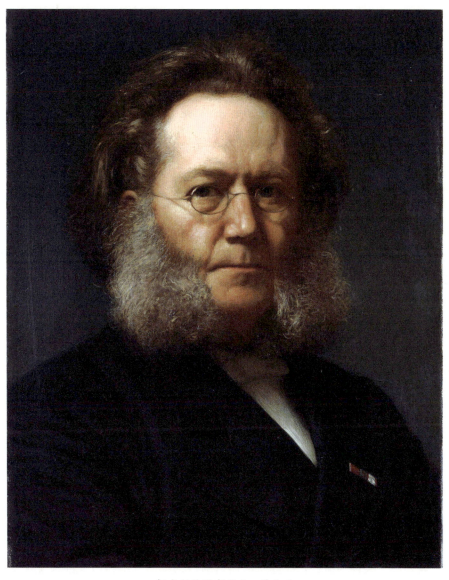

挪威剧作家亨利克·易卜生

读自己喜剧作品的最精彩的段落。"（果永毅等译）著名的美国拉伯雷著作译者塞缪尔·普特南（Samuel Whitehall Putnam, 1892—1950）在 1946 年的袖珍本《巨人传》中也说："他（拉伯雷）认为要用他的文学创作来治疗病人：一种笑的疗法。"

挪威剧作家亨利克·易卜生（Henrik Ibsen, 1828—1906）做过医药店的学徒，他不但对医学有很大的兴趣，还多次以医学、医生、健康、疾病等问题作为自己创作的题材和主题，把医学和文学的人道主义密切地统一了起来。他的《群鬼》表现女主人公苟安于恶劣的家庭生活，听任丈夫下贱地偷欢，致使儿子患了先天性梅毒；《人民公敌》描写疗养区矿泉中滋生了危险的传染病菌，威胁着全镇人的健康。实际上，这些有关健康和疾病的问题，如阿尔文夫人为了维持虚假的、毫无价值的婚姻关系，不但使自己，还使下一代遭到了无谓的牺牲，正直的斯多克芒医生为捍卫公众卫生的不妥协精神，反使他陷于孤立，成为"人民公敌"，都已经涉及法律、道德、市政、公益、妇女地位等社会问题，因而他的这些作品被认为是"社会问题剧"。

自然，由于时代的限制，拉伯雷和易卜生的医学人道主义都有一定的局限性。《巨人传》因为对教会势力和封建司法的讽刺而遭到神学家的嫉恨，被列为禁书，但拉伯雷自己却只把此书看成为"休息疗养时茶余饭后的笑料"；《玩偶之家》堪称是"妇女解放"的宣言，易卜生却坚决声明"我所写的一切东西都毫无有意搞宣传的想法"。与他们相比，在他们之后的鲁迅，他的医学理想、医学精神在文学中的作用，无论是从描写的对象，还是表现的内容看，都要深刻和广泛一些。

中国的旧小说，历来大多侧重于描写帝王将相、勇将策士、才子佳人和作为这些人物化身的妖怪神仙等上层社会特种人物，普通百姓被认为是不值得诗人、作家为之花费笔墨的。欧洲文艺复兴前的小说，情况也大致如此。直到近代，人人平等的思想意识开始觉醒之后，被视为下等人的普通人，才逐渐在小说创作中恢复了应有的天赋地位。这一地位的取得，至少需要两个条件为前提：摒弃封建迷信的神秘主义，不相信人的地位和命运是由先天冥冥之中的神灵安排或改变的；对任何一个人都一视同仁，相信人人生而平等。医学是唯物的，认为任何疾病的发生，从根本上说，都是人体本身物质的原因造成的，排除一切外在的神秘主义的病因论。医学本质上就是人道的，对它来说，任何阶层的人士，不论是贵族还是平民，都是它的病人，是它应该竭诚为之服务的主人。鲁迅的文学创作充分体现了这种医学精神。在欧洲，人们常常看到，小说家在沙龙里朗读自己的作品，向贵妇人或保护人献媚取宠，看到雇用来的女教师或女佣读小说为太太、小姐解闷。中国原来也是一直将小说看作用来消遣的"闲书"的。鲁迅"深恶先前将小说称为'闲书'"。作为一名作家，他所要服务的对象是广大的普通人，作品中的主人公也是这些广大的普通人。在他看来，忙月的儿子和主人家的少爷，是平等的；在他看来，拉车的劳动者在人格上甚至比穿长衫坐在车上的先生还要高尚。他就这样，在中国还停滞在封建社会的阶段，卑微屈辱的"下等人"普遍地不被当人看，甚至自己也不把自己当人看的时候，最早赋予他们以真正的人的地位。正是出于对人的尊重和热爱，对人的生命和人格的尊重和热爱，鲁迅才为他们肉体和精神上存在的任何对健康人来说是异己的疾病而深感忧虑和痛苦，一定要极为负责地指出这种病症，帮助他们获得救治。因此，鲁迅申明，自己就是要针对"病态社会的不幸的人们"，"揭出痛苦，引起疗救的注意"。"疗救""病态"社会中病人的"痛苦"，是一句把医学与文学结合得多么贴切的话语啊，连用词都选择了医学术语，来表达文学的功能。鲁迅的确是这么做的。他不但描述了贫民华老栓孩子的肺结核，小办事员张沛君弟弟的猩红热，还描述并揭示了其他一些普通知识分子和劳动者精神上的各种疾患：迷信落后、愚昧无知、狭隘保守、虚伪自私、盲目自大、奴隶主义、游民意识、精神胜利、虚无哲学、寡妇主义，以及其他深层的变态心理。有如一位医生，鲁迅对这些深受病痛之苦的病人是无限同情的，但对有些人的麻木到讳疾忌医的态度又是痛恨的。他要向他们猛喝，让他们认识到自己的病症是多么的危险，多么的可怕。因此，鲁迅在《我们现在怎样做父亲》中，除了像易卜生在《群鬼》中那样，指出了"因为父亲的不检"而使子女也患上先天性梅毒的情况，"中国也很多"，由此"可以看出遗传的可怕"；他还要比易卜生更进一步地让国人注意，可怕的不只是梅毒这类疾病的生理性遗传，还有"另外许多精神上体质的缺点，也可以传之子孙，而且久而久之，连社会都蒙受影响"。鲁迅迫切希望让国人看到自己和自己的同胞如何受封建的"祖传老病"及各种"昏乱思想遗传"的影响，在精神上患上许多严重的疾病，并希望在诊察出国民性的"病根"之后，通过改造"国民精神"的"疗救"措施，使国人的体质和精神都强健

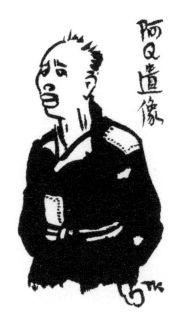

鲁迅《阿Q正传》的插图

起来，社会、国家也随之得到富强。这是鲁迅的医学理想的目的。与此密切相关的是，为了维护他这医学的理想，鲁迅对于一切戕害人的肉体和精神健康，扼杀人的个性、人的尊严的思想和言行，都要严肃地加以揭露，无情地给予打击。那些迫害劳动者、坑害知识分子、逼迫妇女，把他们弄得麻木、发狂、走上了绝境的极端残暴而又无比野蛮的封建专制主义的政治、思想和文化统治，以及残酷杀戮青年学生的封建军阀及其帮凶等等，他都决不宽容，因为这些害人的东西，有如霍乱病菌，鲁迅作为"医生是决不肯放过它的"。

鲁迅的已经深化的医学精神，比之于医院里医生的人道精神，有着更深刻、更广泛的内涵。医生眼中的病院，不过是数百平方公尺的一座楼房，为了救治这楼房里的病人的健康，医生的任务是查明致病菌，那些在显微镜底下才能看到的会分泌或产生毒素的单细胞生物，并将它们扑灭或消除。鲁迅眼中的病院，则是整个面积几百万平方公里的旧中国。就像与鲁迅经历相似的中国另一位文学大家，曾经考入日本福冈九州帝国大学医科，希望将来以医学"来作为对于国家社会的切实贡献"，后来又转而从文的郭沫若，在他眼中，"数千年来以礼教自豪的堂堂中华，实不过是……一个庞大的病院"。在这个庞大的病院里，通过鲁迅的作家的眼光，看清了那些毒害人的封建主义及其顽固的代表人物，便是与霍乱菌一样的致病菌，也属于应该加以消除和扑灭的。作家鲁迅的医学理想，已经将疗救一个或者数个病人肉体和精神上的疾病，与通过改革和革命，使全国千百万肉体和精神上遭受毒害的广大"病人"，都得到切实的疗救，完全融成一体了。

现实主义是建立在这样一种信念上的，即一切事物都是客观的存在，不以人的主观愿望为转移。现实主义的态度就是要对现实中存在的事物，尽量做直接、客观的描述。这也正是医学的态度和方法。医学要求对病人的疾病体征进行客观的准确的观察和了解，然后与已知的有关病人过去的健康和疾病状况结合起来，预测和促进未来的病情转化，所用的方法基本上就是描述、比较、分类，来发现过去与目前之间和目前与未来之间的因果关系，从而揭示出疾病的性质、病变的范围、机能障碍的程度和疾病发展的预后。不但是对待人，如果把社会也看成一个机体，那么社会的缺陷，社会在发展中所产生的问题、出现的矛盾，也就犹如人在生命运动中产生出来的病症。因此，以理性的态度来审视人和社会的生活，

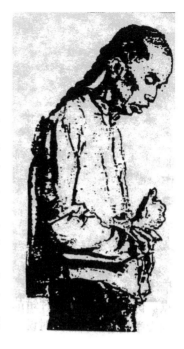

鲁迅《故乡》的插图

并对之做出判断或说明，这便是医学和现实主义文学的共同的方法。

　　高明的医生诊断疾病的主要依据是他自己的客观观察和检查，对病人的主诉仅仅作为参考，因为他知道，有些主诉不但没有触及要害，说的只是非主要症状，有些甚至与真实的体征相反。鲁迅便是这样一位诊治病人精神疾患的医生。他通过自己"尖锐的眼光"，看出在封建中国这个庞大的病院中多数人的精神上的病症：华老栓的愚昧，闰土的麻木，孔乙己的堕落，魏连殳的孤僻，吕纬甫的颓唐，阿Q的精神胜利，"幸福的家庭"主人的虚妄；在他尖锐的眼光下，不管四铭披着"卫道"的外衣，高尔础打着"整理国史"的旗帜，不承认自己有病，他仍旧看穿隐藏在他们两人卑劣、龌龊、无耻心灵深处的更为不可救药的病症；在他尖锐的眼光下，不管爱姑言行上表现得如何大胆、泼辣、敢骂、敢斗，张沛君当着旁人如何装得仁爱、无私，也同样能够窥探出，他们两人心灵上还是潜藏着深重的病症，一个是对封建主义的恐惧，另一个是伪装的和善、自私的本质……只要读过表现这些人物的小说，就都体会得到，鲁迅对他们的这些

精神和心理病态的描述是多么的准确。他所揭示的都是这些最明显的、最主要的病症。

　　法国作家居斯塔夫·福楼拜（Gustave Flaubert，1821—1880）在他父亲，鲁昂市立医院院长和外科医生的医院度过他的青少年时代，经常目睹父亲和其他医师诊断、手术、解剖尸体，他父亲在医学研究中所贯彻的实证主义原则，也给了他极为深刻的印象。成了作家后，福楼拜在小说创作中，常从医学精神出发，以经验和实证材料为依据，客观地去描述人物和事件，竭力不带主观的倾向性和偏见，自己不以任何方式掺和到作品的叙述中去，他所依靠的就是萨默塞特·毛姆说的"特别敏锐的观察力"。这样，他真实而可信地刻画人物，用的就是一位名叫 A·勒毛的画家 1869 年画的一幅附在通行本《包法利夫人》扉页上的漫画《福楼拜在解剖包法利夫人》所表现的"解剖"的方法。曹雪芹在《红楼梦》的写作中显示的医学知识，证明他对这一学科曾经做过相当深入而广泛的研究。医学精神使他对他笔下人物的性格和命运的表现，也是以冷静的态度加以刻画和解剖的。曹雪芹对自己的女主人公林黛玉自然怀有深切的感情，但他却冷静而无情地分析和解剖她的深层灵魂。这位林小姐，小时父母宠爱，纯真而任性，这种性格的人却要寄人篱下，一切小心戒备，自矜自重，需得付出多大的忍耐和克制，且仍难能见爱于人；更有甚者，她的敏感的神经，使她与宝玉之间的爱情，不但备尝伤感、忧郁和痛苦，而且封建的婚姻制度，使这两个真心相爱的人终究不得相爱；因之她必然地会罹患肺结核病。熟知医学的曹雪芹，不但如小说第八十三回中的王大夫，懂得黛玉"因平日郁结所致"，必患此病，而且冷峻地表现了黛玉如何必然地在经过一段时间的病情加剧、吐血恶化的过程之后，经受一次重大打击，最后数次昏厥，直叫一声"宝玉、宝玉，你好……"，然后终于"气绝，正是宝玉娶宝钗的这个时辰"。作家像医生那样克制了自己的感情，才获得了读者的感情，就如同福楼拜克制着安排了爱玛的死亡后，才伏案悲恸不已，而绝不迁就自己一时的冲动。

　　说到鲁迅的时候，论者往往都提到"清醒的现实主义"。这就是说，鲁迅是像医生一样，对病人症状的客观存在，不因对他怀有深切的同情而碍于情面，或不忍心去揭示他的病症和病根，而且正因为对他怀有深切的同情，才冷静地运用锐利的解剖刀。如果从哲学观点来看，可以把"健康"和"疾病"，特别是精神上的"疾病"看成是对于外在的刺激与反应之间是否平衡的表现。鲁迅极其深刻地解剖了阿Q的自大与自贱、好胜与屈从、蛮横与卑怯、敏感与盲目、愚昧与狡黠、保守与趋时等心理上的不平衡及其最后大团圆的悲喜剧，因为死便是不平衡的极端。在杂文中，鲁迅也同样，甚至是更直接地用他锐利的解剖刀，来解剖存在于中国社会中的种种痼疾。关于这一点，无需举例就可以看出，鲁迅总是从这些人精神上的不平衡，来确定他们的精神疾患的。

中国传统医学中的"望、闻、问、切"诊断法，把"望"，也就是观察放在首位，不是没有道理的。的确，高明的医生，通过观察病人的脸面、舌苔、眼珠、手指等的颜色的变化，就大体可以断出患者的基本病症。作家鲁迅就懂得透过人物外在的情态、言语、动作，看出他们内在的心理活动和性格特点。这种重视观察的医学精神，不仅帮助鲁迅在创作描写人物时，抓住人物的主要特征，即鲁迅所谓的"画眼睛"，揭示出人物的基本个性和典型细节，从狭义的方面来看，医学的知识对于鲁迅刻画病态人物上的帮助更是明显。小说《药》中通过小栓出场前的咳嗽和出场时的体形的描写，来表现他的肺结核体征；《明天》中通过宝儿带青的脸色、深度的呼吸、翕动的鼻翼和黏滑的汗珠，来突出他阴阳离决、阳气外脱的恶候；还有《弟兄》中张靖甫的麻疹症状，都是不懂医学的作家写不出来的。医学知识甚至使鲁迅能精确得像医生做"鉴别诊断"那样对同一种疾病的不同类型做出各具特征的描述。例如，现代医学将精神分裂症分成四大类型：单纯型、青春型、紧张型和偏执型。这四种类型的患者，除了同样都是在思维、感觉、情感、行为等方面表现出严重的心理活动紊乱外，症状和体征还是有区别的。鲁迅在《狂人日记》里写的是狂人的偏执型精神分裂症，在《长明灯》里写的是狂人的单纯型的精神分裂症，在《白光》里写的是狂人的青春型精神分裂症，即使以今日的医学或心理学著作来对照，也会感到是那么的准确。

获爱丁堡大学医学博士学位的亚瑟·柯南·道尔（Sir Arthur Conan

Doyle，1859—1930）从他的老师、外科医生约瑟夫·贝尔重视对病人进行观察，然后做出判断的教导中得到启发写作他的侦探推理小说。他在小说中对人物和事件现场具有特征性的细节描写，使人感到医学训练、医学精神对他文学创作的积极作用。安东·契诃夫（Антон Чехов，1860—1904）毕业于莫斯科大学医学系，长期从事医学临床实践。这位幽默小说家曾以"妻子"和"情妇"来比喻他生活中的医学和文学，说明他与它们的联系。他常以医生和病人作主人公创作小说。读过他的这些作品的人都会感到，他对那些病症的描述是何等的精确。他自己也曾多次不无骄傲地谈到过这一点。例如他谈到《精神错乱》中的那个陷于绝望、濒临疯狂的大学生华西列耶夫时说："我，作为医生，觉得把精神病写得挺确切。符合精神病学的一切规定。"当然，不限于描写疾病，医学还帮助契诃夫创作时像医

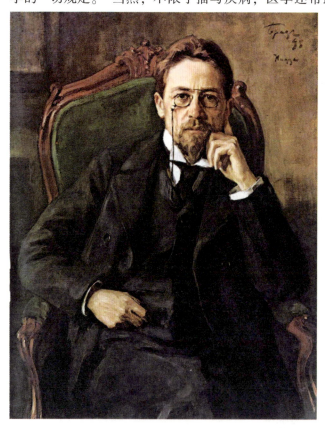

作家契诃夫

生那样观察各种类型的人。这在契诃夫小说中对人物的情绪、行为所做的细致确切的客观描写上，都可以明显地看得出来。契诃夫自己就说过："我不怀疑研读医学对我的文学活动有重大影响，它大大扩展我的观察范围，给予我丰富的知识。对作为作家的我来说，这种影响的真正价值只有作家自己兼做医生的人才能领会。医学还有

指导的作用，大概多亏了接近医学，我才能避免许多错误。由于熟悉自然科学，熟悉科学方法，我总让自己小心在意，凡是在可能的地方总是尽力用科学根据考虑事件，遇到不可能的地方宁可根本不写。"别的作家的情形也一样，正如鲁迅，因为深刻体会到医学对他的文学创作的帮助，才声称自己能够创作小说，"大约所仰仗的全在先前看过的百来篇外国作品和一点医学上的知识"。

诊断（一）：打击乐与吹奏乐

19世纪的德国医师卡尔·格哈特（Carl Gerhardt）也许排不进著名医师的行列，但他说的一句话——"治疗的果实长在了解的树上。没有正确的诊断，就没有合理的治疗"，却永远可以作为医师的座右铭。

的确，医生要给人治病，首先必须查明他患的是什么病，然后才能对症进行合理处方。可是长期以来，绝大多数的医生，主要的甚至唯一的方式就是依据病人的主诉来诊断病症，而病人的主诉有时却是不合实际的：由于痛觉的反射作用，会使病人搞不清疼痛到底在哪一个部位，以致会将胸部的疼痛说成是背部的疼痛；又由于神经官能和潜意识的原因，有些完全健康的人也会坚持说自己患什么什么重病；此外，也有人为了某种目的而有意识地撒谎，声称自己患病……这都会引发医生诊断的错误，导致治疗的失败。

怎么办呢？病灶在病人的体内，医生肉眼看不见它。那么，是否可能脱离病人的主观诉说，由医生通过间接的方法，便能断定所患的疾病，不必等到尸体解剖，也能证明确是客观正确的诊断呢？

早在两千多年前，古希腊名医希波克拉底（Hippocrates）曾经说起："胸腔里充满了水而不是脓液，如果在适当的时候将耳朵贴近胸壁，就能听到里面如煮沸的醋一样在隆隆作响。"文艺复兴时期法国著名的外科医生昂布鲁瓦兹·帕雷（Ambro-

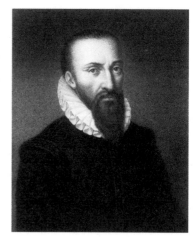

外科医生昂布鲁瓦兹·帕雷

88

ise Paré）也说过："假如胸内有液体什么的，我们便能听到类似摇晃半瓶水的声音。"提示人体内发出的声音能为诊断疾病提供有用的线索。第一次将软木中蜂房状的微小空腔命名为"细胞"的英国物理学家罗伯特·胡克（Robert Hooke，1635—1703）也提到人体内的声响，甚至还预言一定可以用某种方法来增强耳朵的辨别能力，以区分这些声响的差异。他蛮有把握地说：

> 有谁会想到，我们竟然可能借助于身体内部发出的声响，去了解体内属于动物性、植物性或矿物性范畴种种构造的活动方式。我们也得以借此了解人体机器里的各个部件和次要组织正在进行的工作，从而去推知这人体引擎到底何处发生障碍……更使我们兴奋的是，我曾亲耳清晰地听到人类心脏的搏动声、肠道中的空气和脉管中的血液的流动声，肺部阻塞时则可借由咻咻声很清楚地辨认出来，头部阻塞时便会产生嗡嗡声和尖哨声，关节松动时则出现细微的爆裂声……对我来说，这些声音只有极小的差异，因此，要能正确地区别它们，除了这些异常的运作变得极为明显外，就要有赖于侦察工具的精良，才能更加敏锐、更具区辨力（例如我们可以试着去发明某种人工鼓膜）。这两个目的，我认为并不是不可能完成的，我们总应该能找到一些方法。

但是在克服了超自然病因论的迷信之后，很长一个时期，医生仍然只凭主观，相信疾病的发生只是整个人体里"体液"的普遍不平衡的缘故，而没有认识到主要是由于某一器官的特殊病变。据此，对于任何疾病，放血、催吐等都是他们最常用的治疗方法，以为这样可以调节体内的平衡。因此，只有使人摒弃传统的主观武断，以特殊性替代普遍性，接受器官的病理才是疾病的根本这一新观念，才有可能实现胡克的预言，"找到一些方法"，从体表来诊察体内的病理变化。不过要达到这一历史性的转变，须得有一定的客观环境条件。事实便是如此：听诊和叩诊这两项医学史上最早的客观诊断法，就是在法国大革命之后，才得以出现并获得广泛应用的。

后来成为老维也纳学派最著名内科医生的莱奥波德·冯·奥恩布鲁格（Leopold von Auenbrugger，1722—1809）原是奥地利东南部第二大城市格拉茨（Graz）一个殷实的小旅馆老板的儿子。他年轻时在当地读过预

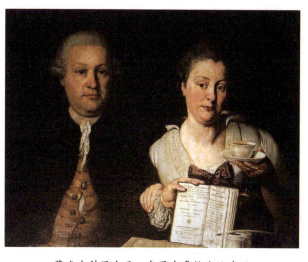

著名内科医生冯·奥恩布鲁格和他妻子

科后进入维也纳大学医学院，于1752年获得博士学位。随后进入西班牙医院（Spanish Hospital）做一名助理医生；1758年任内科主任，至1762年因同事的反对而辞去这一职务。从这时起，他一心开办私人诊所，获得非凡的成功，他的病人中有许多是维也纳最上层的人士，但他也不拒绝最穷的病人。为表彰他的业绩，1784年，治理奥地利哈布斯堡王朝的神圣罗马帝国皇帝约瑟夫二世封他为骑士。1804年，他与妻子度过美满的金婚，1809年去世。

奥恩布鲁格能在医学史上占有重要的位置，主要是因为他在离开西班牙医院的前一年，即1761年在维也纳出版了一本著作《以叩击人体胸部来揭示隐藏胸腔内的疾病的新发明》（*Inventum Novum ex pereussione thoracis humani ut signe abstrusos interni pectoris morbos detegendi*）。这本通称《新发明》（*Inventum Novum*）的书开头介绍说：

我现在提供读者的是我发现可以用来检查胸腔疾病的新的信号。那就是叩击人的胸部，由此来确定胸腔内部的状况。

这就是"叩诊"（percussion）。

所谓"叩诊"，是指用手指，偶尔也用叩诊锤，直接或间接短促而迅

速地轻叩体表的一种诊断手段。自然，叩诊锤是以后才用上的，奥恩布鲁格当时在书中只是说"将手指指尖时而并拢、时而伸开，慢而轻地"叩击体表。由于此书的出版，在历史上第一次使医生们知道可以通过"叩诊"这一物理诊断的方法，找到一条正确、客观地了解人体内病理变化的途径。因此这虽然是仅有九十五页的一本小书，但被公认是医学史文献中不朽的书籍之一。

奥恩布鲁格是足足花了七年的时间，在众多病人的身上研究，叩击他们的体表，倾听体内发出的声响，然后与他们的病症进行验证，并将所得的结果再与尸体解剖的发现进行比较，最后研究成这一今天仍然为医生普遍应用的常规检查方法的。奥恩布鲁格在书中详细描述了正常人的胸腔与患有胸膜积水、空洞、心包积水、心脏扩大等疾病的人的胸腔所发出的不同的声响，证实了从体外来诊察体内病理变化的有效性和可行性。

传说奥恩布鲁格这一发明的灵感来源于他童年时常见他父亲通过敲击啤酒桶的上下四周，倾听满桶或空桶发出的不同的实声或轻声，来推断桶内还剩下多少啤酒。这个传说虽然没有原始文件可作证明，但从很多方面看，都被认为具有极大的可信度。

奥恩布鲁格在声音和音响方面似乎特具天赋。他对共鸣、和声等有深入的了解，并非常喜爱音乐。他不但与维也纳的音乐界人士有不少交往，而且经常接受外国音乐家的来访，其中著名的意大利作曲家安东尼奥·萨利埃里（Antonio Salieri）就是他家的常客。多年来，他还在冬季的每个星期天，从十二点至下午二点钟，在家里举行音乐会。更有趣的是，据说他曾秉承奥地利玛丽亚·特蕾莎女王的旨意，写过一部叫《扫烟囱工人》（Der Rauchfangkebrer）的喜歌剧剧本，由萨利埃里配曲演出。这一天赋无疑有助于他对人体内的声响产生与众不同的特异感受。最有意思的是，奥恩布鲁格在《新发明》中讨论第三个病例观察时这样描述通过叩诊听到的清浊音：

> 病因的不同会增强或减弱胸腔内空气的音量。
>
> 这就像我们看木桶里是固体还是液体产生的不同音响一样：

当桶里空空的时候，桶的四周各方都有回响；但当桶里满满的时候，就没有这种共振了，因为它的含气量已经减弱。

多么像是在述说桶里有没有啤酒会产生不同的音响！

奥恩布鲁格是十分真诚地来从事叩诊方法研究的。在《新发明》的"序言"和正文中，他曾这样说到自己的想法：

> 并不是渴望写作，也不是热衷于空论，而是出于顺从我的同胞的意愿，驱使我进行七年的观察和思考。
>
> 虽然我所写的都一再经过我亲自检验，以艰苦的工作证实它的存在，但我仍然心怀恐惧，怕稍有不慎，便会堕入自爱自恋的诱惑之中。

他的动机是纯真、高尚的，他的态度是严谨、认真的。但是维也纳大学医学院是以极端保守而闻名的学术机构，一贯以冷漠的态度对待新事物。奥恩布鲁格的老师，后来成为玛丽亚·特蕾莎御医的格哈德·范·斯维登（Gerhard van Swieten）对他的这本著作不置一言；奥恩布鲁格的同事、维也纳大学教授安东·德·哈恩（Anton de Haen）也什么话都不说。只有继承哈恩的门诊部主任麦克西米里安·施托尔（Maximilian Stoll）使用过他这新方法，并在自己 1788 年出版的《关于各种慢性病的讲稿》一书中对此法说了几句赞赏的话；还有就是远在莱比锡的克里斯蒂安·路德维希教授（Prof. Christian G. Ludwig），他公正地声称叩诊法的发明"是将光明带入胸部疾病这个暗区的火把"。这实在是太不公平了。

仿佛奥恩布鲁格自己也早就已有所料。他在书中曾经预言：

> 我没有一刻忘记我可能会遇到的危险。我知道那些因自己的发明而为艺术和科学增色的人，总是要面对不断的妒忌、恶意、怨恨、毁谤和中伤……

不能说，他这发明的被冷落，其中没有这些方面的原因。但本来就并无功利动机的奥恩布鲁格，丝毫不因没有受人重视而有任何抱怨情绪。"我从不以作品的文采而自傲，只要别人能够了解我所写的意思，便心满意足了。"他只希望自己的发明对同胞有所助益。

事实上，早在1770年，法国的一位医生罗吉埃·德·拉·夏斯纳克（Rogières de la Chassagnac）就曾将奥恩布鲁格这本《新发明》译成了法文，虽然只不过是作为他自己的《肺病手册》（*Manuel des Pulmoniques*）一书的附录发表，而夏斯纳克自己也从未试用过这个新方法。《新发明》一直被搁置一边无人过问。一直到了18世纪末，情况才开始有了转变。

大革命以后的法国，教育经历了一场剧烈的变革。新教育的最高理念要求："细辨识，多观察，勤动手。"（Peu lire, beaucoup voir, beaucoup faire.）反对主观的武断。在这一准则下，从中世纪以来一向不接触实际却一直控制着医学教育的大学医学部（Faculté de Medecine）和医学院在1800年前后都被解散或关闭，以往充斥在大部分教材中的一些空洞的理论臆测也遭到摒弃，教育的基地从学校转到了医院，教授主要也以医院里的病人为教材。与此同时，大力引进外来的新思想、新观点和新方法，使医学，尤其是巴黎的医学从此迈入一个新的转折期。

让·尼古拉·科维萨特（Jean Nicholas Corvirsat，1755—1821）是法国当时最杰出的一位内科医生，还具有法兰西学院临床医学教授这个最高的教学荣誉。科维萨特曾经担任拿破仑的内科医生，医术精良。作为他诊断疾病的原则，他在讲堂的墙上挂了这样一句格言——"绝对不要在只有假说或简单想法的情况下做任何重大的决定"，而应该如他在他自己的伟大著作《心脏和大血管的疾病与器官的病变》（*Essai sur les maladies et les lésions organiques du coeur et des gros vaisseaux*）中所提倡的，"完全要根据观察和经验"。读了长期在帕多瓦大学任解剖学教授的意大利解剖学家乔万尼·巴蒂斯特·莫尔加尼（Giovanni Battista Morgnigni，1682—1771）写于1769年的一部重要著作《用解剖学的观点研究疾病的部位和原因》（*De Sedibus et causis morborum per anatomen indagatis*）之后，科维萨特深受启发。书中强调必须运用解剖学知识来诊断疾病、判断预后和进行治疗。

在此之前，像其他地区一样，法国的医学界对病人疾病的诊断大多一直也是根据非客观的玄想。现在，科维萨特在莫尔加尼的著作的启迪下，于1808年，以卓越的文笔将奥恩布鲁格的《新发明》由德文译成法文出版，并大力推广奥恩布鲁格的观念，以各种方法显示叩诊的作用，使一整代的巴黎和法国医生和医学研究者跳出武断和偏见的窠臼，不再只凭自己的臆测，而是像彻底的"感官主义者"那样，以自己五官可以看到、触到、听到甚至尝到、嗅到的信息为准，把关注点集中于从解剖学的角度去考虑对象的病变上。

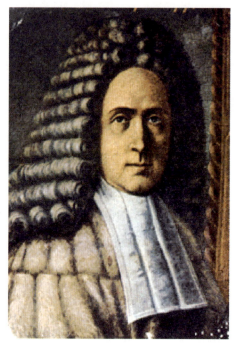

意大利解剖学家莫尔加尼

像奥恩布鲁格一样，科维萨特推广奥恩布鲁格的方法，动机也是十分纯洁的。要是换一个人，在当时人们对此法毫无所知的情况下，可能会将这一发明窃归己有。但科维萨特不屑于这样做。这是因为如他自己在《新发明》法译本的"序言"中说的："我可以通过修正奥恩布鲁格的成果并发表一部有关叩诊的著作而将自己提升到作者的地位，但是如此一来，我会使奥恩布鲁格的名字成为我自己名利的牺牲品。我不希望这样。我所希望的只是让他的绝妙而正当的发明（如他所确切地说的'新发明'）重获新生。"由于科维萨特，奥恩布鲁格的名声先是在法国，随后就为全世界的人所知晓。

科维萨特有一个学生，也是他的朋友勒内·泰奥菲尔·亚森特·拉埃内克（René Théophile Hyacinthe Laennec，1781—1826），生于布列塔尼大区的港口城市坎佩尔（Quimper），父亲是一个文字平庸的作家和终日追求官职的律师。

勒内六岁时母亲去世了，八岁那年被送往法国西部卢瓦尔区的南特（Nantes），与他叔父纪尧姆·拉埃内克（Guillaume Laennec）一起生活。纪尧姆可不是平庸之辈，他毕业于历史悠久的蒙彼利埃大学，还曾去德国、英国进修，回来后，受命任南特大学医学院院长。

　　拉埃内克曾想将来做一名机械工程师，父亲则要他成为一个商人或律师，但在叔父的影响下，他最后选择了医学，并在十四岁那年进了南特大学。叔父对拉埃内克寄予很高的期望，希冀侄子以后能超过自己，他总是教导年轻的侄子："我们的任务犹如锁链一般，日夜都不能卸下。"到了1801年，拉埃内克去了巴黎，得以进入著名的内克医院（Necker Hospital）。

　　内克医院是在原慈善医院（l'Hospice de Charité）的旧址上由路易十六的财政大臣雅克·内克的瑞士籍妻子苏珊·内克（Suranne Necker）于1776年建成的。它不仅设备优异，还拥有像科维萨特这样的医生，拉埃内克在这里能够有良好的学习机会。他钻研解剖学、生理学、药剂学、药理学、司法医学和医学史；而且每有尸体解剖或学术讲座，总是不肯放过；科维萨特的每次查房，他也尽量争取去旁听。这样一来，他就进步很快，到1804年，得到了博士学位，尤其在病理解剖方面的研究，曾以四百例精细的病史，在竞赛中两次获一等奖。

　　拉埃内克仅五点三公尺高的身材，形体瘦削，颧骨突出，脸色苍白，完全是一副病态体形。母亲传给他的肺结核病长期折磨着他，使他在四十五岁时就去世了。但他却是一个与众不同的人。他意志极其坚强，对科学研究的狂热，一刻也不停歇。因此，即使在这短短的一生中，也取得了多方面的成就，除了胸腔疾病方面之外，他还描述过腹膜炎，或者说他发现了腹膜炎这种疾病，还因对肝硬化的发病情况的描述使后人以他的名字命名该病为"拉埃内克氏肝硬化"（Laennec's cirrhosis）。他在学术上的地位达到成为法兰西学院中唯一的一位医学教授，还获"荣誉勋位"（Legion d'honneur）。当然，他最为人知、使他永垂不朽的是他发明了听诊器。

　　这也是一种从体表来诊察体内，主要是听取肺脏和心脏内的声音，从客观上来确定这些器官病变的医疗器械。关于拉埃内克发明这一器械，有不少颇具浪漫主义的传说。那是1816年的事。拉埃内克这样回忆当时的情形：

1816 年，我去探视一位年轻的女病人，她正受着心脏病症状的折磨。由于体形肥胖，用手叩诊或者触诊看来都没有什么用，将耳朵贴近她的胸前又为习俗所不容。这时我记起一些音响学方面的想法，也许此刻正可以用上。我的意思是通过某些固体的传导作用，可以使声音达到扩大的效果——这是我曾将一只耳朵附在木杆的一端听敲击另一端所得的印象。灵感闪过之后，我立刻用纸卷成一个圆筒，结果不出意料，我听清了心脏搏动的声音，比我以前任何一次直接将耳朵附在病人胸前都听得清晰。那一刻，我思索，这是一个好方法，除心脏外，胸腔内器官运动发出的声音，都应该使我们据此更可确定它的性质。我毫不犹豫地在内克医院着手进行一系列的观察，至今我得出结论，我由此发现了胸腔疾病的一些新征状，也使肺、心、肋膜疾病的诊断更精确，避免了以前医生们仅凭手指叩诊或耳闻所得的模糊信息。

据当时在旁的拉埃内克的英格兰学生 H. B. 格拉维尔（H. B. Granville）说，这一堪称 19 世纪医学史上一大事件的听诊器的发明，时间是在这年的 9 月 13 日。拉埃内克回忆中所说关于"将一只耳朵附在木杆的一端听敲击另一端"的情况，也是确有其事的。据拉埃内克的朋友勒朱莫·德·凯尔加拉克（Lejumeau de Kergaradec）所说：

作者亲自告诉我，这一使他不朽的伟大发明是出于机遇。……一天，他正在卢浮宫广场散步，他看到有几个孩子把耳朵贴近几段长木头的两端，这木头会把轻轻敲一下中段和击一下另一端的声音传递过去。……他立即想到可用这方法来研究心脏疾病。第二天，在内克医院他的诊室里，他拿了一张纸，卷成一个圆筒，用一根带子扎好，做成一个中空的管，来听患病的心脏。这就是第一个听诊器。

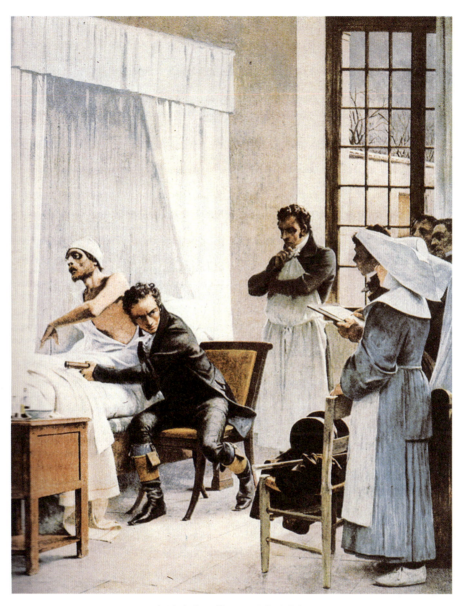

拉埃内克用第一只听诊器诊断

　　虽然说发明的灵感是由于"机遇"，但是任何偶然的机遇都只会降临到一个有心人的身上。

　　一直以来，拉埃内克对传统上直接将耳朵贴近病人的胸部来听胸内声音的做法，深有感触，认为这种"老方法不但无效，也很不方便，而且淫猥，在医院里甚至令人厌恶"，弊端很大。因此他一意要寻求新的方法，或将它改良。同时，人们还不应忘记，像奥恩布鲁格一样，拉埃内克也是一位音乐家，喜欢演奏长笛的音乐家，他对声音中哪怕是最细微的差别都能够分辨出来，并惯于从声音的角度来思考问题，因此出于一种天赋的敏感，当时才"记起一些音响学方面的想法"。于是，这个曾经做过木匠的医学家就用杉木或者黑檀木做成一个"直径一英寸半、长一英尺，内径是三条铁丝这么粗，在它的一端凹成漏斗的形状"的圆筒，创造出这听诊器。

拉埃内克在 1819 年的论文《论间接听诊》（*Traité de L'auscultation médiate*）中描述他这木质钻空的听诊器时，这样说明他的制造意图：

> ……上述大小并不是无关紧要的。直径过大使它不能严密地用于胸腔的一定部位；过长却使它难以与病人保持合适的距离，过短又不易将它用于腋下，反而使医师太靠近病人的呼吸，而且常常使他不得不采取不合适的姿态。这是我们希望精确诊察所最需要的。……应该微微中凹，以保证它应用时有较大的稳定性；对太瘦弱的病人，必须用一片麻布或棉花塞进肋骨间隙，用布遮盖起来听……

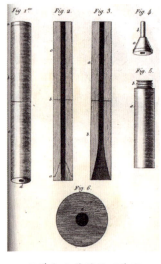

医学史上最早的听诊器

拉埃内克在《论间接听诊》中描述了他用这一器械听到的"啰音"（rûles）、杂音（bruits）、"胸语音"（pectoriloquy）、震颤音（fremitus）、"羊鸣音"（egophony）等肺部的疾病声号。在 X 线照相术被应用于临床医学之前，这些音响每种都是诊察胸廓的重要征状。

这项新发明起初并没有名称。拉埃内克的叔父曾建议将它命名为"胸腔仪"（thoraciscope）。拉埃内克经过反复思索之后，最后决定正式给它取名为"听诊器"（Stethoscopes）。这一名称来源于希腊文的"胸部"（στετησσ，stethos）和"观察者"（σκοποσ，skopos）两词。不过拉埃内克平时一般只是简单地叫它"圆筒"（le Cylindre），别人对它有的叫"权杖、棍棒"（baton），有的叫"独奏器"（solometer）或"医用小猎号"（cornet médicale）。这种单耳的听诊器以后曾多次获得改良。可弯曲的听诊器是伦敦的尼古拉·康明斯（Nicholas Comins）于1828年提出的；1851年左右，纽约城的乔治·坎曼博士（Dr. George Philip Camman）设计了双耳听诊器。现在，拉埃内克的木制"听诊器"虽然已经全

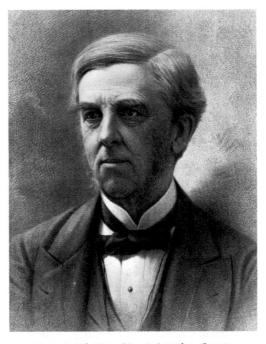

写了《听诊器之歌》的美国诗人霍姆斯

被由橡皮管、胸件、弹簧及两根带耳件组成的双耳听诊器所取代，但它作为客观诊断的一个重要器械，在医学史上的重要意义是不可抹杀的。美国的医生诗人奥利弗·温德尔·霍姆斯（Oliver Wendell Holmes，1809—1894）特地写了一首诗——《听诊器之歌》（The Stethoscopes Song：A Professional Ballad）来赞美拉埃内克的这个新发明，其中说道："一位年迈的太太已经病了很久/她脉搏缓慢，话语却很快速/医生不知道到底病因是什么""现在，有了听诊器/像苍蝇发出嗡嗡的鸣叫"，于是，医生明白了："……显然，无疑，清清楚楚是动脉瘤……"另一位作者形容他这听诊器说："他这创造也算是一种管乐器，从憔悴的病人的胸中吹奏哀歌。"罗伯特·库珀（Robert Cooper）则在他1948年出版的《胸腔疾病》（Diseases of Chest）一书中说得更加有意思："奥恩布鲁格在胸廓之上奏的是打击乐，拉埃内克则给这胸腔乐队加上了吹奏乐。"含意是，有了叩诊和听诊，医生就可能通过倾听它们合奏出的乐曲，窥探出"作曲家"——病人在这乐曲中所表达的内在的痛苦了。

诊断（二）：给艺术原型看病

公元 2 世纪的罗马皇帝马可·奥勒留（Marcus Aurelius，121—180，161—180 年在位）是一位被许多代人看成是西方罗马帝国黄金时代的象征的人物。还在青年时代，他就接受斯多葛派的思想体系，要求自己感情服从于理智，把高尚品德视为唯一的善，道德败坏视为唯一的恶，一切身外之物全都认为无足轻重。因此，在重大事件上，他不但能坚决地要同义弟一道继承皇位，使罗马帝国在历史上第一次有两位具有同等地位和权力的皇帝共执朝政，并且还是一个体恤下情的法律实践者。即使从一些小事来看，他的道德表现也是异常令人感动的。他对自己严厉，对别人的缺点却十分宽厚。公元 175 年 4 月，被任命为统帅东方诸行省全部罗马军队司令官不久的阿维迪乌斯·卡修斯听信误传，以为奥勒留皇帝已经去世，便在叙利亚发起一场叛乱，自立为皇。奥勒留立即出兵东征，对他进行讨伐。但未及交战，卡修斯就自杀了。这消息竟使奥勒留非常失望，觉得这使他失去了一个能使仇敌成为朋友而感到欣慰的机会；后来，当元老院坚决要求重重惩罚这个叛徒的追随者们时，他又力主采取十分宽容的态度。

真可以说是上天不公啊。应该是"恶有恶报，善有善报"，可是像马可·奥勒留这么一个心地善良的人，他的家庭生活却并不幸福。他的妻子，原是安东尼·庇护皇帝的女儿、公元 145 年与他结婚的安妮亚·葛莱莉娅·福斯蒂纳（Annia Galeria Faustina，约 125—176）从早年起，就一直由于患病而终日郁郁寡欢，最后就死于这种谁也不知的病症。福斯蒂纳曾不顾辛劳，于公元 170 年至 174 年间多次陪伴奥勒留出征，因而被尊为"军营之母"。奥勒留十分感谢上帝给了他一位如此忠贞、如此温存的妻

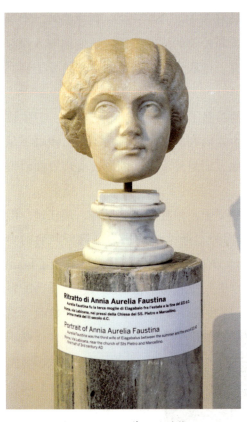

安妮亚·福斯蒂纳的雕像

子，她的死自然使皇帝万分悲痛。他恳切要求元老院尊她为女神，在她的神殿中塑了她的神像，把她与维纳斯、朱诺、色雷斯等神祇同等看待，甚至明文规定，在每年他们结婚的那天，所有青年男女都要到他们的这位忠贞不贰的保护神的圣坛前去宣誓。

这位皇后到底患的是什么病呢？因为缺乏有力的证据，长期以来都未能搞清楚。在几十年前，一位医生参观俄国女皇叶卡捷琳娜创建的列宁格勒博物馆时，仔细观察了这位古罗马皇后的一座半身像，才有所发现。

这是古代留下来的一座大理石雕像。

大理石是在自然状态下受热力、压力和水溶液影响而再结晶的颗粒状石灰岩或白云岩，由于它对磨损的抵抗力、颗粒之间聚合的功能和组合矿物的硬度，是雕像的最好的材料。匠师的刀，能使人物脸部最细微的表情都突现出来，同时石头的表面像活人的皮肤那样苍白，能给人一种真实鲜明的印象。尤其是希腊和意大利的大理石，极为有名，为米开朗琪罗等大师雕刻作品所常用。

在浏览列宁格勒博物馆中的艺术品时，一座美貌妇女的半身像吸引了这位医生。她的头无力地斜侧在她纤细的脖子上，脸上表情忧郁。这是福斯蒂纳皇后的像，被古代某一位不知名的匠师雕刻得那么的神态逼真、栩栩如生。医生细细地读着她的整个脸，甚至细细看了她的颈部。突然，在皇后的耳侧边，一个小肿疱引起他的注意。显然，那位无名的现实主义艺术家是十分重视细节的真实的。结核病专家非常清楚，病理学研究说明，结核病的基本病变是结核结节，结核杆菌的坏死组织——色泽淡黄、干燥均质、形如干酪的结核结节是具有诊断价值的病变特征。这使他陷入深深的思考。回去后，经过长时间的研究，他断定，福斯蒂纳定然是死于当时无法医治的肺结核。

肺结核的产生，原因是多方面的：除了地理气候、经济状况、卫生设备、营养条件等外在因素外，还与个人内在的因素如情绪不佳、睡眠不足等有关。对福斯蒂纳皇后来说，其他方面当然不存在问题，心理方面值得探讨。

历史记载，奥勒留是那么爱他的妻子，并且那么尊重她、信任她。但世人都一直在嘲笑他对她的轻信。因为福斯蒂纳既是一个远近闻名的美人，又是一个人所共知的风流人物。英国史学家爱德华·吉本（Edward Gibbon）在他的名著《罗马帝国衰亡史》中就特别指出她天性"淫荡的轻佻"，还批评了她的"无穷尽的总希望换换口味的情欲"，并认为她的"这种情欲"使她"总要求一些男人公然跟她调情，很少有什么感情上的顾虑"。西方一部经典著作指出："肺结核是性欲望的一个重要成因，尤其是对白肤金发碧眼的女子，要比浅黑型的男子更为常见。"看来，福斯蒂纳正是这样一个性欲望强烈的女子。但是有几个男子敢于接受一位皇后的爱呢？因此，她这欲望就可能长期受到压抑，并加重了她的肺结核，最后使她死于此

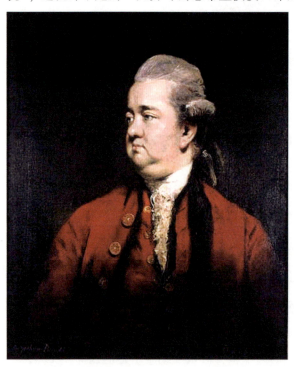

英国历史学家爱德华·吉本

病。这样的解释无疑是可以相信的。

莱奥纳多·达·芬奇（Leonardo da Vinci，1452—1519）作为文艺复兴时期的一位艺术家和科学家，虽经几百年历史的批评和净化，他一生中所享有的声誉，至今依然光彩夺目。就他绘画艺术方面的成就来看，人们会举出他的《安加利之战》《丽达》《最后的晚餐》《圣母和圣安娜》等一大批无与伦比的作品。但是在他所有的作品中，最令人难忘的恐怕要算《蒙娜丽莎》，大概任何一个略有文化素养的人，都没有不知道莱奥纳多的这幅画的。不过实际上，《蒙娜丽莎》的著名，要说是因为其人物形象的外貌和象征性含义的完美结合，从而作为肖像画的理想典型载入艺术史，还不如说是因为肖像主人公的微笑令人倾倒，引人思索。

蒙娜丽莎（Mona Lisa，1479—1516?）是意大利佛罗伦萨羊毛商人安东尼奥·马里亚·德·盖拉尔迪尼的女儿，从小就受到良好的文化教育。1495 年，即她十六岁那年嫁给当地的一个丝绸商人梅塞尔·弗朗切斯科·德·吉奥孔多（Francesco del Giocondo），这时，据说她肚子里已经怀有情人的孩子。弗朗切斯科·吉奥孔多个子粗大肥胖，相貌呆板，年纪又要比她大一倍多，而且曾经在 1491 年和 1493 年结过两次婚。但他非常富有，据说并且还会关心人。

蒙娜丽莎的像，莱奥纳多从1503 年到 1507 年共画了四年，因为在此期间，他还有许多别的事。据 16 世纪著名的意大利画家和美术史家乔尔乔·瓦萨里在他那部影响极大的《意大利杰出建筑师、画家和雕刻家传》中说的，每次画时，莱奥纳多都要精心设计，请人弹琴、跳舞或亲自讲故事，使丽莎能产生并保持愉快的心情。著名的俄国小说家和思想家德米特里·谢尔盖耶维奇·梅列日科夫斯基在他写于20

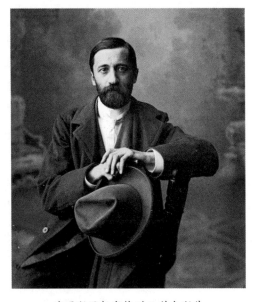

俄罗斯思想家梅列日科夫斯基

世纪 30 年代的那部莱奥纳多·达·芬奇传记小说中这样写到丽莎在听过音乐和画家讲的故事后的神态：

> ……好像被音乐催眠了。在此寂静之中，丽莎夫人以其明亮的眼睛望着莱奥纳多——一种离开现实的神态，什么都不关心，除了画家的意志。她含着一种如静水般的神秘的微笑，完全透明的，非常之深沉的，无论如何探究都达不到底的那种莱奥纳多自己的微笑。

梅列日科夫斯基这里说的是艺术家与创造对象之间感情的交流。不过这种"如静水般的神秘的微笑"，到底是怎样一种微笑呢？

马克思主义的社会学批评从来认为，莱奥纳多的《蒙娜丽莎的微笑》，表现了文艺复兴时期人们摆脱了黑暗中世纪的封建压抑后显露出的个性解放的欢悦。其他对蒙娜丽莎这"神秘的微笑"的解释，大多是从画家的个性和生活出发来研究的心理批评。这可以 19 世纪英国著名的唯美主义批评家瓦尔特·佩特（Walter Pater）和"心理分析"理论的创始人西格蒙特·弗洛伊德（Sigmund Freud）为代表。佩特在 1873 年出版的《文艺复兴史研究》中评论莱奥纳多·达·芬奇的创作时，认为蒙娜丽莎的略带某种邪恶的"深不可测的微笑"，表现了千百年来男人向往着的富有表情的神采，很容易使人想起"这个形象就是他（画家）的情人"。

早在 1898 年，弗洛伊德就注意到莱奥纳多的创作。经过十多年的思考，他于 1910 年写出了《莱奥纳多·达·芬奇和他童年的一个记忆》的长篇论文。他相信，在画像时，很可能莱奥纳多被蒙娜丽莎的微笑迷住了，因为这个微笑唤醒了长久以来一直沉睡在他体内的心灵的痛苦——他的被遗弃的生母卡特琳娜。据此，弗洛伊德认定，这个佛罗伦萨的"微笑的女人就是他母亲卡特琳娜的副本"。当代法国传记作家比埃尔·拉米尔（Pierre La Mure）的看法与弗洛伊德相似，只是把生母改成为养母。拉米尔在他写的《蒙娜丽莎传》中描写莱奥纳多给蒙娜丽莎画像时，"每当他看到这位年轻女子，透过棕色眼睛向他微笑时，他就不由自主想起养母阿尔别拉。每替她画一次像，他的这种想法就增强一分。有时他简直认为阿

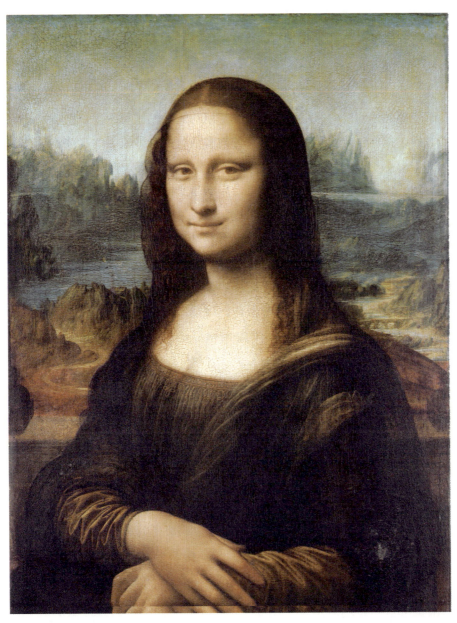

蒙娜丽莎

尔别拉又活了，又回到他的身边"。

　　此外，还有不少类似的研究论文，也都同样地认为莱奥纳多在蒙娜丽莎像上表现了他的自我。其中最典型的甚至推测《蒙娜丽莎》可能就是莱奥纳多的自画像。

真是把蒙娜丽莎的"神秘的微笑"说得越来越神秘了。有趣的是,有一种研究非常简单,却相当可信,使人想到一句老被提起的话:真理是朴素的。也许是四百年来,人们都只注意蒙娜丽莎的"神秘的微笑",而对画面上她其他的方面忽略不顾了。但是纽约的一位眼科医生,在欣赏这幅画像时,以他职业的敏感,发现莱奥纳多细致缜密画笔下的这位吉奥孔多夫人,患有一种小小的病症。那叫睑腺炎,俗称"麦粒肿"或"霰粒肿"。这是因睑缘皮脂性感染的疾病,患者眼睛畏光多泪,并有异物感;感染部位先是变红,然后肿胀形成小脓疱,最后大多破溃排脓,造成皮下小硬结。

这位眼科医生惊讶地发现,就在《蒙娜丽莎》主人公鼻侧右下眼睑三分之一的地方,有一颗麦粒肿,奇怪的是莱奥纳多给这画像定稿时,却没有对这颗影响肖像形象的麦粒肿做任何修饰。不过进一步的研究发现,他觉得,对吉奥孔多夫人的美,作为大画家的莱奥纳多自有他更高明的手段。

在绘制《蒙娜丽莎》的四年中,莱奥纳多做过很多的准备工作,光是素描就不知道画过多少幅。研究者找到其中的一幅炭笔素描草稿。画中的那位吉奥孔多夫人,右眼有一个小小的缺陷:明显的内斜。与这幅草稿相比,通常所见的这幅《蒙娜丽莎》里的吉奥孔多夫人,已经不再有这因麦粒肿所产生的美貌上的缺点了。研究者认定,这是因为精通人体解剖又对光学有深入研究的莱奥纳多在创作《蒙娜丽莎》时,对吉奥孔多夫人做了一次不流血的"外科手术":在画像中,他调整了这位女子的顾盼姿势,使她的右眼完全内收,由此而使她的左眼稍稍有点儿外展,从而矫正了这个偏向。这样一来,吉奥孔多夫人的右眼珠自然就转向右内眦部的中间,而左眼珠也就自然地转向了外眦部,因而达到了掩盖她斜眼的实际效果。

现实里的吉奥孔多夫人自然不会不知道自己脸上原有的这个缺陷。可是此刻,当她看肖像的未定稿时,发现莱奥纳多为她所作的画上,已经不再有这个缺点了,就使她感到非常的满意。于是一位研究者猜测说:

......吉奥孔多夫人可能在看到最后的素描稿时，流露了出色的迷人的微笑，正是她表现内心满意的一刹那，被艺术才能卓越的达·芬奇捕捉到了。

1981年2月出版的美国《眼科时代》的一篇文章通过对《蒙娜丽莎》的疾病诊断，得出这样的结论。另外又有一位美国牙科医生在1997年的一期《美国健康杂志》上说，他曾将《蒙娜丽莎》主人公的面庞细部放大进行观察，发现画中的模特原来没有门牙，还看到她的嘴唇上面，隐隐约约有一道伤痕，因此相信这位少妇的门牙是她曾在一次意外事故中撞跌的。正是这个原因，使丽莎夫人的上唇微微下陷，呈现出一种似是而非、令很多研究者花费大量精力的"微笑"。

经上面这两种给艺术原型看病的医生这么一说，抹去了一切的浪漫，蒙娜丽莎的微笑，也就一点也没有什么"神秘"了。可是，能说他们的这些看法没有一点道理吗？能说这些看法完全站不住脚吗？

伦勃朗·哈尔门兹左恩·范·赖恩（Rembrandt Harmenszoon van Rijn，1606—1669）不但是17世纪30年代荷兰首都阿姆斯特丹最受欢迎的肖像画家，而且在一些人的心目中，他简直就是17世纪荷兰绘画的同义语。实际上，伦勃朗生前在早年就已经是一位知名的艺术家，引起海牙宫廷的注意，并与亨利王子发生联系，大多数作品都能获得很高的酬金。只是后来，可能是他的画风不合当时人们偏好明了易懂的构图和英俊俏丽的人物的欣赏习惯，使他经济状况每况愈下，再加上家庭生活上的不幸，使这位大画家在1659年实际上"只有五十三岁，却像有七八十岁了"。这个印象，是一个医生从伦勃朗的一幅自画像上看出来的。

伦勃朗创作过很多自画像，包括以自己的面部作画中人物的模特儿，不过他自画像创作的丰产时期是他生命的最后十二年。美国乔治敦大学医学系和生物伦理中心的卡洛斯·雨果·埃斯皮内尔（Carlos Hugo Espinel）教授就选了伦勃朗作于1659年、现藏于华盛顿国立美术馆的一幅自画像，来观察和诊断他的病患，并从这些病患中透示伦勃朗的生活境遇。

埃斯皮内尔认为："每个病人都有他自己的语言。不仅是他的症状和体征，还有服饰、姿势和态度。"伦勃朗既然已是一个去世数百年的人物，埃斯皮内尔医生很难来检验他的血液或者肌肉甚至头发，而只能从他的画像，主要是他的脸容上来诊察他的疾病。

　埃斯皮内尔观察伦勃朗的脸，觉得明显是一张"忧愁的脸"。不仅如此，埃斯皮内尔在伦勃朗的脸上还看到红斑和皮肤丘疹；特别是九个红点，其中在颏上的一个，在鼻子上的三个和在左颊上的四个，似乎是丘疹损伤的痕迹；还有右眼下的一颗小脓疱，有一个褪色的晕圈，像是蜘蛛的

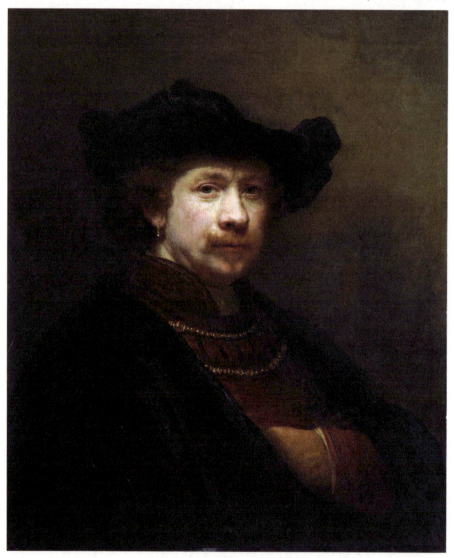

伦勃朗自画像

腿，可能是由于毛细血管扩展的损伤造成的。从伦勃朗这幅描绘细致的自画像上，埃斯皮内尔还发现除了疾病之外，这位大画家脸上的皮肤所反映出的老化的体态。埃斯皮内尔看出，伦勃朗的皮肤已经十分萎缩，皮下脂肪减少，皮脂腺扩大，汗腺干涸，毛细作用遭到侵蚀；真皮失去蛋白和成胶质，它的弹性纤维变厚，甚至已被破坏，于是老化的皮肤稀薄、粗糙、下垂而且变色。这些全是由于类脂沉积的缘故，会导致胆固醇高和动脉硬化。

埃斯皮内尔认为，对伦勃朗的情绪状态的研究，有助于对他的健康状况的估计。他写道："到1659年，伦勃朗已经失去他的妻子和五个孩子中的三个。他的财富、艺术收藏品和他以一万三千荷兰盾购置的宏伟房子也都没有了。他曾卷入几宗法律纠纷。在此前三年，他被宣布破产。他离群索居，没有创作多少东西。"据此，埃斯皮内尔认为，受到这种打击，使伦勃朗可能"患有阵发性临床忧郁症"。

除了对伦勃朗的研究，埃斯皮内尔还通过对意大利文艺复兴时期的画家马萨乔（Masaccio）的画作《乞丐》和卡拉瓦乔（Caravaggio）的画作《丘比特》的研究，发现这两位画家分别患有骨髓灰质炎和青少年类风湿性关节炎。由于他在这方面的功绩，埃斯皮内尔被认为"开创了通过美术作品进行疾病诊断的新领域"。

在埃斯皮内尔之后，另外也有一些医生和研究者做了不少类似的研究。如有的研究者提到，人们在欣赏《蒙娜丽莎》时，往往没有注意女主人公没有眉毛，或者即使注意到也因为觉得并不影响人物的美而未加重视。实际上这可能是她在分娩时产后流血过多、造成脑垂腺坏死的后遗症。因为脑垂腺是控制卵巢分泌女性激素、甲状腺分泌甲状腺素和肾状腺分泌肾状腺皮质素的重要器官，因此，脑垂腺坏死后，病人在产后便会阴毛、腋毛脱落，乳晕变淡，眉毛稀疏。又有研究者对荷兰画家文森特·凡·高（Vincent van Gogh，1853—1890）给他的医生画的肖像，即那幅被日本安田火灾海上保险公司西户良卫的继承人以七千万美元买走的《加歇医生像》进行研究时，认为画中的主人公，那个左手按着指顶花、右手托腮的加歇医生，一定患有高级知识分子常犯的紧张性头痛；而凡·高本人，作为一个精神病患者，不仅可以根据他割自己的耳朵一事断定，即使从他的

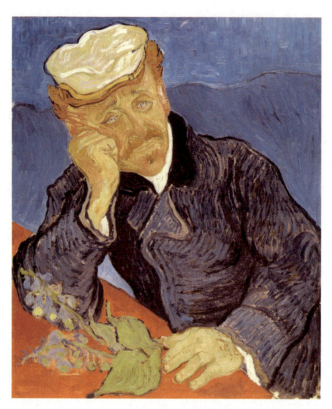

凡·高创作的《加歇医生像》

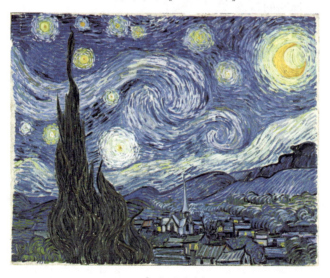

凡·高的《星空》

著名画作《星夜》也不难肯定这一点。一位研究者指出：尽管《星空》的右上角有灿烂的月亮，但画的重心仍旧偏重于左侧的树丛；更重要的是由这奇特的月亮、星星和幻想的彗星所组成的主要画面，如艺术理论家利奥奈洛·文杜里所分析的："它给人的感觉是，陷入一片黄色和蓝色的漩涡之中的天空，仿佛已经变成一束反复游荡的光线的一种扩散，使得面对自然的奥秘而不禁战战兢兢的芸芸众生，顿时生起一股绝望的恐怖。"这就充分说明了患精神病的凡·高对事物形状的病态感受，才在疯癫状态下创作出这幅作品。

输血：盲目的和科学的

在古人看来，人作为一个小宇宙，不但从整体上说，每个人都从属于大宇宙里的一个星球，无论生命、健康、疾病，还是思想、行为、举止，都要受这大宇宙的影响，就是人的躯体也与大宇宙相对应。例如流淌在人体内的血液，有如流淌在地面上的大海和河川：大海潮涨潮落，时而波涛汹涌，时而平静如镜；河川汇聚入海，时而山洪暴发，时而枯干龟裂，预示了自然的平顺或灾害，直接影响人类的生活和庄稼的收成。血液的变化，也一样决定着人的健康和疾病。事实上，人类从原始时代起就认识到，只因有血液，使每个人的胸腔里都有心脏在跳动，每个人的手腕上都有脉搏在起伏，人才具有活力，失去它人就失去了生命。所以，对一个人来说，最重要的就是血液。这种重要性体现在许多古老民族，大部分是在农业社会的民族所实行的"人祭"（human sacrifice）这个传统上。文献指出，"实行人祭的民族认为血液是

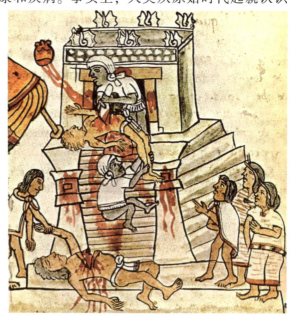

阿兹特克民族的人祭

112

神圣的，是人的生命力所在。"因此，为了与神交往并配合神的作为，或者为了赎罪，这些原始部落或群体就把人的生命，往往是年轻男女的血液和血液中枢心脏，当作最珍贵的祭品，以求获得神灵的保佑。最有代表性的是生活在今日墨西哥一带的阿兹特克人（Aztec）。

据阿兹特克人的神话，以往的世界曾经经历过四个时代，每个时代都以大灾难造成的毁灭而告终，现在正处在太阳神托纳蒂乌（Tonatiuh）统治的时代，这个时代最终也必然会在大灾难中结束。阿兹特克人的首府有五千名祭司，他们的主要职责就是设法使世纪末日尽可能来得晚一些。为达到这一个目的，就必须讨好众多负责统治世界的神；讨好众神的最好办法自然是给神送礼，而最贵重的礼物则是以还在流着鲜血的心来进行"人祭"。

每年，从年初到年底，每天都要在矗立于金字塔最上层的寺庙的平台上举行这以活人为祭品的仪式。牺牲者除了战俘，就是根据某一出生年月挑选出来的男孩。届时他要穿上色彩鲜艳的服装，脚踝周围系着铃铛，脖子上戴满鲜花，步上金字塔祭台，喝下麻醉饮料。经过一定的仪式之后，由四个祭司抓住他，将他仰面四肢分开捆绑在祭石上，然后由第五位祭司用一把黑曜石制成的刀剖开他的胸膛，取出他的心脏，在被称为"圣水"的血还在流滴的时候，即将这还在跳动的心脏高高举向天空，呈献给神……其他如今日属秘鲁地区以及北美洲的印第安人部属也实行"人祭"，印度吠陀时代的人祭习俗每隔几天都要向时母女神献一名男童，等等。

像阿兹特克人一样，远古时代的人相信，别说是人，即使是其他动物的血，也十分神圣，具有神奇的力量。奥德修斯（Odysseus）的一段故事把动物血的神奇作用写到了极致。

奥德修斯是伊萨基国王拉厄尔忒斯和安提克拉斯的儿子，也有说是西绪福斯的儿子，他的智慧、口才、机敏、勇气和耐性等都很出众。在希腊神话和传说以及古希腊诗人荷马史诗《奥德修斯纪》中都记载，说在他完成对特洛伊占领后的流浪中，来到女巫喀尔刻居住的岛上，挽救了被女巫变成猪的一些同伴；随后又访问亡灵的国土。在这里，他按照从喀尔刻那里得知的办法以全黑的公羊做祭奠：

……做完祈祷后，把羊带过来，在坑里把它们的喉管切断，乌黑的血流出。这时死者的魂灵从阴府降临，集合在一起，其中有新婚的少女、未婚的少年、饱经忧患的老人、不知愁虑的年轻姑娘，还有许多被铜矛杀伤、死在战争中的人，穿着溅满鲜血的盔甲；这许多鬼魂从不同方向拥来，聚集在坑边……

　　借助于这羊血，将已经死去的人召来。

　　即使撇开文学作品中的血，据人类学家记述，原始人都把血看得十分神奇。如婆罗洲的原始人卡扬人每射杀一只凶猛的豹子之后，因为担心自己的灵魂不如豹子的灵魂强大，回到家里，就要把家禽的血涂到自己的身上，还涂到武器和猎狗身上，认为这样才能镇定住自己的灵魂不让它逃离。非洲中部的马迪部落或莫鲁部落人，每年都要举行一次宰食羔羊作为圣餐的仪式，来解除心中莫名的恐惧。在这项仪式上，让一个祭司身份的人把羊宰了，先是将少许羊血向人群洒四次，然后在各人身上逐个地洒；还要用血在小孩的胸骨下端画一个小圆圈，在妇女和女孩的胸脯以上画一个记号，对男人则在两肩上各画一下。人类学家说，他们是把血作为与神灵交流的媒介。在这一仪式举行之后，他们才恐惧感消失，心情舒畅、情绪欢乐了。基于对血液所产生的神圣感，发展成为对血液的禁忌。北美有些印第安人部落绝对禁止吃喝任何动物的血，甚至连尝都不敢尝，因为他们相信这动物的灵魂或生命就在那血泊里，或者那血泊就是它的灵魂或生命所在。对人的血，尤其是皇族人士的血，更是如此看。如果某一部落的成员，即使是一般的普通人，如果什么时候要流血了，也总是需由他同族的人用身体去接，而绝不能让这血流在地上。如果国王或其家族中的人要被处死时，就采用一种特殊的行刑方法，不让其血流到地上。这个传统流传得很长，13世纪中国的元世祖忽必烈处死叛变的叔父和大约1688年暹罗国王的被处死，就是用毯把人包起来，反复摔掷致死，或者放进大铁锅里用木杆把人捣成碎片。

　　科学史家认为，像这样对血的禁忌和处理方法，是直接来自对巫术的信念；因此像有些澳大利亚中部的原始人，不再把血看得神奇，而将血洒在体弱或患病的人身上，甚至让他们喝下去，希望借此来增强他们的活力，就不能不算是一个进步了，虽然这也根本是不科学的，因为不可能达到这样的目的。于是，有人就想到，要是直接将身体强壮的和有活力的年轻人或动物的血液注入病人和体弱者的体内，一定能够实现这一愿望，至少效果会更好些。

还在古罗马时代，就风行让癫痫病人吞吃新鲜的人血来治病。这些病人常被打发去角斗场，以便能吃到刚被打败倒下的角斗士的鲜血。随后，此种想法仍然存在。在这类实践中，弗朗西斯二世以血来沐浴是历史上的一个悲剧，为教皇英诺森八世输血则是历史上最著名的闹剧之一。

法国国王弗朗西斯二世（Francis Ⅱ，1544—1560）1558年即他十五岁那年与苏格兰女王玛丽·斯图尔特结婚，1559年继承王位，是一个体弱多病、意志薄弱的国王。

弗朗西斯二世一生下来就注定是一个短命的人。他是否如传闻所说有麻风病，尚不能确定。但不管有多么好的营养条件，他的脸总是苍白而浮肿，厚厚的眼皮盖着一对倦怠的眼睛，仿佛老是睡眠不足，完全是一副憔悴的病容。另外，一年四季，他都很容易发热病，特别是阴雨季节。因此，他只好不出门，而被迫关在房间里，为心理的恐惧、焦躁而煎熬，身体更是感到疲惫不堪。对国王的病，御医一直以来都感到无能为力。他们只是整天围在他的身边，除了劝慰他保重身体，似乎别无他法。最后，有人提出，可以用婴儿的血来洗澡，把最后的希望寄托在血上面。于是就轻易地这样做了，但是，自然没有成效。1560年冬天，小国王去了卢瓦河畔游玩，被冷风一吹，又生病了。这次是耳朵红肿，出了脓水。著名外科医生安布罗兹·巴累提出切开脓肿的治疗方案，不被采纳。没有几天，这个可怜的孩子就死了。

英诺森八世（Innocent Ⅷ，1432—1492）在历史上是以恶政而闻名的一位教皇。一方面，他增设了许多圣职以高价出售；同样，不管犯有屠杀罪、谋杀罪，只要用钱来买，就可以获得赦免。另一方面，他对无辜者的惩罚，又是极为严厉。英诺森八世最有名的酷政是他于1484年发布通谕，承认巫术迷信的存在，然后派遣异端裁判所的法官前去审讯和惩处"女巫"。

关于英诺森八世，使历史学家觉得最神奇的是，这位对魔法妖术显得

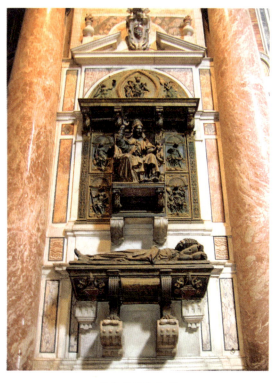

教皇英诺森八世

特别关心的教皇，自己的一生似乎也都与"八"这个神秘数字纠缠不清：他于1484年升任为教皇，职务的排位是八世，到1492年去世，任期总计八年；在此期间，他共发布八次训谕，提升了八位教廷内阁成员，去过八个城市检查那里的主教的活动；最有趣的还是，这位腐化堕落的大人物，先后与妻子、情妇共八个女人发生过性关系，生下八个儿子与八个女儿……最后死于一种奇特的"治疗"。

英诺森八世一生可说是享尽了荣华富贵，但对自己的这种不符他身份的堕落行为毫不为耻，甚至敢于公开承认他的非婚生子女，为他们举办洗礼和主持婚礼。这个万恶的人，像历来的统治者一样，甚至直到生命的最后一刻，还希望继续过他那腐朽的生活。他呻吟着恳求为他送来一种特别的滋补品。于是，一位年轻女子找来了，给他挤了一杯奶。可是他却不喝，只是两眼直直地紧盯着那女人敞开的胸脯，在场的人不知他是什么意思。一位历史学家写道："也许他真正想要的是，在他去见上帝之前，能得到女人双乳的抚慰。"英诺森八世的礼拜堂牧师约翰·巴查德是至诚希望教皇活下去的，他花钱雇来三位年轻力壮的人，抽出他们静脉中的新鲜血液，来给他换血。结果，这三个年轻人都成了英诺森八世的陪葬者。

这场悲剧或者不如说是滑稽剧，是在对人体的血液毫无理论基础和解剖基础的时代盲目行动下才产生的。严格地说，只有到了威廉·哈维的光辉著作《动物心血运动的研究》于1628年发表之后，才有可能对输血进行自觉的研究，虽然由于缺乏必要的知识，不一定能够成功。

应该说，早在1639年，一位退隐的英国牧师弗朗西斯·波特就怀有将一种动物的血液输入另一种动物静脉中的想法，而且有过几次实践，但是比较有成果的是另一个英国人雷恩。

克里斯托弗·雷恩爵士（Sir Christopher Wren，1632—1723）是温莎一位主教的儿子，早年进威斯敏斯特就读，热衷于天文学的研

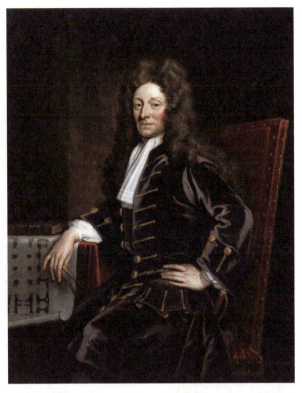

克里斯托弗·雷恩医生

究，后来又对生理学发生兴趣。1649年，他进了牛津大学，三年后获文科学位，入该校万灵学院工作，开始他科学研究的活跃时期。他的成就使他在1680年到1682年担任了皇家学会会长。

还在牛津的时候，雷恩就在机械学、天文学、物理学和生理学方面做过大量的实验。他在1656年第一次，随后又在1659年，进行了多次的输液实验，他先将具有不同程度麻醉作用的葡萄酒、啤酒、鸦片酊和泻药末牵牛子等置于从动物体内取出的膀胱内，然后用羽毛管将这些液体注入狗的静脉，其中有一只是他的朋友、化学家罗伯特·波义尔的狗，来研究它们对实验动物所产生的作用。雷恩的这一实验无疑启发了另一位英国生理学家洛厄去进行这方面的成功实验。

理查德·洛厄（Richard Lower，1631—1691）生于英格兰西南康沃尔郡北南康沃尔区的博德明教区，1649年进牛津基督学院。在这里，他成为17世纪英国第一流的医师托马斯·威利斯著作《脑的解剖学》一书的助

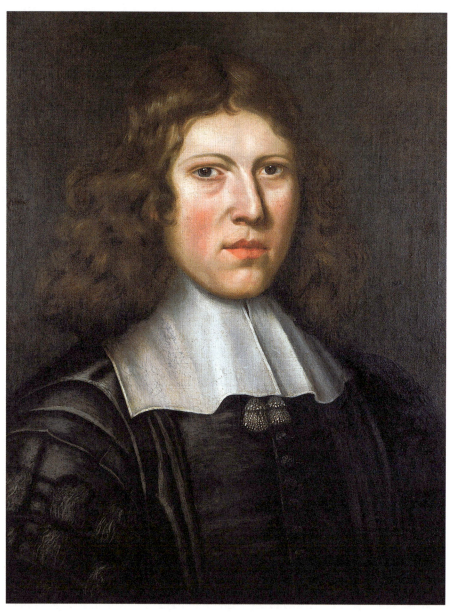

英国医生理查德·洛厄

手。他的出色的工作，使威利斯在《脑的解剖学》于1664年出版时，在书中对他表示深切的感谢，称赞洛厄是"一位最有学问的医生和最有本领的解剖学家"。

在获得博士学位的1665年，洛厄自己进行了一次重大的实验，也是用羽毛管将一只动物的血液输入另一只动物的静脉。这次实验影响颇大，以致一段插曲也被记入历史。那是这年的 11 月 14 日，那天，医生兼格雷沙姆学院修辞学教授威廉·克洛恩博士歇宿在大伦敦著名的"教皇之首"旅馆时，巧遇巨商和银行家霍布隆一家，就告诉他们这样一件"离奇之事"：

> 我亲眼目睹一次漂亮的实验，将一只狗的血放出，直到它死；输进另一只的体内，但这只狗自己的血也全被放掉。第一只狗死在地上了，这一只却非常好，而且看来以后还会很好的。

克洛恩的朋友爱说俏皮话，他回答说"喔，一个教友会教徒的血可以放给大主教"，如此等等。但克洛恩不顾他的幽默，很有信心："也许这么一来，可以借用他人良好的身体来改善坏的血液，以促进人的健康。"

克洛恩的话表达了人们和生理学家们的共同心愿，使这方面的实验继续下去，直到对人体内的血液有了科学的认识。

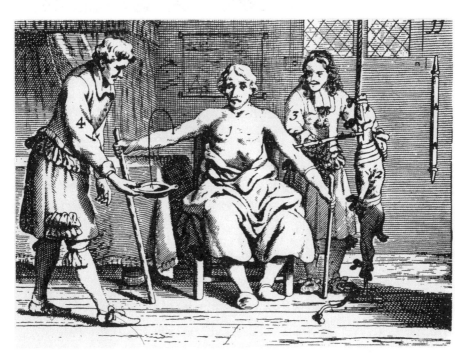

洛厄将羊的血输给人

119

两年后，1667 年，在被选入皇家学会之后，洛厄对他的输血方法向学会做了一次成功的公开实验。著名的日记作家塞缪尔·佩皮斯（Samuel Pepys）记下了这一事件，说他是将一只绵羊的血输入"一位沉湎酒色、萎靡不振的男子"的静脉。此后洛厄还继续他的输血法，还把羽毛管改进为银管。

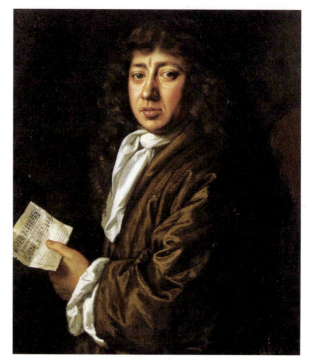

英国日记作家塞缪尔·佩皮斯

但是为改善人体健康而进行输血的程序却没有能够持续下去。问题并不是出在输血的技术上，而是由于对血液的本质缺乏了解，给保守思想钻了空子。

让·巴蒂斯特·德尼（Jean Baptiste Denis，1620—1704）是巴黎的哲学和数学教授，甚至是路易十四的御医。他在 1667 年 6 月 15 日把一只小羊羔的血输给一个十五岁患有贫血和不知名的热病的孩子，获得了可喜的成功，使小病人恢复了健康，给同行们留下很深的印象，极大地鼓舞了他们。德尼自己当然也继续他这实践。不错，在输血中，出现过病人虚脱的现象；还有一次，一位病人在输过血之后就死了。如今的科学已经查明，纵使是在人与人之间，也只有供血者和受血者的血型相同和相容，输血才有可能顺利进行，否则由于一方红细胞的抗原与另一方的血清凝集素相互作用，可导致溶血或凝血现象发生。因此，将动物的血液输入人体，会有什么样的后果，就可想而知了。因溶血或凝血导致受血者死亡的现象，使人对输血的兴趣大为减少，甚至产生恐惧心理。但是德尼的这个病人实际上并不是死于输血，而是因为中了他妻子所投的毒。虽然如此，德尼仍遭

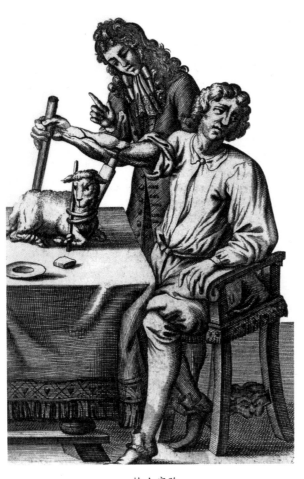
输血实验

到疯狂的攻击。一位很有身份的贵族德·拉·马蒂尼尔严厉斥责所有敢于实施输血的医生"都是十足的刽子手"。全国的舆论也普遍认为输血是极其危险的，于是一切的输血在法国都被禁止，禁令也被推广到欧洲的其他国家。由于输血仍旧是人们所渴求的，以致在此后的差不多两百年里，它暗中竟成为江湖郎中的一宗黑市职业，被用于各种的疾病，就是唯一不被用来给出血过多的人补血，使正派的医生在治疗病人时只有运用传统的"放血法"。到一位德国医生宣称他已经从血液中找到了家庭享福的秘诀，说什么如果夫妻间发生纠纷或者性格不合，只要将妻子的血输给丈夫，同时将丈夫的血输给妻子，便能消除两人一切不和的根源，这算是使对输血的滥用达到了愚蠢的高峰，因为这样一来，就会把夫妻两个同时都葬送掉。

不过在输血遭禁的近两百年里，世界已经开始出现巨大的变化：法国大革命发扬的"自由、平等、博爱"精神，改变了历史的发展进程，出生于英国的美国政论家托马斯·潘恩（Thomas Paine，1737—1809）维护法国大革命精神的《人的权利》的出版引起的轰动，使一切鄙薄生命的眼睛

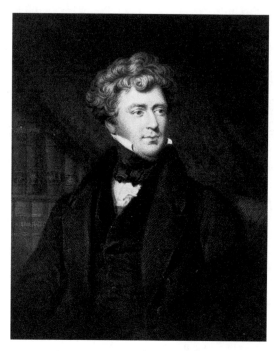
英国妇产科医生詹姆斯·布伦代尔

都自然地低垂了下来，一种人道的声音在向医生们呼唤回到通过输血来拯救人类生命这一领域。

于是，到了19世纪初，对输血的兴趣又开始增长了。先是英国医生约翰·亨利·利科克（John Henry Leacock）通过实践得出结论，并在发表于1817年的一篇论文中指出，像狗对狗、人对人这样同类之间输血，比越过物种的输血要安全一些。随后，他的同胞，伦敦那个具有悠久历史的盖伊医院的内科医生和妇产科医生詹姆斯·布伦代尔（James Blundell）接受并发展了他的观点。他于1824年、1827年多次在文章中和课堂上明确提出："只有人血才可以输给人类。"同时他自己也开始实践，用注射器将他的几位助手的血输给一些预后已经绝无希望的病人。1829年，他又将他的一位助手的血输给一个产后大出血的病人，获得了成功，使这位病人恢复了健康。布伦代尔的工作激励了别的一些医生。詹姆斯·N.艾夫林（James N. Aveling）继承了他的工作，在输血上取得相当的成功。艾夫林在实践中还发明了橡皮球形注射器，能够更快地将供血者的血液压进受血者的静脉，提高了输血的速度……尽管这些输血，技术上还相当幼稚，但在1870至1871年的普法战争中，J·鲁塞尔（J. Roussel）在第一战场负责输血工作时，由于应用了此法，对抢救伤员也起了十分积极的作用，后来又推广应用于法国、奥地利、比利时和俄罗斯的军队中。尽管如此，为什么同是人类之间的输血仍然会出现"不相容"现象呢？这是到了20世纪之后才弄清楚的。

卡尔·兰德施泰纳（Karl Landsteiner，1868—1943）是一位奥地利的生理学家。1901年在维也纳病理学研究所工作时，通过对二十二名健康人的血液进行观察和检验，发现在某些血液中含有一种对有些人的血液起凝集作用而对另一些人的血液却不起凝集作用的东西。于是他得出结论，说每个人的红细胞可能含有不同的凝集原（抗体），它会被血清中的凝集素（抗原）所凝集；同一个人的血清中并不含有对抗他本身的红细胞，但却可能含有对抗他人红细胞的凝集素。兰德施泰纳又通过成功的实验，证明所有的血液，都可根据是否含有凝集原和

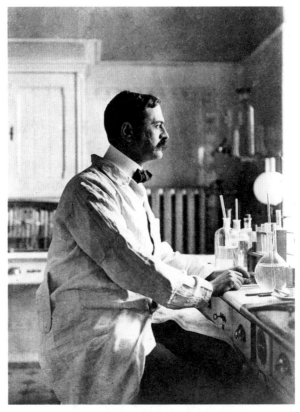

奥地利生理学家卡尔·兰德施泰纳

凝集原的不同而分型，他将它们分为 A、B、O 三种类型。兰德施泰纳的工作，对以往在输血中为什么会因"不相容"而出现死亡做出科学的解释，并研究出检验这三种血型的方法，被认为是从第一次输血以来在这方面的最伟大的发现，兰德施泰纳因此于 1930 年获得诺贝尔生理学或医学奖。兰德施泰纳的工作不但减少了输血中因血型的不相容而引起的受者的死亡，借助于他的发现，在第一次世界大战中，将供者的血液在无菌措施下取得后，混合柠檬酸盐溶液，置于冰箱里，可以保存一个月而不会变质，以备在任何需要之时应用。这就是后来为许多医院所采用的"血库"的起源。可以说，从此时起，输血开始步上了科学的阶段。

放血：愚昧的"英雄疗法"

巫术、占卜、饮血、触摸、抽打……这些都曾被当作治病的有效方法，今天看起来不免感到可笑。但是，人类治疗疾病的历史，很大程度上都可以说是从盲目的、错误的实践中走过来的。所以著名的加拿大医学家和医学史家威廉·奥斯勒（Sir William Osler）在总结医学的历史时说："一个时代的哲学可以成为后一个时代的谬误，昨天的愚昧也可变为明日的智慧。"企图通过"放血"来医治疾病曾经流行过几个世纪，在遭到越来越多的抨击后，今天虽然已经被人遗弃，但是回顾一下这一愚昧的方法，也能够从一个特定的角度来认识历史。

"放血"遵循的是"体液"的原理。既然

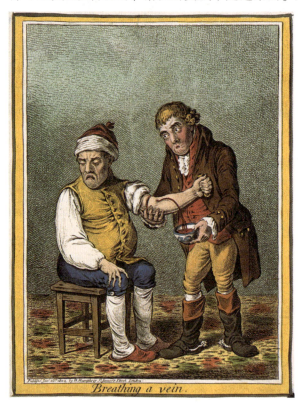

庸医给病人放血

"体液"被认为具有控制人体的功能，那么放血就被认为是能够操纵和矫正体液对人体控制的一个好方法，借助于放血，来扭转致病因素，使疾病转移到另一器官去。放血不但方法很多，如划痕法、杯吸法、水蛭吸血、动脉切开、静脉切开等；而且放血的技巧也有颇有讲究，例如不仅要按占星术的理论来择定日期和

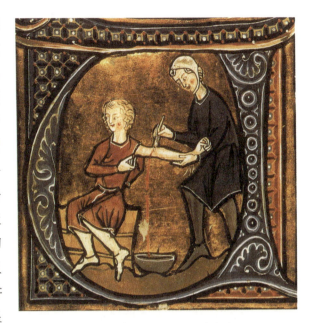

14世纪手稿上描绘放血的彩绘

地点，还要按占星术的理论对应人体部位的血管来放血，尤其是放血的次数、放血的量如何根据病人的年龄、气质来确定，都需要经过冗长的讨论之后才能进行。这些神秘的做法，加上"切开血管"这句只要听到就会使人不免感到胆战心惊的话，使放血被戏称是一种"英雄疗法"（Heroic treatment）。

想想看，几百年里，西方的内科医生，为病人看病却不与病人见面，而仅仅通过把脉或察看病人的小便来诊断病情；然后让充当外科医生的理发师（barber）给病人放血，再由内科医生检视血液的变化，来验证这一治疗程序的效果。当时的理发匠—外科医生的手杖和招牌上的标志就是一条静脉和放血绑扎臂膊的白纱布，显示放血是他们的经常业务。在今日的理发店门口，还不时可以看到这一标志的残留物：玻璃圆柱里的蓝、红和白三条色带，象征了病人的静脉、动脉和绑扎臂膊放血用的纱布。可是就是这一方法被应用了千余年，使不少病人不是死于病患，而是死于因放血而失血过多。

放血的应用，说起来由来也早：现藏于巴黎卢浮宫博物馆的一只公元前500年的希腊花瓶上，就有放血的画面，说明古希腊时代就有这种治疗

125

措施。稍晚一些的希腊名医希波克拉底总结了当时的医学实践，形成他的学派，提出他的理论，他因而被称为西方"医学之父"。在他的理论体系中，所谓的"体液"理论对后代的影响异常深远。根据这一理论，人的体内存在四种体液——血液、黏液质、黄胆质、黑胆质，这四种体液控制着人的健康、疾病、个性和身体的其他一切功能。不过，希波克拉底声称，只要给人"放血"，则会"减少过多的血液，使体液获得急变，去掉多余的物质，变更血液的成分，从而恢复血液的自由流动，不再停滞或受阻塞"，因而有助于调节和矫正躯体因"体液"造成的不良状况。例如他说，对于急性感染、肝内疼痛、脾脏肿大等病症，"动脉切开放血术是首选的治疗方法"。对其他很多疾患，放血也同样有效。希波克拉底用"放血刀"（phlebotome）——一种锋利得可以剃下头发的尖尖的柳叶刀给病人切开静脉放血。随后，古罗马的名医加伦（Galen，129—199）对放血也具有坚定的信念。加伦治疗学的基本思想是"相反疗法"（contraria contrariis），例如认为应该用热去治疗因冷所致的病，用冷去治疗因热所致的病；同样，凡是他认为是因为多血造成的疾病，就得用放血法来治疗。在加伦看来，人的疾病，很多都是由于多血而引起的，所以放血在加伦的治疗方法中具有重要的地位。在加伦的经典论文中，放血的问题占了相当的篇幅。加伦除了指出放血的作用外，对放血的方式也多有细述：如他认为若在身体上远离患病部位的地方放血，是可以起"诱导作用"（revulsive action）；反之，若是在患病部位放血，则可以起"转变作用"（derivative action）。加伦是那么过高地评价放血的重要作用，竟然介绍说，可以一直放到病人昏过去为止。由于加伦在医学界的崇高地位，使这种实施推行到几乎每个地方和每种疾病。历史上许多名医都是放血的推崇者。英国大医学家威廉·哈维（1578—1657）说："每日的经验使我深信，放血对于多数疾病都是极为有益的，而且在一般的治疗方法中，是属于最上乘的。"另外很多著名的英国医生，如托马斯·多佛尔（Thomas Dover）推荐放血用来治疗包括天花在内的传染性疾病；约翰·亨特（John Hunter）相信可以通过放血"来消除炎症"；还有托马斯·西德纳姆（Thomas Sydenham）、珀西瓦尔·波特（Percivall Pott）、约翰·普林格尔（John Pringle）等，都是放血疗法的信奉者和鼓吹者，甚至是激烈的放血者。他们坚信，尤其对因吃得过多、活动缺乏、消耗太少因而血液或"体液"聚积过多的富贵病"多血症"（plethora），"放血"和催泻是最具有特效的；炎症和热病也被认为是"体液"凝聚的结果，同样可通过"放血"来调节和矫正。用来放血的器械最先是方向针（fleam）或双刃小刀（lance），从1710年起，就都改用柳叶刀（lancet）了。由于柳叶刀的被广泛用于放血，以致史家记载说，在那个时期，"柳叶刀就是

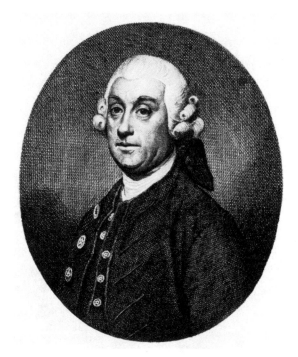

鼓吹放血疗法的英国医生珀西瓦尔·波特

外科医生最需要的全部工具，没有它，外科医生就做不了外科手术中最便当的手术——静脉切开术"。

不但是英国，放血在法国也同样被广泛应用，其中最有名的要算布鲁塞医生。

弗朗索瓦-约瑟夫-维克多·布鲁塞（Francois-Joseph-Victor Broussais，1772—1838）生于法国西北布列塔尼的圣马洛，父亲是一位医生；布鲁塞从小就跟随父亲，替他开处方。1799年，他去巴黎正式学医，并得以在几位名家手下工作，四年后取得了学位。但他没有马上开始行医，而是去比利时、荷兰、德国、奥地利和意大利服了五年兵役，1808年回到巴黎，出版了他的第一本书《炎症编年史》（*Histoire des phlegmasies ou inflammationc chronique*），引起人们的注意。第二年布鲁塞又参加了去西班牙的军队，担任医官。布鲁塞服了十年兵役，在拿破仑倒台之后回到巴黎，受命任瓦尔德格雷斯（Val-de-Grace）军医院的医官，1816年出版了《医学原理与疾病分类系统研究》（*Examen des doctrines médicaleset des systèmes de nosologie*）

127

一书。

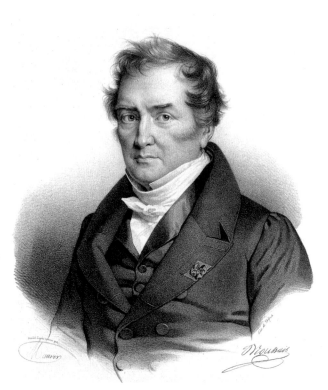

热心推行放血的法国医生维克多·布鲁塞

对布鲁塞来说，《系统研究》是他的一部重要的著作，在书中，他系统地阐述了他的医学理论。布鲁塞认为，不存在总的所谓"疾病"，也不存在具体的某种疾病，人的"疾病"的发生，原因主要是功能上，而不是解剖上的改变。他宣称，任何疾病都是因为机体组织受到刺激、发生炎症才引起的，这些炎症的部位是在胃或者肠内；不管是癌症、梅毒、结核或疟疾，都是饮食系统慢性炎症的结果。他举例说，在他的病人中，97%都是由于饮食系统的慢性炎症而显得过于兴奋，因此，对他们来说，需要的是镇静，为此，治疗的办法就是放血。布鲁塞坚信放血的巨大成效，他自己在患消化不良时，也曾放血六次，并十五次用五十到六十条水蛭来吸血。他作为内科医生为病人看病时，规定要入院的病人在他替他们检查之前，先得订购三十条水蛭。布鲁塞的理论，十五年里，在巴黎医学界，成为占据优势的治疗原则，有很多很多的追随者。由于他教导的结果，放血疗法在法国是那么的普及，以致一段时期里法国国内的水蛭都被用尽，不得不大量从国外进口。

布鲁塞的疗法，从1825年起，在法国产生了从未有过的广泛、深入的影响。到1832年，这时巴黎霍乱流行，布鲁塞也用放血"治疗"霍乱病人，自然绝无成效，反而导致病情恶化，因而开始遭到唾弃。虽然如此，但仍继续风行了两三年，因为希波克拉底、加伦的传统，不论是法国的还是英国的医生们，都是十分珍惜、希望继承下来的。纪尧姆·迪皮特伦（Guillaume Dupuytren，1777—1835）最初任巴黎主宫医院的二级医生，后来成为国王查理二世的第一外科医师。他作为布鲁塞的学生和追随者，十分相信布鲁塞的理论，认为放血能够治疗很多疾病，并积极奉行这一个治疗程序。另

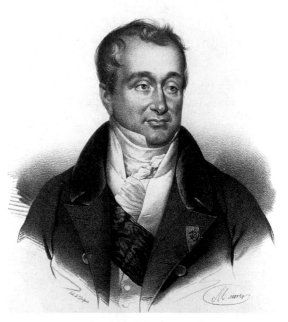

纪尧姆·迪皮特伦

外，如巴黎的一位很有成就的医学教授让·巴蒂斯特·布洛（Jean Baptiste Bouillaud，1796—1881），甚至大大发扬了加伦放血的实践，宣称可以"一次又一次"（coup sur coup）地放。英国的著名医师马歇尔·霍尔（Marshall Hall，1790—1857）的经验更进了一步。他主张，给病人放血时，可以让病人"直立，双眼仰望，再放血直至初期昏厥"……

这些并不愚昧的医生们的确实愚昧的放血经验，多数都不可能让病人获得良好的疗效，即使患病的是国王、总统、名人。大不列颠和爱尔兰的詹姆斯二世、法国大作家巴尔扎克和美国的乔治·华盛顿，在患病的时候都曾应用过不同的放血疗法，结果全都毫无例外地没有得到疗救。

查理二世（Charles Ⅱ，1630—1685）说得上是一个异常淫乱的国王，他有据可查的情妇就不下于十七个，其他偶然的或短暂的浪漫经历更是不计其数。不知是不是长期纵欲的缘故，1685年2月2日清晨，他刚从情妇的身旁幸福地醒来，几分钟后，就感到头晕和肌肉痉挛。御医查不出是什么病，于是在以后的四天里，自然就应用普遍推行的放血疗法。医生们在这位国王的臀部和颈部切开静脉，用一支长达九厘米的沉重的铜制注射

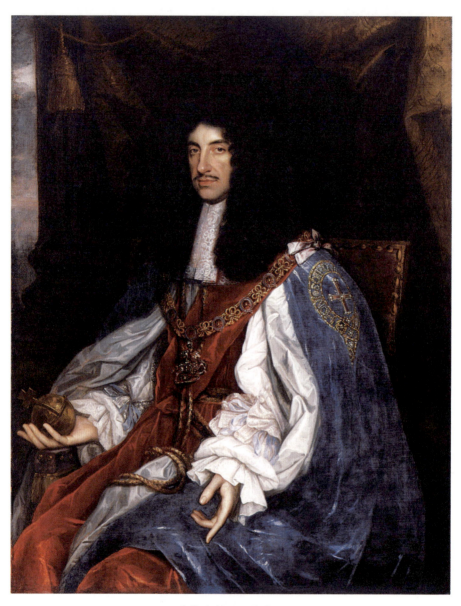

英格兰查理二世国王

器，从他身上抽了整整一公升的血。于是，第二天，这位国王就死去了。

奥诺雷·德·巴尔扎克（Honoré de Balzac, 1799—1850）长期患病，到了1849年，病得更重了：他的心脏衰弱得连梳头都要气喘，并且多次发生心肌梗塞。医生诊断是血液浓度高——这当然是需要放血的重要理由。

到了 1850 年 5 月 30 日，会诊结果发现他的心脏病又有了新的发展，人也已经卧床不起。他的传记作者安德烈·莫洛亚写道：于是，"医生们又是放血，又是拔罐子，轻泻剂、利尿剂并用"。不用说，自然没有什么积极的效果。到了七月份，病情急转直下，水肿异常严重，医生担心他活不到两个月了。在这么危急的情况下，怎么治疗呢？仍旧是放血。这种做法，就连作家的妹妹洛尔都觉得这种"英雄疗法"实在是愚昧天真。她这样回忆当时的治疗情形：

> 先后三次，医生在他鼓胀的肚皮上放了上百条水蛭……尽管他们俩永远是那样乐观，尽管奥诺雷在死神的鼻子底下还在说俏皮话、开玩笑，但他已经气息奄奄了。就在腹膜炎发作的昨天夜里，我嫂子平静地说："我怕他是没救了。"但她的失望十分短暂，她那了不起的信心又回来了，今天早晨，她再次毫无惧色地放上了三十条水蛭……嫂子真令我感到不可思议。她知道情况是多么的危险吗？莫非她真的不知道？若是她知道的话，那她真是太英勇了……

不用说，放血没有能够救活巴尔扎克。

乔治·华盛顿（George Washington，1732—1799）在退休之后，主要就居住在他自己的弗农山庄，专心于家庭生活，管理农庄和照顾他的奴隶。1799 年 12 月 12 日早晨，天空阴霾。十点左右，他骑上马，像往常一样到庄园各处巡视。大约一点钟，开始下雪了，很快又落冰雹，随后变成一阵阴雨。虽然只穿一件外衣，华盛顿仍旧继续策马巡视，直到三点钟以后才带着疲乏之极的躯体回到家。第二天晚上，他的扁桃体周围出现脓肿，或许是患了急性喉炎，他浑身寒战，呼吸困难，病情极为严重。为这位退休总统治病的是本杰明·拉什（Benjamin Rush）。拉什不但是医师和医学教育家，而且还是爱国者和改革家，曾经参加美洲大陆会议和《独立宣言》的签署，并且在大陆军中担任军医。作为医生，拉什推测，所有的疾病实际上只不过是一种，这就是血管受刺激过度所致的热病；治疗它的方法就是放血或是通便，病情越重，治疗措施就应该越是"激烈"。虽然放血治病是他的坚定信念，但在华盛顿面前，拉什有点胆怯。在当时的美国，放血也是十分流行的治病方法，对任何疾病，医生们都喜欢通过放血来治疗；华盛顿本人无疑也非常相信此法的作用。他见拉什在切开臂膊上的切口时有些紧张的样子，尽管病情已经相当严重，还是气喘吁吁地鼓励说："不要怕"，"切口还不够大"，要医生把放血的切口开得更大一些。于是血液便猛烈地汹涌喷出。这时，华盛顿夫人有些担心了，怕放血过多，怀疑此法是否妥当，要求停止放血。但华盛顿不让医生解开压迫静脉的绳带，而且要求"再放点——再放点"。结果这次放了大约半品脱的血才停止。以后除了又采取其他治疗方法外，还由病人长期的亲密朋友詹姆斯·克雷克医生（Dr. James Craik）放血两次，再由另外两位医生放血一次。自然什么效果也没有，反而使他的体力大大地下降，而意识却完全清晰，他明确意识到自己很快就要死了。果然，这位美国第一任总统，最后"没有痛苦也不挣扎地"于 14 日十时许去世。美国一位名叫 A. 劳伦斯·艾贝尔（A. Lawrence Abel）的作者在 1970 年的一期《美国医学协会杂志》上撰文指出："他也许是被放血疗法害死的。"

但是，尽管有这么多的病人明显是死于"猛烈的"放血，这种实施原则受医学界的反对却异常的少，纵使有也缓慢而又无效。彼埃尔-夏尔-亚历山大·路易（Pierre-Charles-Alexandere Louis，1787—1872）是少数法国的反对者之一。作为法国医学统计学的奠基者，亚历山大·路易以统计学的数据分析了放血这一医疗程序，指出它的效果不但不能"控制急性疾病"，就连对肺炎也毫无助益，具有很大的说服力。在英国，放血的主要反对者是牛痘接种的创始人爱德华·詹纳（Edward Jenner，1749—1823）和杰出的临床医师、一代名医威廉·古尔爵士（Sir William Gull，1816—1890）。他们都提出放血对治病不会有积极效果。这样，到了 19 世纪 60 年代，在多数的医院里，放血实际上已经绝迹。奇怪的是，放血受外行或公众的反对远比医学界要早而且激烈，作家和艺术家比医生更确信放血的有害。法国戏剧作家莫里哀（Molière，1622—1673）早在他于 1673 年的剧作《假病人》（*Le Malade Imaginaire*，又译《没病找病》）中曾对放血这一程序进行了刻毒的讽刺。剧中那个深受主人公信任的医生皮尔贡，总是"以一种剧烈的偏见、一种固执的信心、一种粗暴的常识和理论，专心致志于洗肠和放血，此外概不考虑"。莫里哀特地在剧本的最后安排了第三插曲——一幕"使人成为医生的滑稽典礼"：在这个典礼上，聚集了"最渊博的博士、医学教授……和其他医学院的理论的忠实执行者"。这些渊博的学者像考试似的向要求进他们团体的人们提出怎样治疗水肿、治疗肺病和治疗哮喘、寒热、头痛等各种各样的问题，那些受试者们的回答虽然一概是"先灌肠，后放血，再洗肠"，而且不管病势变化如何，都同样是"先灌肠，后放血，再洗肠"，仍然被博士、教授们认为"回答得好，好，好，好。他值得进我们渊博的团体"。于是，院长最后宣布："我以尊敬而渊博的仁心，经过严格与有效的考试，许你在世上处方，洗肠、放血……不受处罚。"典礼结束，剧作家让全体一次又一次地一致欢呼："新医生万岁，万岁，万岁，万岁，一百万次万岁，……一千、一千年又吃又喝，又放血，又杀人！"达到极大的讽刺效果。另一位法国讽刺作家阿兰-勒内·勒萨日（Alain-René Lesage，1668—1747）则在他的著名流浪汉小说《吉尔·布拉斯·德·桑蒂利亚纳传》（*Histoire de Gil Blas de Santillane*）中，以让·巴蒂斯特·布洛为模特，创造了一个把放血当成万应良方的医生形象桑格拉都。

桑格拉都（Sangrador），这名字在西班牙文里的意思就是"放血者"。小说里写，他的名声很大，瓦拉多利当地的人都把他看成是希波克拉底再世。他教导说：

> ……别的医生以为要精通医道，非研究千百门繁难的学问不可，我呢，可以给你一条捷径，免得你辛辛苦苦学什么物理学呀、药物学呀、植物学呀，还有解剖学呀。朋友，你只要知道，医道只是放血和灌热水，这就是医治百病的秘方。哎，自然界的奥秘，我的同行都看不明白，可是逃不过我的眼睛，那不外乎放血、常喝水两件事，就是我传授的简易秘方……

有一次，吉尔·布拉斯的主人、大司铎赛狄罗学士生病了，先是发烧，随后，旧病痛风也加剧。于是就去请桑格拉都来诊治。他来了后，摆出一副医生的架子说，换了别的医生，一定会用泻盐、利尿剂、发汗药，他要用的是"又轻简又灵验"的方法，就是放血。他让吉尔·布拉斯唤来一位外科医生，将大司铎整整放了六瓶血；临走时，又吩咐外科医生"你过三个钟头再来照样放一次，明天还要放。别以为生命要血来维持，这是种谬论，病人放血越多越好"。这样，不到两天，大司铎便已奄奄一息，在末次放血之时，连遗嘱都来不及写完，就死了。可是桑格拉都仍然相信放血是医治百病的良方，"尽管天天眼看着二十个人死在手里，决不怪自己治疗不对，还以为病人送命都是喝水不多、放血不够"。

后来，吉尔·布拉斯改做了桑格拉都的仆人和学生。他先是做桑格拉都的助手，代桑格拉都掌管他的挂号簿。来看病接受放血的人不少，桑格拉都的收入也十分可观。可是吉尔·布拉斯觉得这挂号簿实际上应该叫"鬼录"才对，"因为经我记下姓名的人差不多个个都活不了"。三个星期后，他得了桑格拉都的秘传，成了他的替身，去为人治病了。他看的好几家病人，不管什么病，用的都是同样的方子，即天天放血，多多喝热水。结果自然，经他放血的病人没一个活下来。他看病人难得看满三次的，或者是两次之后，家属来通知他说已经死了，或者是去看的时候，病人正在死去……以至于吉尔·布拉斯深切感到："我们加劲儿干下去，不到六星期，造成的寡妇孤儿和特洛伊城被围时一样多。处处都在办丧事，仿佛瓦拉多利遭了瘟疫了。每天总有个把做父亲的因为儿子给我们送掉，就上门来算账；或者叔父伯父跑来责问怎么侄儿死在我们手里了。至于那些做儿子侄儿的，父亲叔父给我们医死，从没来追究过……"

除桑格拉都和吉尔·布拉斯外，《吉尔·布拉斯·德·桑蒂利亚纳传》中还写到另一位叫奥克托斯的医生，"他的手法也跟桑格拉都大夫一样，一上来就狠狠地放血"；甚至西班牙斐利普国王的原宰相也因在放过六天血之后，奄奄一息而死。

作为法国的一位现实主义先驱，勒萨日的这部代表作，通过主人公侍候一个个主子期间的遭遇，真实地反映了十七八世纪法国社会的面貌。有

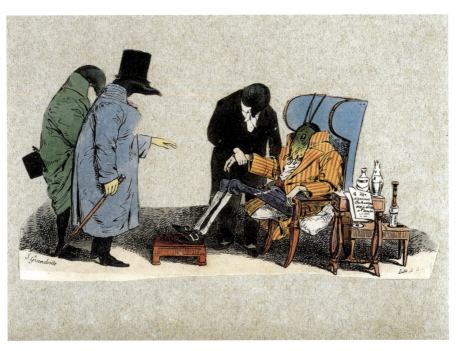

1832 年左右的漫画，讽刺放血医生就是蚂蟥

关放血致人于死的事，不仅是法国，如小说在开头的"作者声明"中说的："一味主张放血的医生，西班牙有，法国也有；卑鄙龌龊的事，稀奇古怪的人，到处都是一样。"有它的普遍性。在英国，放血也遭到作家的抨击。被公认为 19 世纪英国最伟大的小说家的查尔斯·狄更斯（Charles Dickens，1812—1870）在他中期的创作中，曾以他敏锐的眼光写了一些新闻和散文，其中在 1961 年的散文集《不做生意的旅行者》（The Uncommercial Traveller）中表示了他反对用水蛭吸血的"放血"治病的态度。还有，英国多产作家查尔斯·里德（Charles Reade，1814—1884）1863 年的长篇小说《现金》（Hard Cash）揭露精神病人尤其在私人精神病院里遭受的虐待时，放血也被作为虐待的一种。此外，医学史家喜欢提到 1715 年放血流行时期的一副讽刺漫画：理发匠—外科医生刚给一位有钱的夫人放过血，嘴里还衔着那把放血用的柳叶刀，两手则在忙乱地探触她的脉搏，可是她却因失血过多已经不省人事；而内科医生却站在一旁研究流在放血杯里的血液……真是何等的可笑！

是呀，事情已经过去很久了，但是人们一提起放血，总还是耿耿于心。法国绘画的浪漫主义领袖欧仁·德拉克洛瓦（Eugene Delacroix，1798—1863）在论述历代伟大画家时，曾这样说到文艺复兴时期的艺术大师、《西斯廷圣母》的作者拉斐尔，年仅三十七岁就死于放血：

> 由于医生的疏忽，使伟大的拉斐尔终止了光荣的路程，因此人们永远对这个医生，在治疗拉斐尔的病时施行的放血法，产生仇恨心。

啊，愚昧、可笑的"英雄疗法"！

治疗：以音乐为手段

　　法国作家让·诺安在他写的《笑的历史》中，十分欣赏他的前辈、小说《巨人传》的作者、做医生的作家弗朗索瓦·拉伯雷（Francois Rabelais，约1494—1553）对"笑"的重视，把笑当作治病的药物；说这位16世纪的伟大作家一方面自谦说他的作品"只是些粗俗的玩笑，不过是休息疗养时饭后茶余的笑料"，同时"为了减少在治疗过程中发生不幸的患者，也为了以笑声促进他们早日痊愈，拉伯雷经常为病人朗读自己喜剧作品的最精彩的段落"。无数事例证明，笑的确有助于人体的健康甚至疾病的治疗，不失为一剂治病的良药。

　　的确，"过去有个说法，笑是良药"。1995年第四十四期的德国《焦点》杂志这样说，之后接着写道，"现在科学家们又发现了另外一个治病的办法，那就是音乐能消除紧张情绪并减轻不舒服的感觉……音乐甚至被当作按处方开列的药物。"该刊报道说，德国的明斯特大学医院有一千五百张床位，无论是断腿的病人，还是动盲肠手术的病人，在得到每周菜单的同时，还可以得到音乐节目治疗表；并特别提到，在整个联邦共和国，已经有六十家医院表示对这种文

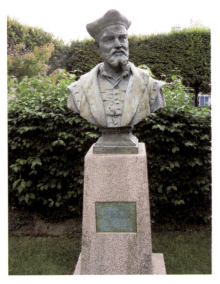

法国作家拉伯雷纪念像

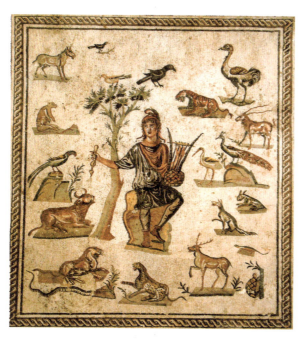

俄尔甫斯的琴声感动鸟兽木石

艺治疗的做法感兴趣。

将音乐作为治疗的手段，有些人也许会觉得新鲜。但在医学史家看来，这种治疗法并不如《焦点》杂志所说，是什么新的"发现"，实际上它已经有相当久远的历史了。

古希腊传说中的英雄俄尔甫斯（Orpheus）是一位缪斯（可能是史诗的守护女神卡利俄珀）和色雷斯王厄戈洛斯（一说是阿波罗）的儿子。阿波罗把他的第一把里拉琴给了俄尔甫斯。俄尔甫斯的歌声和琴韵十分优美动听，甚至使各种鸟兽木石都跟着他翩翩起舞。他参加了阿尔戈船的英雄远征，用自己奏出的强有力的琴声挽救了英雄们免受女妖塞壬的音乐的诱惑。他出征归来后，娶欧律狄克为妻，但她不久即被蛇咬死。俄尔甫斯悲痛之极，冒险前去阴间，试图使欧律狄克死而复生。他的音乐和悲伤之情感动了主宰阴间的冥王哈得斯，获得冥王的同情，允许他把妻子带回光明的人世。只是哈得斯提出一个条件，即他们在离开阴间时不得回顾。可是当这对夫妻向上爬向通往人间的出口，俄尔甫斯在重新见到太阳的时候，转身想与妻子分享阳光的快乐，结果欧律狄克立即消失。这段故事虽然以欧律狄克的消失结束得不太美好，却充分叙说了音乐的力量竟能使已死之人复活，感动了历代的读者和艺术家。克劳狄奥·蒙特威尔地（Claudio Monteverdi，1567—1643）是文艺复兴晚期的意大利作曲家，歌剧的最重要的开发者，他曾据俄尔甫斯的故事，写出一部同名歌剧，于1607年首演，奠定了他大型乐曲作曲家的地位。另外，德国歌剧作曲家克里斯托夫·格鲁克（1714—1787）的《奥菲欧与欧律狄克》、匈牙利钢琴家弗

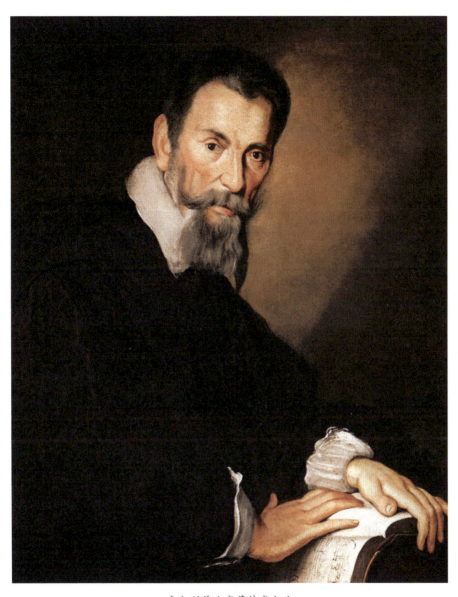

意大利作曲家蒙特威尔地

朗茨·李斯特（1811—1886）的《奥菲欧》，法国歌剧作曲家雅克·奥芬巴赫（1819—1880）的《地狱中的奥菲欧》和俄国作曲家伊戈尔·斯特拉文斯基（1882—1971）的芭蕾舞剧《奥菲欧》等，也都是以这个故事为题材创作的。

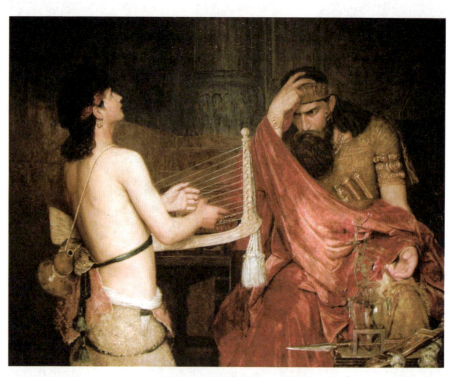

恩斯特·约瑟夫森画的《大卫和扫罗》

音乐治病，有确切文字记载的，最早大概要算是《圣经》中所写的弹琴医治以色列王扫罗（Saul）的事了。《圣经·旧约·撒母耳记》记载说，扫罗因受到恶魔的"扰乱"，患了病，他的臣仆告诉他可通过弹琴来诊治。果然，当他再次犯病时，因有"大卫拿琴用手而弹，扫罗便舒畅爽快，恶魔离开了他"。

像这样通过音乐的疏导，来治疗人在精神心理方面的疾患，实际上可以说从医学作为一种科学产生之前就已经存在。当代世界著名的医学史家亨利·E·西格里斯特（Henry E. Sigerist）在《文明与疾病》（*Civilization and Disease*）一书中指出，巫师"治病"时用的"符咒并不只是一连串神秘的词语，它还是一种曲调，如 incantatio 一词所表明的，是对病人一遍遍的歌唱"。的确如此，看中外所有的驱魔巫术，整个过程，自始至终无不都伴以歌唱。

早在两千多年前中国的战国时代，人们就已经懂得音乐对疾病的积极作用了。在秦朝宰相吕不韦（？—前235）主持编撰的《吕氏春秋》中就有"民气郁阏而滞著，筋骨瑟缩不达，故作为舞以宣导之"的记述。这种舞蹈总是同时伴以音乐，来宣泄人心中的郁积。类似的资料，在中国古代肯定还有很多，只是由于不被重视，以致流传下来的太少了。西方则要丰富一些。

医学史记载说，古希腊名医希波克拉底作为一个内科医生，他治病的手段，除了内服药物和用刀放血外，还借助甜蜜的歌声来舒展病人的心灵。塞利乌斯·奥雷利安努斯（Caelius Aurelianus，活动期公元 5 世纪）是罗马帝国的最后一位医学作家，可能曾在罗马开业和授徒，被认为是加伦（Galen）以后最伟大的希腊–罗马医师。他在他最著名的著作《急性和慢性疾病》（*De morbis acutis et chronicis*）中记述说：

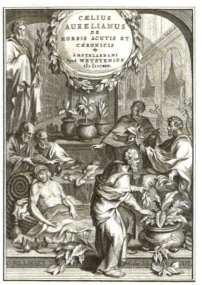

奥雷利安努斯的《急性和慢性疾病》

……其他人都称许对歌曲的应用，因为菲利森兄弟也在《治疗论》一书的第二十二节中写到，有些吹风笛的人对准人体的疼痛部位吹出悦耳的音调，这部位受到轻微的颤动或震动之后，就获得放松、不再疼痛了。

罗克洛侬的菲利森（Philistion of Rocroi，活动期公元前 370 年前后）

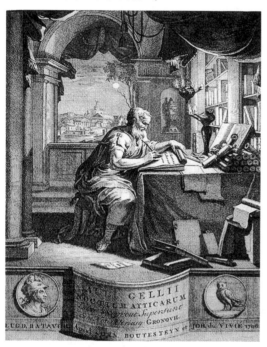

古罗马作家奥洛斯·格利乌斯

是一位名医，他的《治疗论》（*On Remedies*）曾对后代产生过相当大的影响。因此，他的话被许多人奉为经典，常常引用。

不但是医师，哲学家们也经常提到音乐的治疗作用。奥洛斯·格利乌斯（Aulus Gellius）是一位活动于公元 2 世纪的拉丁文作家。他在罗马学过文学和修辞，又在雅典学过哲学。他在雅典写成的《雅典之夜》（*Attic Nights*）中有这么几句写到音乐治病的事：

最近我浏览泰奥弗拉斯托斯的《灵感论》一书，见有这样的陈述，说许多人都相信并记下他们的这一信念，即认为髋部痛风哪怕痛得最厉害，只要演奏风笛的人奏出温柔甜美的韵律，这痛风便会减轻。通过风笛熟练地奏出悦耳的音乐来治疗被蛇咬伤，在德谟克利特的书《论毒性传染》中也曾说到；德谟克利特在书中说明，风笛的音乐是传统用于医治多种人体疾病的药物。因为人的躯体和人的心灵之间关系非常密切，因此，治疗生理上的疾病和治疗心理上的疾病关系也非常密切。

泰奥弗拉斯托斯（Theophrastus，前 372？—前 287？）是古希腊逍遥学派的一位哲学家，是亚里士多德的学生，曾受亚里士多德指派出任吕刻昂（Lyceum）学园主持人，使该学园兴旺发达，学生和听众达到最高峰。归于他名下的著作很多，包括论述自然征候和人的诸感觉方面的论文。他和另一位古希腊哲学家、在宇宙原子论方面做出重大贡献的德谟克利特（Democritus，约前 460—约前 370）都是学识异常广泛的人物。《雅典之夜》原来虽是一部为消磨冬日的漫漫长夜而写的杂文集，但由于书中保存了许多如今已经散失的著作片段，还记载了一些著名人士的生活轶事，如今已成为比较可信又饶有兴味的史料来源，有相当的价值，颇受人们的重视，并常常被引用。

很明显，在格利乌斯、泰奥弗拉斯托斯和德谟克利特等作者看来，音乐是一种可以作为心灵媒介对人体起作用的心理治疗手段。自然，也有一些内科医生对这种手段持比较怀疑的态度。活动期在公元 2 世纪古希腊的妇产科医生和儿科医生索拉努斯（Soranus of Ephesus）在他的《急性和慢性疾病》一书中就讽刺说："相信激烈的疾病可以通过音调和歌曲来除却的人是愚蠢的。"不过，无疑，音乐治疗仍一直被继续应用，即使不为正式的内科医生应用，也为数不清的江湖医生、祭司和巫师们在古罗马帝国和首都以外的许多习

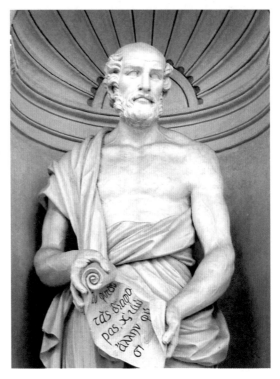

泰奥弗拉斯托斯

143

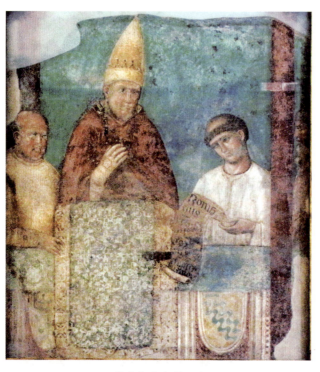

教皇卜尼法斯八世

俗中所应用。

音乐在祭礼中起到重要作用的习俗一直持续到中世纪。

在中世纪时代，每当高层人物患病的时候，他的宫廷医师都要专门为他写几支曲子，纵使不是直接拿来给他们治病，也是用来宽慰他们的心灵。教皇卜尼法斯八世（Pope Boniface Ⅷ，1294—1303 年在位）是一个十分荒淫的人，他放纵性欲，甚至使一个已婚的女子和她的女儿都成为他的情妇；还被控施巫术、谋杀另一个教皇，以致死后也被接替的教皇挖出尸体，作为异教徒处以火刑。大诗人但丁在《神曲》中将他打入地狱的最下层。

通便和放血在中世纪像是一种例行措施，不仅用于治病，也作为定期的保健手段，尤其在春日这个季节里。一次，卜尼法斯八世需要通便和行静脉切开术来放血了。这时，他的博学的宫廷音乐家兼诗人博纳乌蒂·德·卡桑蒂诺（Bonaiutus de Casentino）特地为此写了两支乐曲。他将曲子交给教皇的主管医师阿库西努斯（Magister Accursinus），并附上一封信，他请求阿库西努斯向圣父出示这两首曲子，"因为我相信他会赞美作者的虔诚……"

博纳乌蒂写的第一首是一种叙事曲，曲词很长，其中唱道：

洗涤内脏，从/心灵的污秽处/将魔鬼清除出堂。/保护好皮肤/让它能向人体各部位/赠送健康。/在感性和智能/获得维护之

144

后/就有美好的希望。

第二首是这样开头的：

　　放血补血会使/吾人终日喜气洋洋/获准天国永生的荣耀/也就会有指望。

还有曼图亚的弗兰切斯科·贡扎加（Marchese Francesco Gonzaga of Mantua），他是意大利贡扎加王朝的第三代领主，曾在抗击法国国王查理八世的战斗中指挥意大利联军。他的宫廷是意大利文艺复兴时代最辉煌的宫廷之一。尽管他行为有些不检，他和他的妻子伊斯特家的伊莎贝拉（Isabella d'Este）还算是一对好夫妻。遗憾的是弗兰切斯科是一名严重的病人，他多年来一直患着意大利人称之为高卢病（morbo gallico）的梅毒，并于1519年病逝。在他去世的前两年，他的

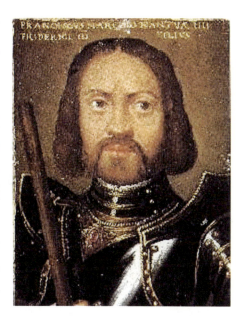

曼图亚的弗兰切斯科·贡扎加

音乐家朋友马彻托·卡拉（Marchetto Cara）为他的病写了一支四声部声乐曲（frottola）。这支声乐曲以这么几句词开头：

　　是一种多么猛烈、猖獗的疾病/什么瘟疫啊，如此严重地骚扰心灵/是何处潜来的恶魔/用甜蜜的毒药，将人的活力耗尽。

这是一种在文艺复兴时期意大利非常流行的歌曲，它来源于民间音乐，经马彻托·卡拉改造后，曲调简单而诱人，一定使这位侯爵非常喜爱。

145

这些零星的记载都有力地说明，通过音乐调节人的心灵，可以作用于人的疾病。而更奇特的是，历史上甚至有一种疾病，对此病的治疗别无他法，唯一的"药剂"就是音乐。那就是"塔兰托毒蛛病"（tarantismo）。

塔兰托毒蛛病出现在意大利的阿普利亚（Apulia）已经有几百年了。它虽然在医学文献上常被提及，所根据的大多却是道听途说。不过也有两位居住在阿普利亚的内科医生以其亲眼目睹的报道，对此病病史做过详细的描述。

一位是伊皮法尼乌斯·费尔南德斯（Epiphanius Ferdinandus），他在阿普利亚积累了二十多年的医学实践经验之后，将有关塔兰托毒蛛病的材料收集起来，于1621年以《病变历史与观察百例》（*Centum Historiae seu Observationes et Casus Medici*）之名出版。另一位叫乔吉奥·巴格里维（Giorgio Baglivi，1668—1706）的是机械物理学或机械数学学派最卓越的继承者之

一。巴格里维原来出生在意大利西西里岛东南的拉古萨城（Ragusa），后来为一位阿普利亚的内科医生所收养，一生都在这个地区度过。巴格里维曾应瑞士内科医生J·J·芒热（J. J. Manget）的要求，为"临床医学图书馆"写过一篇有关塔兰托毒蛛病的简短报道，但觉得不满意，便在1695年写出一篇同一主题的专题论文《关于塔兰托毒蛛病的解剖、被蜇和后果专论》（*Dissertatio de Anatome*，*Morsu*，*et Effectibus Tarantulae*）。像费尔南德斯的书一样，此文也包含了许多非常有趣的病史。

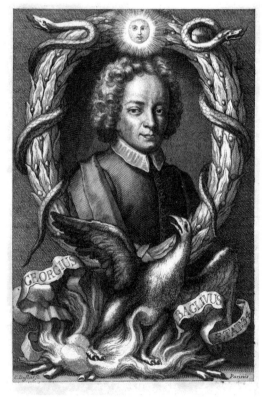

意大利医生乔吉奥·巴格里维

146

第三种，也是最重要的一种著作是博学的耶稣会神父阿塔纳修斯·基歇尔（Athanasius Kircher）首次于 1641 年在罗马出版的书（Magnes sive de Arte Magnetica Opus Tripartitum）。书中有一章叫"强大的音乐磁性"（De Potenti Musicae Magnetismo），谈到各种各样的磁性，这一章中最长的一节是"关于塔兰托毒蛛或阿普利亚塔兰托毒蛛，它的磁性及其与音乐的奇异交感"（On Tarantism or the Apulian Spider Tarantula, its Magnetism and Strange Sympathy with Music）。基歇尔从所有可以获得的途径，特别是两位对此病都非常熟悉的阿普利亚教士彼得·尼古拉和彼得·加里伯特给他的报告里搜集这方面的材料。基歇尔的书的意义是在于他收集到了音乐治疗塔兰托毒蛛病的事实。

虽然在意大利和西班牙的其他地区似乎也出现塔兰托毒蛛病的个别病例，但此病集中在意大利这个靴形国家的靴跟，也就是阿普利亚这一异常灼热的地段。巴格里维说，阿普利亚这个地方夏天极少有阵雨，终日暴露在强烈的光柱之下，居民呼吸的空气就像是从燃烧的炉灶中散发出来的蒸汽，使有的人"因忍受不了几乎到了发癫状态"。巴格里维强调说：

> 在阿普利亚，忧郁病人和疯癫病人的频率比意大利其他地区高得多。……进一步的证据是疯狗的比例大，这些狗也是因为空气过热而发疯。不过神的恩惠在这些被疯狗咬了的人身上体现出来：只要去一下离（同属阿普利亚区的——作者注）莱切（Lecce）四十英里的圣维图斯墓（Tomb of St. Viti），就可以迅速得到治愈，因为那里有圣徒的代理人为他们取来医治此病的东西。

在阿普利亚，至今仍可以看到大希腊时代的远古状态。阿普利亚的农民还居住在前罗马样式的圆形棚屋里，主要城市塔兰托（Taranto）风行一种称为塔兰台拉舞（tarantella）的民间舞蹈，还常见塔兰托毒蛛病。这种病被认为是遭了塔兰托毒蛛蜇咬才发作的。全意大利和南欧其他国家也能见到这种毒蛛，被看作是完全无害的，唯独在阿普利亚的这一种有毒。

塔兰托毒蛛出现在七八月高热的夏季，特别是三伏天。当人们睡着或醒着时，突然会惊跳起来，感到像被蜂螫了似的一阵急痛。有的人看到是蜘蛛，有的虽没有看到，也知道一定是塔兰托毒蛛。于是，他们冲出房间，来到街上或者市集某处，以极大的激奋跳起舞来。不久，就有另一些刚被螫过或者前几年被螫过的人参加进来跳，因为这种病是永远不会完全治愈的，毒性一直残留在人的体内，在每年夏热之时被重新激活起来。人人都知道，三十多年里旧病都会复发；从四岁的孩子到九十四岁的老人，所有年龄段的人都会得病，不过多数是年轻人；两性都遭袭击，只是女性比男性多；患病最多的是农民，但太太、先生甚至修士、修女也不少；各个种族都有，费尔南德斯曾见一位吉卜赛少女和一个黑人被螫后去跳塔兰台拉舞的情况。

就这么一群病人聚集到一起，穿戴着最古怪的服饰狂热地跳舞。巴格里维记述说，他们常常在幻想中穿上富人的服装、奇特的长袍并戴上项链和相应的装饰品。他们最喜爱颜色鲜明的衣服，主要是红色、绿色和黄色；他们最受不了的是黑色，一看到这种颜色，他们就要唉声叹气，要是有什么人穿了这种颜色的衣服站在他们身边，他们就要命令他走开。另一些人则会把自己的衣服撕破，露出裸体，丧失一切羞耻感。几乎所有的人手里都要拿一块红布片挥动，为一瞥这挥动而欣喜。其中有些人在跳舞的时候，非常高兴带一枝绿色的葡萄蔓或者芦苇秆，把它们在空中摇晃或者浸入水中，或者贴到脸上或颈上。一些人要来一把剑，像击剑手似的冲来冲去，另一些则要一根鞭子互相击打。妇女们是喜欢要一面镜子，照照镜子，一边号叫，一边做出猥亵的动作。一些人就仍然沉浸在古怪的幻想中，像是被抛到半空中，或在地上挖个洞，使自己像猪似的滚进泥潭。他们都大量饮酒，并像醉汉一样说呀唱呀，而且他们始终就着音乐发疯似的跳舞。

音乐和舞蹈是唯一有效的药物。人们都知道，要是没有音乐，这些病人就会在几个小时或者几天内死去。费迪南德斯的表兄弗兰切斯科·弗兰科便是因在被螫之后未能找到音乐家而在二十四小时内死去的。不过，照例附近总有音乐家在。在夏季的几个月里，一帮音乐家就带着小提琴、竖琴、铃鼓、小鼓和各种管乐器在各个村子漫游，演奏塔兰台拉舞曲，无尽止地重复着一种曲调，奏得很快。

音乐不仅是一种乐器，还是声乐作品。基歇尔在书中提供了几首歌曲，都是用意大利方言写的情歌，如："带我去海边/既然你想给我医治。/到海边去，到海边去/这样，我心爱的才会爱我。/到海边去，到海边去/我爱你，终生终世。"或者是这样的一首："塔兰托毒蛛不大不小/它是瓶子里出来的酒。/告诉我，心爱的，它蜇了你什么地方/哦，它蜇你的大腿，这个小家伙。"另有一首，只是无尽止地重复着同一句词："毒蛛蜇你什么地方？是在你的裙子边的里面。"

从这些歌曲，可以明显地看出此病隐含"性"的特点。

随着这音乐的曲调，舞蹈和动作都很狂野，一般要跳四天，常常甚至跳六天。费尔南德斯曾目睹有人跳了两个星期，但这不常有。巴格里维说："他们常常是从太阳升起开始跳，有些就不间断地持续跳到正午十一点。不过也有一些会停下来，并不是因为过于疲倦困乏，而是因为发现乐器走了调，直到人调后再又重新跳起来。大约正午时分，跳舞停下来了，他们就躺倒在床上，蒙上被头，逼自己出一身汗，然后揩干，喝碗肉汤或吃点清淡的食物来恢复精神。午后一点左右，至多两点钟，他们又重新去跳舞了，一直继续到黄昏，随后又躺到床上去发汗。等这一切都做完之后，他们才吃点便餐入睡。"

在这样跳了几天之后，他们都精疲力尽了，也就是说都治愈了，至少暂时是治愈了。不过他们都知道，毒性还留在体内，而且每年夏天，塔兰台拉舞的曲调都会重新引发他们激动得像发疯。其中的一些人，尤其是妇女，并不在乎这种疯狂状态，反而非常喜爱。那些沉浸在爱情中或者感到孤独的女子就特别喜欢参与到这种舞蹈中去；为了跳的时候有更大的激情和狂热，她们事先甚至有意避免性交。虽然塔兰台拉舞的整个过程常常是非常可笑的，但被看成是"女子的小狂欢节"（Il Carnevaletto delle Donne）。

有医学史家认为，塔兰托毒蛛病虽然确是一种疾病，但并不是因遭塔兰托毒蛛叮蜇才引起的，实际上它是神经紊乱，一种古怪的神经病。对此，别的医学史家认为可以做这样的解释。

阿普利亚曾经属于所谓的"大希腊"（Magna Graecia），是毕达哥拉斯学派的所在地。毕达哥拉斯（Pythagoras，约前580—约前500）本人和该

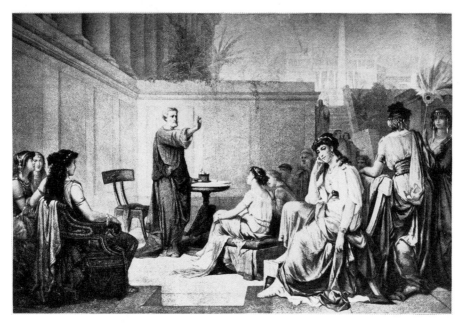

毕达哥拉斯给一群女性教导哲学

学派的主要哲学家阿契塔（Archytas）曾在这里讲学。毕达哥拉斯学派非常重视音乐的作用。作为一个数学家，毕达哥拉斯有一句名言，叫"一切事物都是数"。但是这位被贝特兰·罗素称为"历史上最有趣味而又最难理解的人物之一"的人喜欢通过声音进行的实验，来加强他们这种有关数的抽象观念。例如他们证明：用三条弦发出某一个乐音以及它的第五度音和它的第八度音时，这三条弦的长度之比是 6∶4∶3；又如他们声称，敲击不同的钟，它们发出的乐音，也与钟的大小成数的比例；他们还认为，各行星与地球的距离，一定符合于音乐的进行，从而奏出"天体的音乐"；等等。

阿普利亚又是狄俄尼索斯（Dionysus）、赛比利（Cybele）、德墨忒尔（Demeter）和其他神祇的礼拜之地。狄俄尼索斯是一位以酒和狂欢而著称的神；赛比利虽称诸神之母和丰产女神，却深深爱上一个牧羊人，年轻貌美的阿提斯；德墨忒尔是众神之神宙斯的配偶，还是克里特青年雅西昂的配偶，替后者生下了财神普路托斯，并常常作为健康、生育和婚姻之神的面貌出现。在古代的希腊或罗马，对这些神的崇拜，整个仪式都具有浓厚的"性"的成分。届时，人们都穿上艳丽的服装，戴着常春藤冠，挥动缠以葡萄叶、杖头饰以常春藤的茴香杖，随着乐声，一边舞蹈，一边撕破衣服，并狂乱地喝酒和彼此抽打，说着唱着淫猥的话语和歌曲。古代的这种礼拜神祇的仪式和后来为"治疗"塔兰托毒蛛病而跳的塔兰台拉舞有着惊人的相似。那么这两者之间有什么样的关系呢？据医学史家的研究，情况是这样的。

基督教在阿普利亚的传播，比在欧洲和意大利其他地区要晚一些。教会进入阿普利亚之后，发现这里的居民原始而保守，心灵中深藏着不少古代的信仰和习俗。在与异教竞争信徒的斗争中，基督教不得不采取多种方式来适应和争取居民的信任，其中之一就是将古代的节日保留下来，作为基督教的纪念活动。于是，教堂就建在被废弃了的古代神殿的遗址上，掌管职务的圣徒也被归之为异教的神。古代礼拜中的组成部分，如列队行进仪式，被赋予基督教的形式。虽然如此，还有一些教会无法逾越的界限，例如原来礼拜狄俄尼索斯时的狂欢放荡的活动。德国大哲学家弗雷德里克·尼采（Friedrich Nietzsche, 1844—1900）在他著名的理论著作《悲剧的诞生》中曾这样描绘"狄俄尼索斯节"或叫"酒神节"：

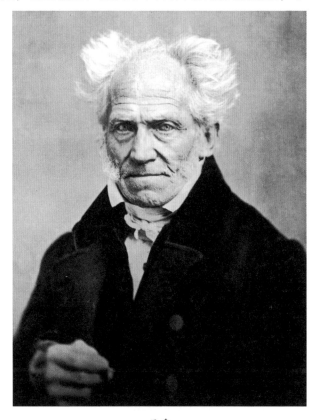

尼采

151

> 几乎在所有的地方，这些节日的核心都是一种癫狂的性放纵，它的浪潮冲击每个家庭及其庄严规矩；天性中最凶猛的野兽径直脱开缰绳，乃至肉欲与暴行令人憎恶地相混合，我始终视之为真正的"妖女的淫药"。

这种包藏着人的生理本能和原始欲望的仪式或活动，自然不可能被基督教所同化，相反被深深地固定了下来。但最初人们悄悄聚集在一起跳这古老的舞蹈时，在基督教看来是违犯教规的。一直等到有一天，——虽不能确定是哪某一天，但一定是中世纪，当舞蹈的含义起了变化，也就是说等到这古老的仪式似乎成为一种疾病的象征或是一种治疗疾病的手段时，这舞蹈，这音乐，以及所有与它们有关的狂欢和放荡便都有了合法的地位。于是，这些沉迷于舞蹈中获得放纵和享受的人也就不再是罪人，而是塔兰托毒蛛的牺牲品。医学历史文献关于阿普利亚地区精神病发病率高的记载可以作为上述分析的旁证，无疑，大多数这些塔兰托毒蛛病的病人，一定都是精神病人；塔兰台拉舞的舞蹈和乐曲也像别的音乐一样，是作用于这些病人心灵的一种手段。

今天，音乐作为治疗的手段越来越受到医生们的重视。《焦点》杂志在1998年8月3日的一期，再次以《音乐的神秘力量》为题报道说："现在，在德国出现了一个叫音乐医学的概念。"文章除了提到音乐能降低心跳、血压和呼吸的频率外，还特别以统计数字表明，自从音乐医学的倡导者拉尔夫·施平特格用音乐给患者治疗后，"镇静剂和止痛剂的消费明显下降，害怕手术的病人也减少了一半"。同样，音乐治疗在其他国家也受到极大的重视。在美国，一个研究小组在1994年9月的《美国医学协会杂志》上发表文章说："音乐能对手术时和手术后的病人起到镇静和治疗的作用。"在俄国，很多人则相信"音乐有只治病的手"。俄罗斯传统医学和音乐疗法的创始人谢尔盖·舒沙从理论上认定，组成八度音的十二个乐音与我们肌体的十二个系统有机地协调一致，因此，在音乐的定向作用下，会使"人体器官进入最大的振动状态，产生共振效应。结果，免疫系统得到加强，物质交换改善，康复过程和消炎过程更积极进行，人迅速恢复健康"。……根据同样的原理，如今医生和心理学家们还开始用绘画、戏剧的手段来帮助治疗疾病，将音乐治疗发展为"艺术治疗"。

阿司匹林：来自"目的论"的启示

　　动物具有自己医治疾病的本能。这可不是今天才发现和认识到的事，实际上，原始人对此已经有相当的了解。有一种北极熊，它们常喜欢啃蒿本植物的叶子，然后将啃时留在嘴里的叶汁吐到爪子上，再用这爪子去涂抹自己长了寄生虫的皮肤。有些部落的印第安人见此情况后，也利用这种植物来治疗感染和对付寄生虫，他们承认，是跟熊学会使用这种植物的。古代秘鲁的印第安人发现，狮子总是在它体弱的时候才去啃一种树皮，因此当他们患了热病时，也跟着这样做；后来，科学家从这种被称作"规那树"或"金鸡纳树"的树皮中提取出一种药用物，这就是治疟疾的特效药奎宁……

　　动物不会长途跋涉去遥远的外地寻求它所需要的药物，它们的本能无疑也未能具有像今日的雷达所拥有的这种特异"遥感"性能。好在这些有药效的植物就在它们身边。人类从动物进化过来之后，以其经历亿万年文明增长起来的智慧，对这疾病和药物间的关系形成一种独特的，即被哲学家称作"目的论"（teleology）的认识论。伟大的古希腊哲学家和科学家亚里士多德（Aristotle，前384—前323）坚持说，对事物的完满解释，不应只考虑到它的物质因、形式因和动力因，同时还应考虑到它的"终极因"，"自然界的任何行为都有一个最后因"，也就是说，它们的产生和存在都是有目的的。亚里士多德的理论对后人影响非常大。古代的医生-哲学家们就相信，大自然的一切配置都是合乎目的、天然和谐的，在某一特定环境中容易发生的某种疾病，肯定在这同一个环境里就存在能够治疗此病的药物。这种药物就是为了治疗此病而存在的。对动物自己能够治病的现象可以做这样的解释，其他的事大多也可以做这样的解释。例如疟疾之类以头痛、发热为特征的传染病，是热带、温带地面潮湿、蚊子滋生的地区最容易频发的疾病，不仅人类，就连猿、猴、鼠、鸟等动物都经常染上此病。人们

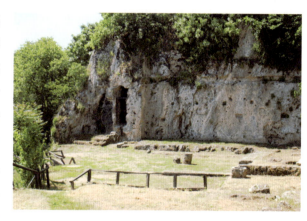

亚里士多德教学的旧址

发现，柳树也喜潮湿的生态环境，河滩和河漫地都是它最宜于生长的地段。于是，他们猜想：柳树就是为治疗这种热病而存在的，它很可能就具有治疗此病的效能。经过一次次试用，果然证明了这一猜想。

据德国埃及学者 G. M. 埃伯斯于 1873 年发现的被命名为"埃伯斯纸草文稿"（Ebers Papyrus）的记载，可以了解到，早在公元前 1550 年，人们就已经知道利用柳树的叶子来止痛。古希腊名医希波克拉底在他的著作中也提到用柳树叶子的汁来镇痛和退热。其他如在公元 1 世纪古罗马医学作家塞尔苏斯（Aulus Cornelius Celsus）的《医学》（De re medica）中，塞坎达斯（Caius Plinus Secundus，23—79）的《自然史》（Natural History）中，古希腊药物学家迪奥斯科里斯（Pedanius Dioscorides，约 40—约 90）的《药物论》（Materica Medica）中，以及公元 2 世纪的加伦的著作中，都有这样的记载。在克里斯

埃伯斯文稿

154

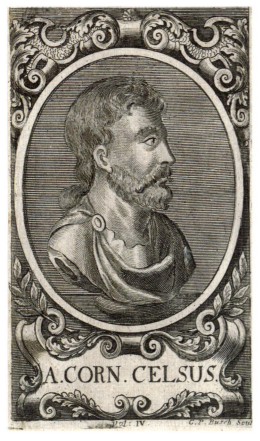

罗马医学作家塞尔苏斯

托夫·哥伦布进入之前的美洲以及亚洲和欧洲，有更多的人知道柳树的这一药用功效了。慢慢地，这种想法就越来越明朗，往往也仍然带有"目的论"的色彩。

1763 年 4 月 25 日，英国牛津郡的爱德华或埃德蒙·斯通牧师先生（Rev. Mr. Edward ＜or Edmund＞ Stone）给伦敦皇家学会主席麦克尔斯菲尔德伯爵（Earl of Macclesfield）写了一封信，述说他应用柳树皮治疗热病的情形。信中说，因为柳树的树皮像金鸡纳树皮一样有苦味，而且——

由于这树喜潮湿多雨的泥土，那是疟疾的主要滋生地；一般的准则是，许多本土的疾病，都靠这树或离发病不远处的药物来治疗，因此，柳树就十分适合这种特殊的病例，这或许是天意使然（the intention Providence）……

基于这种"目的论"思想，斯通就用柳树树皮来医治患热病的病人。斯通在夏季里弄到大约一磅柳树皮，把它挂到烤面包的炉灶上方去晾干，然后碾成粉末。随后他在这粉末里掺上水、茶和少量的啤酒，通常以每份2.6 克的剂量，给患"疟疾和周期性疾病"的病人服用。他"连续五年里成功地"总共给大约五十例病人服用这种树皮的粉末，几乎从未治疗失败过，除了几例顽固的三日疟，他给他们添加了一点点金鸡纳树皮作为辅助剂，才击退了这凶恶的敌人。由此，斯通得出结论：柳树皮"对间歇热是一种有效的……退热药"。

斯通在叙述中表示，他相信他所治疗的热病里至少有几例是疟疾。医学史家怀疑，实际上，斯通治愈的可能是风湿病也不一定。不过，至少有一点可以肯定，就是斯通实验证明了柳树皮的粉末具有退热的作用。只是到底是哪一个斯通完成了这一工作，还存在一个小小的疑问。

斯通先生写给"麦克尔斯菲尔德的正直可敬的乔治伯爵"的这封题为《关于柳树皮成功治疗疟疾的一个说明》（*An Account of the Success of the Bark of the Willow in the Cure of Agues*）的信，曾于 1763 年 6 月 3 日在皇家学会上宣读，并在同年的《皇家学会哲学会报》上发表，共长六页。但是，发表在会报上的这封信中，这位斯通先生开头用的是"埃德蒙"之名，而结尾处却又用了"爱德华"的名字。这也许是斯通在信中的签名用的是略写的爱德华（Edwd.）或略写的埃德蒙（Edmd.），后来排字工人没有仔细辨认，将其中的字母"w"错排成"m"，或者是将字母"m"错排成"w"。不过医学史家们相信写这信的，也就是用柳树皮治热病的这位牧师一定是爱德华·斯通，而不会是埃德蒙·斯通。原因是当时确有一位叫埃德蒙·斯通的人，他年轻时曾在著名政治家阿盖尔公爵（Duke of Argyll）府邸做一个园林工人，后来，公爵发现他在阅读和钻研大物理学家和大数学家伊萨克·牛顿的伟大著作《自然哲学的数学原理》，便培养他去学习，使他成为一名颇有成就的数学家。最后，这位埃德蒙·斯通就凭这个资格被选为皇家学会会员，并在《国家传记辞典》中取得一个位置。因此，这位叫埃德蒙·斯通的数学家是要比仅在药物学史有一个名字的爱德华·斯通有名得多的。

"目的论"按照某种目的来解释事物，本质上是属于"神创论"的范畴。历史上最伟大的哲学家之一、德国的伊曼纽尔·康德（Immanuel Kant）在他最有创造性的著作《判断力判断》（1790）中批判说：有些被认为是"天意"的有机体只不过"好像"是设计出来的，不等于是有意制造出来的，"因为我们根本无法先验地看出这样一种因果作用的可能性"；看问题如果只是从有机体"各自的存在着眼，而撇开它们与其他事物的任何关系，那么它们就是不可想象的"。

但是腐朽也可能化为神奇。虽然是出于"目的论"的思想，但由于人们对柳树皮中含有镇痛物质的普遍信念，使科学家们对树皮的药理作用产生浓厚的兴趣，并努力对它做进一步的研究，从而获得科学的发现和验证。

1829 年，法国药剂师皮埃尔·约瑟夫·勒鲁（Pierre Joseph Leroux）将柳树皮碾成粉末，置于水中煎熬，去掉其他物质，得到一种可溶性的晶体，他把这种晶体称为柳醇（sacilin），证实了它的镇痛作用。弗朗索瓦·马让迪（Francois Magendie，1783—1855）是法国三大生理学家之一，还是实验生理学的先驱。当时他在医院里试用了柳醇之后，十分赞赏柳醇的功效，说："它可以在一两天内止住各种发热，不管是什么类型的发热。"别的药物学家也发现柳树皮的这种性能，并验证出，虽然柳树的种类很多，但每种都含有柳醇，只不过所含的量多寡不同而已。

科学家往往都有执着的个性，他们坚信科学是经得起复现的，不管他人的结论如何，总要亲自来进行检验。一位在苏格兰东部的港口城市邓迪开业的医生 T. J. 麦克拉根（T. J. MacLagan）就是这么一个人，虽然他的"目的论"思想是很明显的，但他最相信的还是科学实验。在听说柳醇的药理作用后，麦克拉根于 1874 年亲自对柳树皮做了一次治疗实验。两年后，1876 年，麦克拉根在发表于三月号的一期《柳叶刀》上的实验报告中这样说：

> 大自然似乎能在与类似于产生某一疾病的气候条件下产生医治此病的药物……我决心在柳树中寻求一种治疗风湿病的药物……多种柳树皮都含有一种称为柳醇的苦味素。我所希求的正是这种苦味素。

> 当时我手下有一个明显的病例，我正在用碱类药物治疗，但没有进展。我决定给他服用苦味素。但在应用之前，我先给自己第一次用了五谷，后来是十谷，后来又三十谷（大约二克），至少并不觉得有什么不便或不舒服。于是，我给病人每小时服用十二谷。治疗的结果超出了我最乐观的期望。

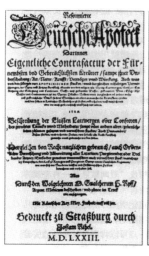
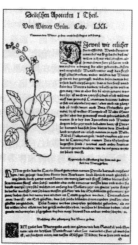

有关水杨酸的早期文献

麦克拉根应用苦味素的主要成效是降低了病人的体温，缓减了他的疼痛和浮肿。后来，其他的科学家们从柳树皮中分离出水杨苷且制备出水杨酸，并证明了它具有退热、止痛和消炎的作用。麦克拉根后来从邓迪移居伦敦，继续从事他的业务，他以第一个实验研究柳醇性能的先驱工作被载入药物学史。但是直到他 1906 年去世，他的同事们都没有推选他为皇家学会会员，而他只是学会中的一名地位较低的成员。

从此，水杨酸的钠盐就一直被用于治疗热病、风湿病和痛风。不过水杨酸钠盐也有一点不够理想，就是味道比较苦，而且服后人会感到胃十分不舒服。霍夫曼的父亲尽管患严重的风湿病，就是因为这个原因，硬是不愿服用此药。

年轻的费利克斯·霍夫曼（Felix Hoffmann，1868—1946）是德国的一位化学家，当时正在为一家生产染料同时又对医用化学感兴趣的拜耳（Bayer）公司工作。霍夫曼见父亲对每天要让他服用水杨酸钠感到非常厌恶，决心设法改良

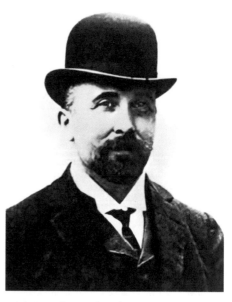

年轻的德国化学家费利克斯·霍夫曼

158

这种药，使它既保持原有的疗效，同时又不带副作用。1897 年 10 月，霍夫曼在他的导师阿图尔·艾兴格林（Arthur Eichengrun）的指导下，终于找到制成几乎是纯净的乙酰水杨酸的方法。但霍夫曼制出的产品没有受到注意，甚至连他的制作记录也被搁置了一年。在此期间，艾兴格林对霍夫曼制造的这种药品在暗中悄悄进行了临床试验，他先是在自己的身上试验，随后又让一些医生在病人身上试验，证实了霍夫曼制造的乙酰水杨酸在治疗风湿病方面的效果。有一位医生还在一名患剧烈牙痛的病人身上发现此药对牙病也有良好的镇痛作用。这时候，拜耳公司的领导才请一位药理学专家——药物学的先驱之一、开设在拜耳公司里的世界上第一家工业药品实验室的主任赫尔曼·德赖泽（Hermann Dreser）来研究此药。德赖泽在对水杨酸进行了缜密的化学分析研究，又对它做了人体实验研究之后，得出了满意的结论。他于 1899 年发表了一篇有关此药的论文，明确指出："不言而喻，只有水杨酸化合物，才会尽快地在血液里释放出水杨酸，从而具有医疗价值。"肯定了水杨酸的药理功效。

于是，拜耳公司在 1899 年 2 月以"阿司匹林"（Aspirin）的名字给此药注

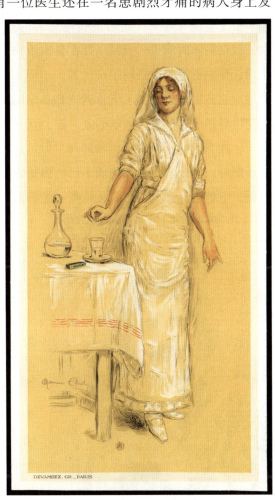

1923 年广告中的画面：护士将阿司匹林扔到杯子里供病人喝下

了册。"阿司匹林"这个名字大概是艾兴格林提出来的,"A"是乙酰基(acetyl)的代称,至于"spir",那是因为在 1831 年和 1835 年,有两位科学家(Pagenstecker, Lowig)曾从绣线菊的花(meadowsweet flower)里提炼出一种与水杨酸相同的酸,绣线菊的学名是"Spiraea",就从取了这词的前几个字母,合成为药名 Aspirin。

阿司匹林的使用和推广,并没有像许多新药刚出厂时所常用的,要做很多的广告。拜耳公司起初只是简单地免费将它提供给各医院和医生使用。由于它确有效果,立刻就获得患者的欢迎;医生们对此药也十分欣赏,仅仅两年时间里,就写出并在各出版物上发表了有关它的文章一百六十篇,使它迅速就被推向了全世界,不但一般的病人,许多名人都异口同声地对它称好。恩里科·卡鲁索(Enrico Caruso, 1873—1921)作为 20 世纪初世界最著名的意大利歌唱家,被公认是一位前所未有的男高音;他的收入,在当时的歌唱家中也属最高。但是最大的财富也不能使他的头痛病有所缓解,他经常为此而烦恼不已。但是在服用过阿司匹林之后,情况不同了。卡鲁索声称,阿司匹林是唯一能够减轻他这病痛的一种药品。捷克作家弗朗茨·卡夫卡(Franz Kafka, 1883—1924)甚至把阿司匹林看得更加神奇。卡夫卡是一个犹太人,而且他的父亲简直是个令人敬畏、冷漠无情又专横跋扈的暴君。这些都影响作家形成无比痛苦的特殊焦虑的心绪,这心绪在他的自传《致父亲的信》和《判决》等小说中都得到深刻的表现。但他认为,服用阿司匹林对他的心绪有所助益,宣称阿司匹林是少有的几种能减轻人生痛苦的药品之一……

不过这一切对阿司匹林的颂扬,也可能造成人们对此药的过度迷信,仿佛它可以医治百病。

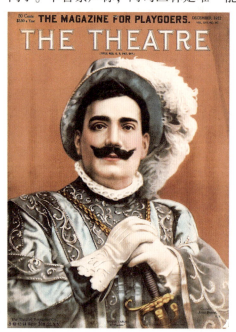

恩里科·卡鲁索在歌剧中扮演的公爵角色

俄国罗曼诺夫王朝末代皇帝尼古拉二世的唯一继承人、生于1904年的皇太子阿列克谢患有严重的血友病，一种因先天缺乏某种凝血物质而引起的遗传性出血性疾病。此病的特征是：即使是轻微的甚至不被觉察的损伤，都会引起身体的皮肤和软组织大片出血，而且口、鼻、胃、肠道也会出血，连关节都会出血，尤其是膝、踝、肘部的出血，导致关节肿胀和功能障碍，十分疼痛。在听说阿司匹林具有奇异的止痛性能之后，宫廷医生就把希望完全寄托在这一神奇药物上了。谁知服用之后，不但无效，反而加速了孩子的出血倾向。于是，被称作"神痴"的那个深受皇后信赖的格里高利·叶菲莫维奇·拉斯普廷（Григорий Ефимович Распукин）便怂恿皇后放弃这类现代药物的治疗，而允许他以迷信色彩严重的"忠诚疗法"来解除太子的疼痛。奇怪的是，拉斯普廷通过催眠和巫术，居然使阿列克谢进入了睡眠状态，减轻了出血引起的疼痛。

虽然出现这种令人扫兴的事情，但丝毫也没有影响阿司匹林在人们心目中的声誉。一个世纪以来，阿司匹林一直是被应用得最广泛的药物，以致不但一个时期里，除拜耳公司外，有十一个公司同时在生产阿司匹林，而且它们还为阿司匹林的生产专利问题发生过一场争执。1900年，霍夫曼获得了美国专利局的生产许可证。但英国不承认这种专利，英国皇家法院声称霍夫曼并没有发明乙酰水杨酸的合成法，而只是简单地重复了一位前人在1869年做过的工作；皇家法院甚至声言，拜耳公司故意把专利申请的文字写得让专家看不懂，以掩盖两种方法之间的相似性。但美国芝加哥法院最终还是确认了霍夫曼在美国的专利。

由于阿司匹林作为温和的非麻醉类镇痛药，用途十分广泛，它不但可以缓解头痛，肌肉和关节的疼痛，还因具有解热、抗炎和消肿作用而成为治疗风湿热、风湿性关节炎和其他一些轻度炎症的首选药物；同时它又是一种有效的抗凝剂，可用于治疗心绞痛、轻度中风等由于血小板过度凝集而导致的疾病。因此，直到其他新药一批批开发出来，许多固有的药物被一批批淘汰的今天，它仍然是仅次于酒精被用得最多的药物。以美国为例，仅孟山都化学厂（Monsanto Chemical Works）1916到1917年间就售出阿司匹林二千三百六十八磅；1965年，美国生产的阿司匹林竟达到一千三百万公斤。从世界范畴来看更是如此。1994年，全世界消耗阿司匹林的药片、胶囊丸、栓剂等的数目多达 362.5 亿，总重量高达 1.16 万吨；仅在法国一个国家，这一年的消耗量就有 17.3 亿片，相当于每一人服用 30 片阿司匹林，而且这个数字还在增长。在这一过程中，一些生产或推广此药的人也获得巨额的利润。

法国的热尔曼·塞教授（Professor Germain Seé）1887 年给急性和慢性痛风病人每天服用十克水杨酸，获得很好的效果，同时也获得很好的收入。这年第二期《不列颠医学杂志》的编辑部一篇文章说到，有一位患痛风的老年绅士有一次请他诊治就付给他二千法郎的酬金。

人们都知道英国的托马斯·比彻姆爵士（Sir Thomas Beecham, 1879—1961）是一位国际知名的指挥家，却往往忘记了他曾是他与父亲的一家公司的资产共有者。但是他的兴趣不在企业上，而是在音乐上。他为发展英国的歌剧提供资金，收购伦敦古老的科文特加登歌剧院（the Covent Garden Opera House）和其他用于音乐事业的经费，全都来自公司生产和销售阿司匹林的属于他的那部分利润，不用说，是一笔十分巨大的费用。

无疑，阿司匹林的作用是相当复杂的，不过作为水杨酸的衍生物，可以简单地认为它的化学形式是以苯分子为基础的。只是这个小小的分子到底怎样在人体组织里起到降温、止痛、改善关节活动和减慢血液凝固等多方面的作用的问题，许多科学家都对此进行过大量的研究。其中做出特别重大贡献的是英国的约翰·罗伯特·文（John Robert Vane）与瑞典的苏恩·贝里斯特罗姆（Sune K. Bergstrom）和本特·英格玛·萨米尔松（Bengt Ingemar Samuelsson）这三位生化学家，他们分离、鉴定和分析了多

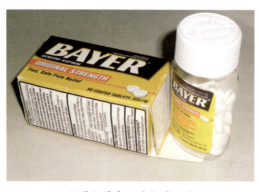
拜耳公司出品的阿司匹林

种前列腺素，萨米尔松又最先描述了前列腺素的合成过程，文还证明阿司匹林止痛、退热、消炎作用的机制，可能是因为它抑制了这种由人体前列腺分泌出来的激素的合成的关系。为此，他们三人共获 1982 年的诺贝尔生理学或医学奖。

最普通、最平凡的东西往往也是人们最需要、最喜爱的东西。

青青的杨柳，水池边，小河岸，随处生长，人们司空见惯。但它那倒垂的柳条，婀娜多姿，令人想起寒冷的冬日已经过去，温和的春天已经到来，想起吹面不寒的风和沾衣不湿的雨，喜欢得掐下一段它的叶尖，放进嘴里，细嚼它略带苦涩的清味。正是这苦味，让几个世纪前的人想到它可能具有的用途，最后通过科学实验，发现并制成一百年来应用不衰的阿司匹林。

何塞·奥尔特加·加塞特（José Ortega y Gasset，1883—1955）是当代著名的西班牙哲学家和人文主义者，由于他对西班牙的文化和文学复兴产生过重大的影响，因而具有世界性的声誉。奥尔特加·加塞特对阿司匹林可说是情有独钟，在第一次和第二次世界大战之间曾写出一本盛赞阿司匹林的书，书名就叫《阿司匹林的时代》（The Aspirin Age）。奥尔特加·加塞特在书中竭力赞美阿司匹林的作用，说它是一种"神奇药品"，是文明带给人类的恩惠；他是基于阿司匹林在本世纪里的广泛应用，才把 20 世纪称作"阿司匹林的时代"。当此书 1950 年在伦敦出版时，一位叫 I. 莱顿（I. Leighton）的编者这样解释说：

> 在这些骚动的年代里，我们一直在寻求一种可以治疗世界性头痛的万灵应药，但总是徒劳无功，除了阿司匹林比较地接近这一目标。

这可以说是对阿司匹林的恰如其分的评价。

古柯：从原始食用到现代应用

南美洲的安第斯山脉，最高峰海拔达六千九百五十九米，雄踞于秘鲁、哥伦比亚、玻利维亚、厄瓜多尔、委内瑞拉等七个国家，不仅是世界上最壮丽的自然景观之一，还以宝藏丰富的药材而出名。早在16世纪，就曾在这里发现有一种"金鸡纳树"的皮治疗疟疾有特殊效果，科学家们后来设法将此树的树种移植到世界其他地区，挽救了千千万万疟疾病人的生命。这里另外还有一种树，一般高两米多，枝条挺直，薄薄的卵形叶子，颜色鲜绿，黄白色的花，结出红色的浆果。它们大多生长在这里炎热、潮湿的林中空旷地面，也有生在干燥小山坡上的，且质量更佳。这种树的叶子是当地土著们最喜爱的，当他们干繁重体力活时，都喜欢咬嚼它，作为兴奋剂，以摆脱疲劳感。有一个古老的神话传奇故事，说此树是南美洲土人崇拜的太阳神托纳蒂乌的王子曼科·凯帕克（Manco Capac）"恩施"的众神的"礼物"，"能消除饥饿，使疲乏者增添力量，不幸的人忘却忧虑……"

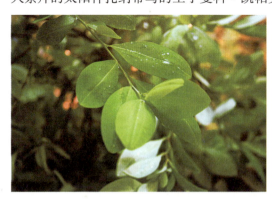

古柯叶子

有关这种树叶的神奇作用，通过旅行家和探险家的记述，于1569年传入西班牙；二十多年后，大约1596年又传入英国，引起植物学家和药物学家的兴趣。他们纷纷前往美洲考察，又带回不少有关的信息。据此，欧洲人进一步了解到，这种被科学家定名为"古柯"（Erythroxylum coca）的树的叶子，作为兴奋剂，印第安人平时就经常服用，到死都不停止；他们在长途跋涉或性交前更要服用，在长时间从事体力活动时还要增加剂量。一位作者写道："服用古柯后，印第安人能走几百个小时，甚至能跑得比马还快，却丝毫不露倦容。"另一位作者记载说，有一个混血儿，连续五天五夜干着极艰苦的挖掘的活，每晚只睡两个小时，除了古柯，别的什么也没有吃。德国著名的自然科学家和探险家亚历山大·封·洪堡（1769—1859）曾于19世纪初步行、骑马和乘独木舟对南美洲和安第斯山做过一次行程一万里的广泛考察，他也说到，自己在那次考察中，不止一次看到土著干活时咀嚼古柯的情况。但是在印加（Inka）族统治时代，古柯只有廷臣和高级贵族才能独专应用来求取至福；1532年西班牙征服者弗朗西斯科·皮萨罗（Francisco Pizarro）侵入秘鲁后，古柯树曾一度被乱加砍伐，当作嗜好品被广泛滥用。不过在西班牙统治时期，古柯树最先是禁止种植的，后来改

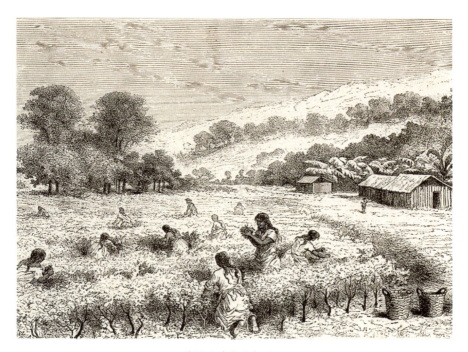

画作描绘采集古柯的场面

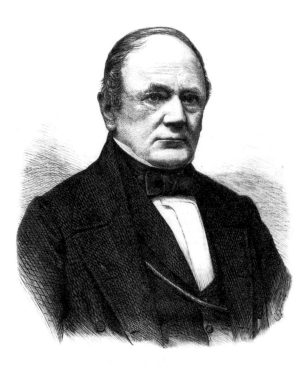

德国自然科学家爱德华·波普

为专卖，最后虽然允许自由买卖，也得纳税。仅1850年，在玻利维亚一地，课税的金额就高达三百万西班牙币。

古柯树叶真的是这么一种具有神奇效能和广泛应用价值的药物吗？医学家和药物学家开始思索。对于科学来说，思索当然仅仅是开始，一切都需进一步的验证。

最早的可能是德国医生和自然科学家爱德华·弗里德里希·波普（Eduard Friedrich Poppig）。他在写于1836年的一篇论文中宣称，经他调查，长期服用古柯树叶使秘鲁的印第安人不论在肉体上还是心灵上都受到极为严重的破坏。但曾经居住秘鲁的瑞士人约翰·雅各比·丘迪（Johane Jacob Tschudi）却认为这种有害性仅是应用过度造成的。不同的看法有利于对事物的进一步认识。波普和丘迪的报告使欧洲的医生们觉得有必要通过试验来对古柯的性质做进一步的研究。

珀洛·曼特盖扎（Paolo Mantegazza）恐怕算是第一个对古柯叶进行认真实验的人。

曼特盖扎大概是一个意大利人，他的生理学著作，特别是有关麻醉生理的篇章，长期享有很大的威望。在他的获奖作品中，有一册叫《古柯的卫生和医学价值》，是这位医生和生理学家有关这种植物的理论性的和实际应用的描述。曼特盖扎在南美居住过多年，对以往一些作者有关古柯的记述，自然是了解的。他在此书中完全是根据自己所做的实验，描述了古柯对人机体的作用。

这实验于 1859 年进行。曼特盖扎先是咬嚼一茶匙，也就是三克多一点的古柯叶。他感到口内稍稍有些苦味，且开始有大量的唾液分泌；胃里的感觉是舒服的，"有如怀着食欲吃下清淡的食物之后的感觉"。以后几天，曼特盖扎保持同样的剂量继续进行实验。这时，他的皮肤开始感到瘙痒，但不能说是不舒服的；可是口内却出现灼痛感，而且剧烈口渴。于是他改变实验方式，不再咬嚼，而是用沸水来冲十克左右的古柯叶，然后把这浸剂喝下。这实验使曼特盖扎觉得像是一直处在患了半热病时的状态，而且出现耳鸣，心悸几乎比脉搏要快一倍，虽然实际上体温并没有提高。这些无疑是初期中毒的症状。可是曼特盖扎却觉得自己有说不出的自由自在，而且觉得仿佛全身都充溢了活力和能量；还有他的精神也好像舒展得很，感到出现一股不可抑制的热望来做体操和体力运动，或完成以前似乎是不可能的事。他以近乎做柔软体操的那种惊人灵巧的动作，从地面跳到写字台狭窄的桌面上，上面虽然差不多到处摆满了器皿、试管和其他物品，他却没有碰撞或碰碎过一件。不过这种显示高度生命活动力的状况仅仅持续了一个短时间，继之就是衰竭和绝对满足后内心的平静。在这种状况更替的时候，他的意识一直十分清晰，虽然在他睡着的时候，他的睡眠呈现出不平常的多样性和虚幻性。

美国纽约的药理学家塞缪尔·珀西也通过服用古柯浸剂做过类似的试验，同样得出结论，相信古柯叶中含有兴奋性的物质。可是它里面到底含有什么物质呢？

德国哥廷根大学教授弗里德里希·维勒（Friedrich Wohler）是一位著名的化学家，曾分离出多种元素。他的名声使他的实验室吸引了很多

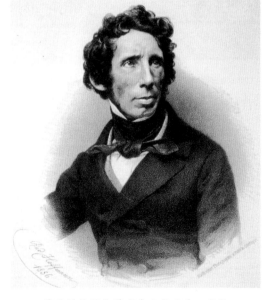

著名的德国化学家弗里德里希·维勒

167

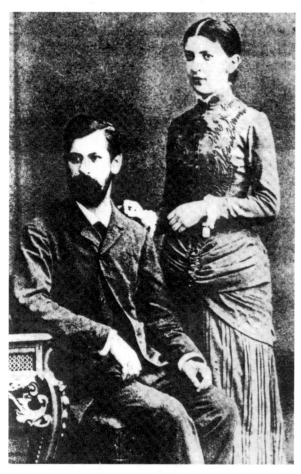
弗洛伊德和他的未婚妻玛莎

的学生。他与他的学生和助手阿尔贝特·尼曼（Albert Niemann）曾经从动物体内分离出尿酸，一种嘌呤类化合物。听说古柯的神奇作用后，尼曼对古柯的性质也感到极大的兴趣，热望能对它进行深入的研究。正好，有一位叫舍尔泽（Dr. Scherzer）的奥地利探险家1859年从秘鲁将一批经过晒干的古柯叶子带到了欧洲，于是，维勒就从他那里得到了一些古柯叶，并于1860年从中分离出一种白色结晶状的生物碱，维勒在论文《论古柯叶子中的新的有机碱》中把这生物碱称为"可卡因"（cocaine）。只是尼曼不久就去世了，未能实现他的理想；是维勒的另一个助手威廉·洛逊（Wilhelm Lossen）接着提取了纯可卡因。

19世纪90年代，未来的"心理分析"理论的创始人西格蒙特·弗洛伊德（Sigmund Freud，1856—1939）在科学研究上还刚刚开始起步。1882年，他进入维也纳总医院做临床助教，十个月后，来到精神病学家特奥多尔·梅纳特教授的精神病诊所实习。从这时起，弗洛伊德就将注意力集中在神经精神系统疾病的研究上。弗洛伊德在寻求治疗神经精神疾病的有效药物时，一次偶然在一期《德意志医学周报》上读到德国军医特奥多尔·阿申勃兰特（Theodor Aschenbrandt）写的一篇有关对巴伐利亚士兵在秋季演习中所做的医学试验的文章。在论文报道的六例实验中，作者这样描述其中的一例：

> ……行军的第二天，天气十分炎热，士兵 T 累倒在地。我给他喝了一匙水，里面滴了二十滴氢化可卡因（0.5∶10）。约五分钟后，T 自己站了起来，继续行军几公里，一直走到目的地。尽管天气仍然很热，他背的装备也很重，但抵达目的地时他仍然是活蹦乱跳的。

文章还用了"抑制饥饿""增强耐力""提高心理素质"等词句来形容这可卡因的作用。是这些士兵体内原来就积蓄有大量的体力呢，还是可卡因使他们产生出新的力量？可卡因产生耐力的特性是什么？这些问题都引起弗洛伊德的思索。弗洛伊德检索所有的文献目录，尽可能找来有关可卡因的书刊，仔细阅读研究。他读到一篇早在 1787 年写的报告，说一位博学的传教士用可卡因竟然治愈了一例严重的歇斯底里症；另一报告说此物甚至使忧郁症患者的病状"有了起色，变得开心，愿意进食了"，等等。这些报道所说的药物作用的传奇色彩，虽然不免使弗洛伊德觉得有些"难以置信"，但是他仍旧非常感兴趣。他想：如果所说的都是真的，那么可卡因肯定还有未被发现的医疗价值，有必要对它做进一步的研究。他后来在 1884 年 4 月 23 日给他未婚妻玛莎·伯奈斯的信中这样写到他当时的想法：

> ……我现在有一个想法和一项计划想告诉你，也许它根本就不是什么新鲜事：一个德国人把可卡因用在士兵们身上，发现它能使士兵更有力量和耐久性。我也定购了一些，打算用它先来尝试治疗心脏病，再治疗神经衰弱，并计划专门对戒毒难受的那些情况进行实验。可能现在已有很多人试验过了，因此也许我是在白费功夫，不过我不准备放弃。你知道，只要百折不挠，最后总会成功。

弗洛伊德肯定了可卡因还有未被发现的医疗价值之后，就决定在自己身上进行实验。于是就给位于德国中南部达姆施塔特城的那家曾为阿申勃兰特提供过可卡因的马克化学公司订购这药品，虽然它的价格十分昂贵。一天，当他因为疲劳过度感到心情有点压抑时，便将 0.05 克氯化可卡因以百分之一的比例溶进水里，然后喝了下去，和着衣服躺到床上，看会有什么反应。没多久，他感到心情舒畅多了，甚至产生一种轻松悠闲的感觉。随后，他从床上起来，走到书桌跟前。这时，他觉得嘴唇和舌头有点增厚，紧接着又觉得全身有些发热。他试着喝了一杯凉水，只觉得这水碰到嘴唇上是热的，而咽到喉咙里又是凉的。这使弗洛伊德得出结论："这种剂量的可卡因所诱发的情绪，与其说是产生了直接的刺激，还不如说是消除了总的来说是处于健康状态的人体中造成压抑的生理因素。"

有好几个小时，弗洛伊德都被刺激得无法入睡；而且既不感到饥饿，也不感到疲劳，反而很想使劲用一阵脑子。于是，他兴致勃勃地连续工作了几个小时，直到凌晨两点钟，药性才开始减退，而脑子的思路却始终保持清晰；第二天早晨七点钟起来，也没有丝毫的倦意。

以后几个星期里，弗洛伊德又好几次以同等剂量的可卡因进行自我实验，都获得一样的结果。在这样做了数十次实验之后，弗洛伊德又得到同事弗莱施尔的许可，对他进行了实验。恩斯特·封·弗莱施尔-马克豪（Ernst von Fleischl-Marxow）原来是一个吗啡瘾者，一天比一天增加剂量。决心戒绝停止后，陷入极大的痛苦中。可是当弗洛伊德将一杯水掺上 0.05 克可卡因让他喝下去之后，不一会儿，他就感到原来的肋骨疼痛明显减轻了；只是有一次，弗莱施尔自己因为可卡因用量过多，陷入了半昏迷状态。这让弗洛伊德意识到，可卡因显然也是有危险性的，并不像文献上说的绝对安全。那么多少才算是超剂量呢？在以后的自我实验中，弗洛伊德减低了剂量，同时还把自己这实验情况向几位同事公开了。他们中有些人也使用了这种药物，给自己带来确凿的效果，说可卡因不仅能消除疲劳，使人产生足够的体力能够进行长途跋涉，而且它简直抵得上一顿丰盛的饭菜。根据这些对他自己和其他人的实验，弗洛伊德决定如他在 6 月 2 日给伯奈斯的信中说的，要"收集资料为这神奇的物质唱一曲赞歌"。这"赞歌"便是他发表在 1884 年七月号《综合治疗中心报》上的一篇长达二十六页的论文《论古柯》（*Uber Coca*）。在论文中，弗洛伊德对照了五种不同语言的刊物上的资料，又引用自己在实验中获得的证据，论证了可卡因对饥饿、睡眠和疲乏所产生的作用。弗洛伊德写道：

> 剂量在 0.05—0.10 克之间的盐酸可卡因，其效能是兴奋和持久的欣快感，它完全不像喝过酒精后的那种兴奋。人感到自己是力所能胜的、精神充沛的和积极活跃的，不同于酒精、茶精和咖啡因的精神刺激，而是正常的强壮，有工作能力。古柯具有神奇的功效，长时间剧烈的智力和体力工作可以不知疲倦地完成，对人人都不可或缺的饮食、睡眠完全可以置之度外。就是上了瘾，人还是能吃能喝，即使克服不了这瘾头，也还是能过得去，可以不睡，虽然需要的话，不妨睡一会儿。初期上瘾，失眠症是常有的，但那并非因为烦恼和痛苦的关系。

在论文中，弗洛伊德提出，可卡因对消化功能紊乱、消化不良、贫血、梅毒、阳痿以及各种热病，还有吗啡上瘾、酒精上瘾等病症，都有实际的疗效。

在弗洛伊德的同事中，卡尔·科勒（Carl Koller，1857—1944）和莱奥波德·柯尼希斯坦（Leopold Konigstein）都是眼科医生，他们曾说起，像沙眼等眼睛范围的感染，当时没有办法进行手术，可是痛起来难以忍受。这时，弗洛伊德想到，该告诉他们，也许可卡因

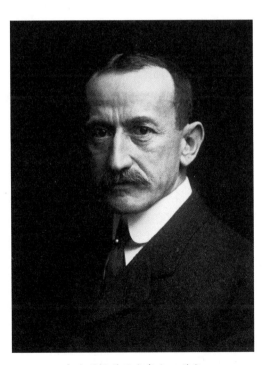

奥地利眼科医生卡尔·科勒

对眼病方面的止痛会有一些效果。

比弗洛伊德年少十八个月的科勒出生于波西米亚，1882年从维也纳大学毕业后，进了维也纳总医院，做眼科实习医师，正争取成为一名助理医师。科勒是一个对事物很有敏感性的人，他在眼科方面的想法十分独特，也可以说是有些超前，以致常常使同事们觉得此人非常固执，因而有些讨厌他。科勒正确地觉察到在眼科中麻醉的需要，并已经在开始寻求某种能够对眼睛的敏感的外表起麻醉作用的药物，像吗啡、水合氯醛等，他都曾经用来试验过，可都白费精力。但科勒没有停止探索。正是这种精神，最终使科勒在弗洛伊德的启发下，通过可卡因的应用，在眼外科方面开始了一场革命。

一天，弗洛伊德正与包括科勒在内的几位同事，一起在医院的院子里时，一位实习医生走过他们跟前，脸上露出一副剧烈疼痛的表情。弗洛伊德看到他这情景，便对他说："我想我可以帮助你。"于是，他们便来到弗洛伊德的房间里。弗洛伊德给他用了几滴药水，他就立即不再感到疼痛了。这时，弗洛伊德向他们解释说，这是南美洲的一种叫"古柯"的植物的提取物，它的性能似乎能够缓解疼痛，他自己正准备写一篇有关的文章发表。科勒当时并没有说什么，但是当他后来读了弗洛伊德的《论古柯》后，他陷入了深思，并立刻开始行动了起来，有时还与弗洛伊德一起干。他与弗洛伊德一起喝可卡因溶液，比弗洛伊德更强烈地感受到可卡因在舌头上的麻木；弗洛伊德还多次与他一起，共同用测力计来测试自己在服用可卡因之后感到肌力明显增大，究竟仅仅是由于主观的错觉，还是客观存在的事实。可惜，弗洛伊德后来错过了这一成功的机会。对此，他在自传里这样说："就在这项工作进行到一半的时候，突然有一个可以前去探望未婚妻的机会。当时我们已分别两年之久。我匆忙结束了对可卡因的研究……"就在此期间，科勒带了一瓶可卡因的白色粉末来到萨洛蒙·斯特里克教授的病理学研究所，向在所里的一位教授宣称，他已经有理由认为可以进行医科的局部麻醉了。于是他从瓶子里倒出可卡因进行试验：先是试用于一只青蛙、一只兔子和一只狗的眼睛，然后用于他们自己的眼睛，全都获得成功。科勒初步写了一篇"预备通讯"，于这年9月15日在海德堡举行的眼科大会上进行实际演示。一个月后，10月17日，他又在维也纳医生协会上宣读了一篇这方面的论文，不久之后就正式发表了。在论文里有这样一句话："可卡因已经因我医院里的同事弗洛伊德博士的饶有趣味的治疗论文而明显地受到维也纳医生们的注意。"表达了对弗洛伊德的先驱工作的承认。弗洛伊德则在自传中肯定了科勒的工作，说科勒"当然要被认为是可卡因局部麻醉的发现者"，并声言自己"并不因为这一研究的中断而埋怨我的未婚妻"。

柯尼希斯坦是弗洛伊德的一位亲密朋友，比弗洛伊德大六岁，已经做了三年讲师。他曾将可卡因用于缓解沙眼、虹膜炎等眼科疾病的疼痛上，工作做得切实，取得一些成功。随后，他在弗洛伊德的帮助下，通过挖去狗的一只眼睛而将这一应用扩大到外科领域。只是相比之下，他显然是迟了一步。在10月17日的大会上，他也宣读了一篇有关可卡因的论文，但没有提科勒的名字。人们认为他这样做的动机是企图争夺优先权，不如科勒那样具有骑士的风度。

曼特盖扎、尼曼、阿申勃兰特、弗洛伊德、科勒等人都是值得赞赏的，他们的科学头脑和远见，使他们从印第安人对古柯叶子的原始应用上看到这种植物可能拥有的医学潜力，并竭力去挖掘这一潜力，使可卡因在欧洲一时为很多人所知晓和应用。但是这样一来，除了外科医生用于局部麻醉外，也使很多人对可卡因的作用几乎到了迷信的程度，他们相信它可以治疗急性鼻炎、淋病、呕吐、晕船、枯草热、鸦片瘾、乳头疮、阴道痉挛、百日咳、神经痛、痢疾、气喘、梅毒、心绞痛等范围十分广泛的病患。著名的英国医学刊物《柳叶刀》（Lancet）在1885年7月的一期上报道说：

> 对可卡因如此大量的治疗应用，似乎一开始就使这种药物的价值受到了重视。几乎每天我们都听说有几种疾病或综合征首次应用此药而且都意外地有效。

同年9月2日《纽约时报》（New York Times）上的一则消息，也描述了这种情况：

最近出版物中有关可卡因及其应用的内容，说明对贵重药物的普遍需求是有原因的。……可卡因的新用途已经在纽约被用于包括枯草热、黏膜炎和牙痛并获得成功，如今正在对晕船病进行实验。……医生们说，可卡因对鼻炎这类如此易得又如此难治的烦恼来源，一定会有疗效。今后，公众演讲人、歌手和演员将不再被允许以鼻炎为借口，为自己的使观众失望辩护；把尾音"m"念成"b"的人也不会得到原谅。人人都了解，可卡因可以治疗所曾听说过的最糟的鼻炎。

在谈到古柯带给人的恩惠时，如果忘掉一个人的名字，那么这段古柯的应用史就是不完整的，因为他，可卡因应用的范围被扩大了。

卡尔·路德维希·施莱希（Karl Ludwig Schleich）对可卡因的兴趣并不是偶然的。无疑是受了他那做眼科医生的父亲的影响，才使他后来成为一名外科医师之后，发展了局部麻醉。

那是1890年的事。施莱希像往常一样，生机勃勃地坐在朋友们中间，海阔天空地谈天，什么脑切面、新标本，还有人体的种种谜一般的现象，

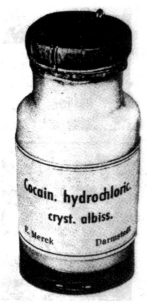

梅克公司出品的可卡因

以及被所谓"神经胶质"这种谜一般的物质所包围的神经的奇异性能，等等。谈到这些的时候，欢喜说俏皮话的施莱希突然跳了起来，喊道："神经胶质，它不就是大钢琴的琴弦消音器、电消音器、音栓调节器和制动调节器吗！"他这俏皮话的意思是：如果能将足够改变了成分的血液或别的液体注射到皮肤感受器的"小铃铛"中，就有可能抑制或者加强神经系统的感受性。

施莱希是一个十分容易冲动的人。他一想到什么，就喜欢立即动手干起来。在表达了上述想法之后，他便决定要通过实验来证实自己的想法。说过此话不到半个小时，施莱希便跑回研究所，当着他的助手戴维·维

可夫斯基的面，给自己注射了一些各种类似血液的盐溶液。注射后，他相信，根据这些实验，他弄清了，在兴奋的状态下，水是人体的有效麻醉剂；并进一步发现，如果再给这溶液加上百分之 0.05 的食盐，将会提高这兴奋性，而且从其作用来看，食盐的生理溶液可以与血液相媲美。"不久"，施莱希告诉别人说，"还发生了一件具有决定意义的事"，那就是：

> 如果在百分之 0.05 的食盐溶液中加入可卡因，那就会使整个麻醉剂的实效增加好几千倍。同时还发现新的局部麻醉：别人只能皮下注射可卡因的地方，我因为使毒性温和了，就可以进行肌肉注射等。数百次的自我实验使我渐渐地证明了，经我这样处理过的机体组织，无论接受穿刺、压迫、紧扼、刮术、烧灼等手术，都绝对无感受性。

这种被称为"浸润性麻醉"（infiltration anesthesia）的简单方法，施莱希后来在不同情况下进行各种手术时，包括切断术、眼球摘除术等比较大的手术中都试验过，接受手术的病人都完全不感到疼痛。

有关这新方法的消息传播得很广，大批病人都来找他。施莱希每天都要做十二个以上手术，从国外还陆续有数百位医生来他这里实习。的确，施莱希说得对，在柏林，一个普通的开业医生，如果治病不用麻醉，他是不会有几个病人的。

现在，施莱希觉得自己有权可以向同行宣布他的这一发明了。1892年，在德国外科医师代表大会上，施莱希做了报告。在报告中，他简单地叙述了自己有关浸润性麻醉的理论和实践，描述了取得的成就。最后他说：

> 有了这一无害的方法之后，如果在有机会充分应用可卡因的时候还采用别的有危险性的麻醉，我认为不论从思想上、道义上或刑法上说，都是更加不能容忍的。

施莱希这样的结束语使在座的八百位同行感到深深受到了侮辱，掀起了一股骚动，可能还有来自大会主席方面的压力，使施莱希不得不收起笔记本离开会议大厅。只有一位叫利特沃（Littauer）的老医师走到他的面前对他说："我年轻的同事，我不知道您是否真的完成了这一发现，要是真的，那么此刻所发生的一切乃是科学上一件前所未闻的事。"

失败并没有吓倒施莱希。他安慰自己，其他医学发明的命运也并不好。他继续工作，继续做他的手术，因为病人没有过错，不能因为自己有情绪而影响对他们的治疗。不过只要真正是优秀的东西，总是会被人认识的。渐渐地，按照他的方法施行手术的医生一天天增多，他的发明终于获得了承认；他关于这种手术的著作原来遭到拒绝，现在也得以出版了。在后来的一次外科医生代表大会上，与会者产生了这么一个印象：上次丢丑的不是施莱希，而是他们自己。

麻醉是通过某种药物的应用，导致病人局部或全身的包括痛觉在内的感觉的消失。在此以前的氧化亚氮、乙醚和氯仿，与如今可卡因的麻醉作用的发现及其应用，都意味着争取外科手术的无痛效果。医学史已经证明，如果没有麻醉，医学中的外科是无法想象的；同样，如果没有可卡因，什么医学也都没有可能。感谢这些挖掘古柯的潜在性能的医生和学者，有了他们，才使古柯的原始作用，提高到广泛应用于现代外科医学的地位。

金鸡纳："取金羊毛"的现代传奇

　　紧随在 16 世纪这一探险的时代之后，17 世纪是一个殖民的时代。墨西哥被西班牙赫南·科尔特斯的探险队于 1521 年征服，1523 年变成为西班牙的殖民地；1533 年，葡萄牙国王若昂三世在巴西建立了殖民地；法国的移民先驱塞姆·德·尚普兰于 1603 年为本国在加拿大建立了殖民地；在远东，荷属东印度是 1602 年建立的，荷兰先是在爪哇的巴达维亚设立总部，并在爪哇与印度、苏门答腊设立了好多个商务中心，随后于 1610 年任命了爪哇的第一任总督；同时，英国也于 1607 年和 1620 年在北美的詹姆斯敦、弗吉尼亚和普利茅斯、马萨诸塞建立了殖民地……

　　跟随探险者进入世界各个遥远地区的殖民者们，除了传播欧洲先进的资本主义制度和文化，留给人的印象就是灭绝或赶走土著，实行残酷的奴役政策，以及将天花、梅毒、疟疾、黄热病这类疾病带到了那里，等等。而他们，在这些从未到过的地方，不但见到了很多从未见过的动物群和植物群，还获得一些珍贵无比、十分神奇的"礼物"。在皮萨罗使秘鲁成为西班牙从属国的过程中，就出现过这么一个富有传奇色彩的插曲。

　　西班牙的法朗西斯科·皮萨罗（Francisco Pizarro, 1475? —1541）是一个军人的私生子，生得孔武有力，足智多谋。他年轻时就参加过庄院主的械斗，还到意大利打过仗；后成了探险家，参加探险，去了海地，发现了太平洋。从 1519 年到 1523 年任新建的巴拿马市市长，1524—1527 年，他组织探险队去南美西海岸勘探，发现一块由印加帝国统治的安第斯高地，他称它为"秘鲁"。由于巴拿马总督反对他征服秘鲁的计划，他只好回国。但他殖民的思想非常强烈，就向国王提出这一请求，终于获得许

177

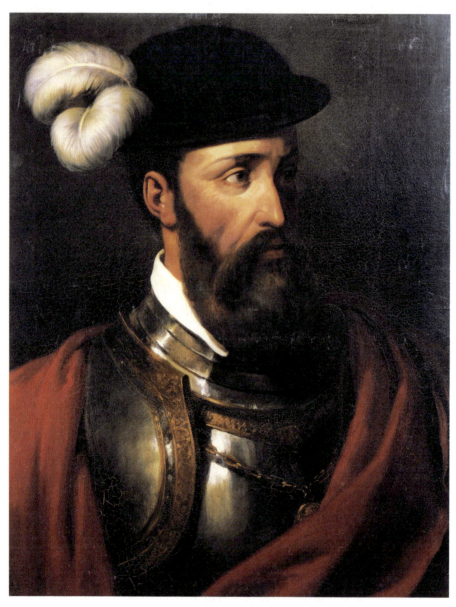

法朗西斯科·皮萨罗

可。于是，他带上一只船、一百八十名随员和三十七匹马，于 1531 年再次向秘鲁出征。在与印加皇帝的使者交涉时，他提出，要他们接受基督教和西班牙国王的统治，但遭到拒绝。因此，他便在 1533 年处死印加皇帝，占领了印加的都城，致使印加帝国瓦解。但是安第斯山海拔高达三千公尺，森林十分茂密，属亚热带气候，日间与夜里的气温变化非常之大。欧洲人要在这一地带生活，很不适应，结果很多人都得了热病死去，活着的很多也间日发热，每次病的袭击都使他们精疲力尽，身体虚弱不堪。

其中有一个西班牙人，让疾病折磨得几乎无力动弹了，只好被留在那里等待死神的到来。发热使他口渴如狂，他不得不拖着极端疲乏的两腿，毫无目的地在丛林里彷徨，最后来到一个池塘跟前。这个西班牙人疲惫得几乎睁不开眼睛，只朦胧地看到一棵大树倒落在池边，池水异常混浊，浓重得差不多不会流动。但极度的口渴使他顾不了这些，便立刻跳进池水里，深深地喝了好几口。虽然觉得水味非常苦涩，可以想象到这水是受到倒下的那棵有毒树木的污染，不过在这个垂死的病人看来，即使喝过之后立即就会死去，也是一种痛痛快快的死，总要比受疾病的痛苦折磨好些。于是他又继续喝了个饱，随后不知不觉地陷入了沉睡。也不知睡了多少时候，当他一觉醒来之后，他发现奇迹出现了：他不但没有死，而且感到身上的热已经完全退去，尤其是体力也恢复了。他觉得自己浑身是劲，甚至能够飞快地跑去追赶丢下了他的队伍，并带了许多同伴回到这里，来看这奇迹的发生地……

多年后，医学史家们弄清，这个西班牙人所染的是疟疾，它很可能是15世纪末克里斯托弗·哥伦布发现美洲后传入那里的。这棵倒落在水里的是规那树，正是治疗此病的特效药。

疟疾是人类最早知道的也可能是最严重的传染病之一，它的传播范围之广，对人类影响之深，恐怕很少有一种疾病能抵得上。疟疾的发病线从北纬六十度到南纬四十五—五十度。因为受害的人数太多，有史学家说，可能由于此病的流行，摧毁了锡兰的古代文明，希腊罗马的衰亡也可能与它有关。这种严重性，直到今天仍然可以看出：在第一次世界大战的马其顿战役中，英法德军均因患了此病而无法动员起来参战；第二次世界大战期间，仅仅在美国军队当中，疟疾病人就多达一百万。可见疟疾对人类军事、文化等各方面的威胁有多么的大。

规那树学名金鸡纳树（cinchona），是茜草科植物的一属，大多为乔木，盛产于安第斯山脉。这是印加人民馈赠予人类的一份最优厚的礼物。

生物学家通过大量的观察，认定动物具有自行治病的能力。他们看

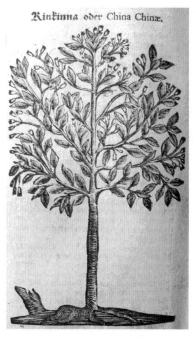

1696 年画出的规那树

到，狗、鸟、水牛、长颈鹿、狮子等动物，都会给自己治病，其中黑猩猩是最善于此道的。如有一种叫 Aspilia 的植物，叶子又硬又苦，当黑猩猩肚子疼时，便会去几公里以外寻找这种草药。生物学家注意到，黑猩猩吃这种草药时并不是像通常那样，把叶子嚼碎吞下了事，而是在口中来回搅腾，通过口黏膜吸收，防止药性在胃中遭到破坏。这是进化使动物在本能上感知到自己肌体缺乏什么、需要什么。

秘鲁的土人经常见到山里的美洲豹和狮子患了热病即疟疾之后，找遍深山，去寻觅规那树，啃嚼它的树皮，来"治疗"自己这病，结果总是很快就治好了病，从而得知规那树具有治疗疟疾的性能。1600 年，一位在秘鲁的耶稣会士发疟疾，1625 年左右西班牙洛克扎市的市长堂·洛佩斯·德·卡尼扎曾发疟疾，印第安的酋长便送给他们规那树皮，使他们这病得到了治愈，证明规那树皮治疗疟疾的药用价值。这样一来，规那树皮神奇的治疗作用，便慢慢地传播开了。

西班牙西北部莱昂省阿斯托加城的阿斯托加侯爵（Marquis Astorga）有一个女儿，叫安娜·德·奥索里欧（Ana de Osorina），十六岁时嫁给了萨利纳斯公爵的大儿子、萨里纳斯侯爵第一堂·路易斯·德·贝拉斯。四年后，堂·路易斯去世，他这位遗孀做了西班牙和葡萄牙国王费利佩第三的妻子玛格丽特皇后的宫女。不久安娜又重新结婚，嫁的是钦琮伯爵，他的领地钦琮（Chinchon）离马德里不远。1628 年，钦琮伯爵被任命为秘鲁的总督，第二年 1 月初，便带着妻子堂堂皇皇地来到秘鲁首都利马。不久，伯爵夫人患了疟疾，伯爵的医生束手无策。洛克扎的堂·洛佩斯（Don Francisco Lopez）得知这一消息后，给他送去一包用规那树皮研成的粉末，于是，病很快就好了。伯爵夫人很受鼓舞，命令大量收集这种规那树皮，将它用于她的婢女，介绍给她的朋友，还广泛分发给每个患热病的人，以致一个时期，规那树皮的粉末被称为"伯爵夫人的粉剂"（'Countess' Powder）。虽然后来有人提出，说伯爵夫人死于 1625 年，怀疑此事的真实性，但她的故事还是流传了下来，说伯爵夫人于 1649 年回到西班牙，并带来一些规那树皮，希望它在热病流行的此地也像在秘鲁一样地被证明有用。她的医生德·维加要比夫人稍晚一些时候回来，也带来不少存货，却以每磅一百里尔的高价在塞维利亚省的省会塞维利亚出售。

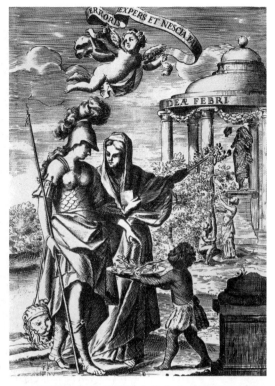

17 世纪的版画描绘南美土人向欧洲人提供规那树皮

　　在此后的一些年里，规那树皮一面治好更多的人，一面则被商人抬高价格出售，还常常掺杂假货。因为价格太高，在巴黎，每剂卖到三个弗洛林，后来甚至原来只需半先令的剂量竟涨到三十二至三十六先令。所以除了王公贵族，一般的人都根本买不起，像法国的路易十四，他患上疟疾时，德·卢戈红衣主教为他献上规那树皮，才治好了他的间日热。

　　有一个英国人叫罗伯特·塔尔博（Robert Talbor, or Tabor, 1642—1681），年轻时曾在剑桥的一家药房做过学徒，但没有受过正规的医学教育。他于 1671 年定居英格兰东部北海沿岸的埃塞克斯，那里有一片沼泽地，疟疾十分流行，他注意到规那树皮的治病疗效，并自行实施，获得了成功。他的治病名声扩大后，就移居到了伦敦，受到国王查理二世的召见，去温莎为其治愈了疟疾，使皇室深表感激。为保护塔尔博免遭由于不具行医执照可能会遇到的干涉，原国务大臣、时任宫廷大臣阿林顿伯爵第

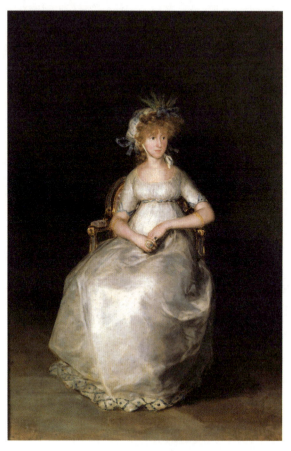

戈雅画的《钦琮伯爵夫人》

一还特地为他给"皇家内科医师协会"写了信。塔尔博治好国王的病后，受封为御医，还得到爵士的称号。当法国多芬皇太子患疟疾时，查理二世就派塔尔博去见路易十四。对于这个没有文凭的外行，要把皇太子的生命托付给他，法国的宫廷医师是颇不放心的。他们考问塔尔博，意在暴露他医学知识的缺乏。他们问他："知道什么叫热病吗?"塔尔博应战说："即是一种我能够治疗而你们治不了的寒热病。"塔尔博就靠规那树皮的红葡萄酒浸剂，医好了皇太子，后来还医好孔代亲王的病。于是，路易十四封他为骑士，赏他一百里弗尔年金，授予他十年的药物专利，以表示感谢；并以二千里弗尔购买他这秘方。塔尔博还曾于 1680 年去西班牙，治愈了女王的疟疾。第二年，塔尔博在伦敦去世，被葬于剑桥的圣三一教堂，碑牌上的赞语是 Febrium Malleus（热病之锤）。塔尔博死后，开明的路易十四下谕公布一本小册子，供内科医师治疟时用。此书的英语译本于 1682 年在伦敦出版，名为《英国人或塔尔博的治疟和退热秘方》。塔尔博应该受到称颂，由于他，才使规那树皮这一抗疟特效药在英国得到推广。

1693 年 4 月，中国的康熙皇帝患了恶性疟疾，一时上下惊恐。于是颁布诏书，征募良法，并指派了四名太医专主此事。应征的很多，其中有一

182

僧人，从井里打上一桶清水，盛起一杯，端向太阳，两眼仰视，口中念着阿弥，又转立四方祈祷，做出极神秘的样子。仪式结束后，他匍匐向前，将水呈献上去，声称可以治皇上的病。结果自然无效，被判犯有欺君之罪。

当时，路易十四"欲于中国传扬圣教，并访查民情地理，以广博闻"，派了十六名耶稣会士从1685年起程，于1688年来到中国。这些耶稣会士带有一磅来自印度东南部某法国殖民地的规那树皮的粉剂。当康熙病情与日加剧时，

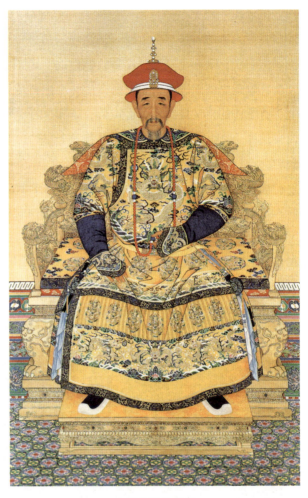

中国的康熙皇帝

耶稣会士洪若翰、张诚等神父便向宫廷进献这种治疟特效药。康熙是清代皇帝中最重视文化、重视研究学问的一个。对规那树皮这一当时在中国尚无人知的新药，他本人就极愿一试。但是左右大臣和御医，尤其是太子，都竭力劝阻。于是先让三位病人服用，随后又有四位廷臣自愿尝试，都有效而无害，才得太子首肯。康熙于是不假思索，毅然服用此药，"不日，疾瘳"。为此，康熙称规那树皮为"神药"，并对这几位传教士，如洪若翰所记述的，"特于皇城西安门内赐广厦一所"；还在自己病愈之后，特许张诚、白晋、洪若翰、刘应四人在出巡时列于扈从队中，以示优待；一年后，又赐给他们一块空地，让他们建造宏伟的教堂。康熙当时甚至当众亲

诏，说这些欧洲人，经过他时时考察，发现他们"为朕勤劳"，真是披心沥胆云云。康熙对规那树皮这一新药的治病效用深信不疑，并多次向臣子推荐。一次，康熙见某一位提督脸色瘦弱，表示关怀，提督回奏说是病了九次，康熙立即随顾皇太子，回宫后并令近侍传旨赐规那树皮。当江宁织造、曹雪芹的祖父曹寅患了疟疾后，康熙也特谕苏州织造局的李煦持规那树皮前往，"恐迟延，所以赐驿马星夜赶去"。可惜药尚未到，曹寅就已病逝。

规那树皮尽管对疟疾有奇特的疗效，并于 1677 年首次被作为药物正式列入伦敦的《药典》中，但仍然并不为人们所普遍接受，不少保守的医生宁愿用古希腊医学家加伦的传统的"泻药疗法"。17 世纪末的意大利医学家、早期的著名流行病学家贝纳蒂诺·拉马齐尼（Bernardino Ramazzini）坚决主张应用规那树皮治疟，他高度评价说，规那树皮之于医学，有如火药之于战争，认为规那树皮的应用是医学史上的一次革命性事件。当然，滥用的情况也是存在的。一段时期，规那树皮的粉末被作为粉剂、浸剂、酊剂、丸剂，不分青红皂白地用来治疗因任何原因引起的发热和疼痛。实践证明，规那树皮最有效的作用是治疟疾。号称"英国的希波克拉底"的流行病学的奠基人、对热病有特殊研究

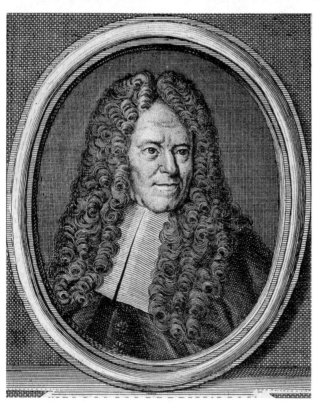

意大利流行病学家拉马齐尼

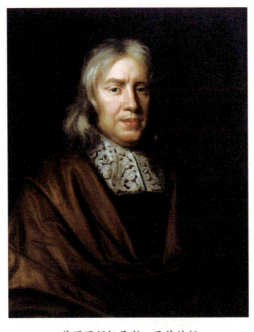

英国医师托马斯·西德纳姆

的英国著名医师托马斯·西德纳姆（Thomas Sydenham）也竭力鼓吹它的这一效用，产生很大影响。但影响的扩大也导致了名称的混乱，除了"规那树皮"外，还有"伯爵夫人粉剂""耶稣会士粉剂"等名字。有鉴于此，世界著名的植物分类学家、瑞典的林奈（Linnaeus）于1740年将它纳入自己的植物分类系统，并用钦琼伯爵夫人的名字命名，以纪念她对这一药物的热情；只是人们把钦琼的名字传给林奈时，拼错了一个字母，结果将 Chinchon 错成为 Cinchona，中文音译时便译成了"金鸡纳"。

　　秘鲁人在采集金鸡纳树的树皮时十分粗鲁，乱砍滥伐，很不爱惜，使森林遭到严重的毁坏。科学家们非常担心，这样下去，总有一天，金鸡纳将会绝种，使人类丧失这种天赐的特效药。他们考虑，是否可以做些努力，将这种植物迁往爪哇等与它的产地气候相似的地方种植和培育。

　　夏尔-玛丽·德·拉孔达明（Charles-Marie de La Condamine）是法国著名的博物学家和数学家，1735年参加考察队去秘鲁测定赤道附近经度 1°的长度。1743 年，他因与同事不和，离开考察队，乘木

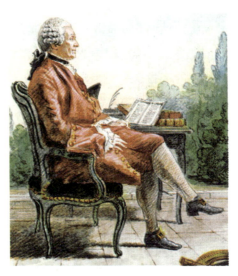

法国博物学家拉孔达明

185

筏顺流而下，自行作亚马孙河口的旅行。到秘鲁后，他得知金鸡纳作为退热剂，特别是治疗疟疾的药用价值后，就想到把这种植物移植到欧洲去。他找了做过法国皇家植物园园长的植物学家和医生安托万·德·朱厄西（Antoine de Jussieu）帮忙。德·朱厄西经过千辛万苦，终于设法得到了一些金鸡纳树，装箱准备运送。但他的仆人误以为箱子里装的是货币和硬币，就连箱把它偷走，使拉孔达明因失败而得了精神病。也有说是拉孔达明的金鸡纳在离开南美返回欧洲前，被亚马孙河上的巨浪给卷走的。拉孔达明的努力没有成功，只是为了纪念他的工作，后来有一种金鸡纳以他的教名约瑟夫来命名。

一百年后，1845 年，一位在法国自然史博物馆工作、叫威德尔的植物学家被派往秘鲁和玻利维亚，去研究金鸡纳树。他鉴定出了几个品种，带回到巴黎，在著名的巴黎植物园种植。五年后，又将一个品种运至爪哇，为以后能在良好的土壤上广泛种植打下基础。

查尔斯·莱杰（Charles Ledger）是英国伦敦的商人，长驻在南美洲替新南威尔士政府采购羊驼毛。因为他一直在金鸡纳树产地生活，对辨别树皮质量的好坏和植物品种的优劣十分在行。1865 年，他从秘鲁土人那里弄到十四磅高质量的种子，准备带回欧洲。不想被另一些秘鲁人知道，以致引起他们的妒忌，他们企图设法杀了莱杰，抢走这些种子。谁知莱杰事先早已将这批种子转移给了他在伦敦的兄弟乔治，使这几个秘鲁人没有达到目的。乔治·莱杰原本想将这批良种卖给英国政府，但是没有成交。最后，他的这些货物一半卖给了荷兰政府，另一半卖给了锡兰（今斯里兰卡）的一位农场主。荷兰后来在爪哇繁殖出了大约两万棵金鸡纳树，换得了数不清的黄金，并建立起了大工业。

令人惊奇的是，有一位叫约翰·伊夫林（John Evelyn，1620—1706）的英国著名作家，有美术、林学、宗教方面的著作三十多部，特别是他从十一岁开始记日记，一辈子从没有间断过。他的日记被认为是五十余年英国生活的生动见证，具有极大的历史价值。科学史家从伊夫林的日记中查到，他曾记载，说他曾经在伦敦切尔西药物园中见到过"耶稣会士"树皮的树木。这说明规那树早就被移植到欧洲，只是未能查明这是谁的功绩。

金鸡纳含有大约三十种生物碱，其主要生物碱奎宁具有抗击疟疾的作用。法国化学家彼埃尔-约瑟·佩尔蒂埃是巴黎药学院的教授，1817年与法国化学家约瑟-B·卡方杜合作，分离出了叶绿素。1820年，两人再度合作，从规那树皮和其他植物中分离出了奎宁和别的生物碱，开启了以天然的或化学合成的方法制成药物。这样一来，就会有大量的治疟特效药了。到了1933年，金鸡纳树在世界各地也有很大的发展，产量达到一千一百六十六万六千斤，在第二次世界大战中为治疗同盟军中的疟疾病人发挥了作用。

希腊神话中有一个"取金羊毛"的故事。

金羊毛是纯金的毛皮，长在属于众神使者赫尔墨斯的一只长翼的公羊身上。当玻俄提亚王阿塔玛斯的儿子佛里克索斯与姐姐赫勒受后母伊诺的虐待时，赫尔墨斯赠送这公羊，使他得以逃脱，来到科尔喀斯，并受到国王埃厄忒斯的款待。后来，佛里克索斯以公羊祭献主神宙斯，将金羊毛赠给了埃厄忒斯。但埃厄忒斯把金羊毛转赠给了战神阿瑞斯。阿瑞斯收到金羊毛后，把它钉在一棵树上，派毒龙紧紧看守。因此，当伊俄尔科斯王国的合法继承人埃宋要求篡夺王位的叔父帕利阿斯归还王位时，帕利阿斯表面答应，却要求侄子为他取来金羊毛，这实际上就等于要侄子做一件办不到的事。不过埃宋造出了一条大船阿尔戈号，率领众英雄出海觅取，经过种种艰难曲折，终于在埃厄忒斯的女儿、精通巫术的美狄亚的帮助下，取得了金羊毛。

"取金羊毛"的故事，有如中国的"盗仙草"的故事一样，在世界文化中已经

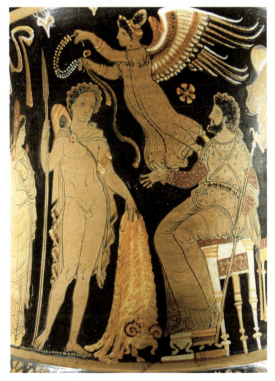

画作描绘埃宋取到金羊毛回来

成为一个原型，象征着为了荣誉、地位、财富，或者人类的健康和生命，人们会竭尽全力，不辞劳苦，不怕艰险，甚至不惜牺牲自己最可宝贵的生命。

　　生长在古老的深山里的规那树——金鸡纳树就像是这"金羊毛"，几百年里，有多少人不顾千辛万苦，甚至冒着生命的危险，去寻找它，设法得到它，并希望将它移植到世界各地，进行种植、繁衍，扩大它的产量。在这一过程中，可以看到不同的人有不同动机：为了人类的生命和健康，为了自己的名声和荣誉，甚至仅仅出于获得金钱和财富的简单目的；这里有崇高的人道主义的温情和慈爱，也有仅是商业的交易和欺骗，还有凶恶残暴的争斗和暗害，演出了一幕幕时而生动浪漫、时而惊心动魄，同时也可歌可泣的真实的悲喜剧，使人扼腕长叹，令人钦佩赞赏，也让人唾弃和咒骂。真是一出丰富多彩的浪漫传奇！

曼陀罗：神奇、神秘和浪漫

　　1753 年，瑞典的植物分类学家卡尔·林奈（Carolus Linnaeus）在他划时代的巨著《植物种志》（*Species Plantarum*）中已经描述过大约六千种植物。可是，随着探险、殖民与和平友好的交往，到了今天，人们在感到世界是无比之大的同时，还看到，尽管大量的物种在一天天地消失，地球上的植物仍然太多，多到简直使人无法统计。事实是，除了营养学家和药物学家，几乎没有人会去关心这些长在旷野的绿色生命，更说不上有谁会将它们写进历史。但是也有少数的例外。说到这种例外的时候，一般人总是想到咖啡、古柯在国际市场上的轰动和

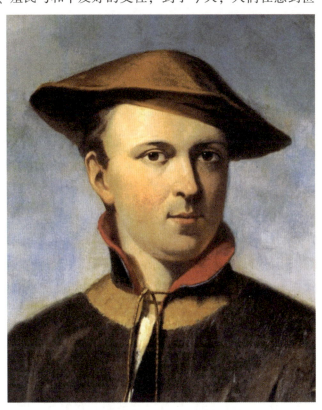

瑞典植物分类学家林奈

罂粟引发的战争，而往往没有注意到一种使古代人十分倾心的神奇而又神秘的植物。它就是曼陀罗。

曼陀罗不但吸引了植物学家和药学家的注意，可以说，自古以来，没有一部"植物志"或"药物学"会不提到它，而且它还诱发诗人、作家们的灵感，使他们对它的兴趣甚至超过提炼鸦片的罂粟。

双子叶植物纲里的曼陀罗（Mandragora，是果实；草叫 mandrake）生长在地中海和喜马拉雅山地区，茎较短，有粗大的块状根和大而不分的叶子，开铃状白色或紫红色的花，蒴果呈卵圆形。由于它的叶子很像茄子，中国人又叫它"风茄"，把它分入茄科，《不列颠百科全书》说它属玄孙科。曼陀罗在药理上与同是茄科的颠茄相似，有止痛和催眠的作用。

公元前 9 世纪亚述王国的国王亚述纳西拔二世时代距今已有两千八百年，考古学家从那时留下的楔形文字书版上，重组出许多有关当时政治、经济、文化方面的材料。医学史家发现其中一组被称为"亚述本草"（Assyrian Herbal）的书版上，列有二百五十种植物和一百二十种矿物，并且写明了它们的治疗价值。专家们认定，对这些植物、矿物的治疗性质的认识，有不少即使以今天的标准来看，也是十分合理的，如其中说"曼陀罗可用于止痛和催眠"就是一例。

泰奥弗拉斯托斯（Theophrastus，约前 372—前 287）是柏拉图和亚里士多德的学生，被称为"植物学之父"，他的著作涉及的面很广，包括逻辑学、形而上学、心理学、动物学、植物学、伦理学、修辞学、政治学、物理学、艺术、音乐等。在泰奥弗拉斯托斯的《植物研究》（*Enquiry into Plants*）中，描述了大约五百种植物，为后人编写"本草志"和"植物志"打下了基础。《植物研究》是一套多卷本的大书，内容异常充实，其中的第九册专门讨论植物的医疗作用，论述到曼陀罗时，说它具有"抗失眠"的效能。

奥洛斯·科尔纳留斯·塞尔苏斯（Aulus Cornelius Celsus，全盛期公元 1 世纪）是公认的古罗马最伟大的医师，写过一部关于农业、医学、哲学、法律、军事、艺术、修辞学等方面堪称百科全书的著作，可惜只有《医学》（*De re medicine*）部分保存下来。塞尔苏斯因在此书中所显示出的广博知识而被称为"罗马的希波克拉底"，又因写作文体的优美而被称为

"医学界的西塞罗"。在这部书中，塞尔苏斯描述了大量的药物，分内服药和外用药两大类，然后又列出各种具体的用途，其中也谈到曼陀罗及其催眠和止痛作用。

还有帕达涅乌斯·迪奥斯科里斯（Pedanius Dioskorides，约40—约90），古希腊医师和药理学家。他的著作《药物论》（*Meteria Medica*）讨论了近六百种植物，为现代植物术语学提供了最经典的原始材料，在以后的十六个世纪之内都一直是药理学的主要教材。在此书的第七十六节里，作者对曼陀罗的作用有相当多的描述，特别说道：

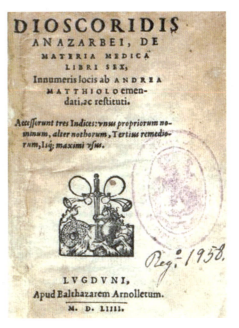

迪奥斯科里斯的著作《药物论》

> 曼陀罗草的叶片相当宽阔，色泽泛白，质感软滑，形状比苹果大一倍，香味甜蜜浓郁，牧羊人食后会不知不觉地入睡。它的止痛效果很好，在切割、烧灼手术中，可借助它的催眠作用，使人消除疼痛、不再恐惧。

更有意思的是，迪奥斯科里斯在书的另一处说，曼陀罗浸酒可"应用于失眠的人和在切割或烧灼的巨痛中希望沉入麻醉的人"，这里的希腊文原文αγαξθησιαγ（麻醉），被认为是"麻醉"这个术语在文献中的最早应用。

同是公元1世纪的老普林尼（Pliny the Elder，23—79），曾花费多年的心血，以大量的材料，编成三十七卷《自然史》（*Historia Naturalis*），其中十五到三十二卷涉及植物和药物。在这里，作者这样描述曼陀罗：

> 在进行切割、烧灼、拔除等外科手术时，通常都会让病人饮

191

用曼陀罗汁，以便解除这类激烈手术所带来的痛苦，有些人甚至嗅了曼陀罗草便会入睡，对手术的进行全然不知。

说起来，能够起止痛、麻醉、催眠作用的植物也不算少，但是唯独曼陀罗，远比其他同类药物更加引发人们的兴趣。这倒并不是由于曼陀罗如古希腊作家弗拉维乌斯·菲洛斯特拉托斯在《阿波罗尼奥斯传》（*Life of Apollonius of Tyana*）中说的，是"催眠的药物而不是致人于死的毒物"，以及古罗马作家奥维德（Publius Ovidius Naso）在《变形记》中说的，能"引起类似死亡的睡眠，却并不会致命"。许多同类植物也具有催眠却又不失其安全性。主要是由于曼陀罗那特异的形体。曼陀罗的根叶分叉，有些类似人的两只手和两只脚，像一个婴儿或小孩，使想象力丰富的人觉得它具有促进生殖和催情的作用。因此，在原始社会里，人们往往相信曼陀罗具有春药的效能，并会促使女子受孕。《圣经》描写传说是犹太人祖先之一的雅各为了向美貌的表妹拉结求婚，答应为舅舅干七年活儿；可是到了时候，舅舅却把他的大女儿——拉结的姐姐利亚嫁给了他。直到他又再干了七年活儿，才得到了拉结。于是"利亚失宠"。一天——

> 割麦子的时候，（雅各和利亚生的儿子）流便往田里去寻见风茄（曼陀罗），拿来给他母亲利亚。拉结对利亚说，请你把儿子的风茄给我些。利亚说，你夺了我的丈夫还算小事么，你又要夺我儿子的风茄么？拉结说，为你儿子的风茄，今夜他可以与你同寝。到了晚上，雅各从田里回来，利亚出来迎接他，说，你要与我同寝，因为我用我儿子的风茄，把你雇下了。那一夜，雅各就与他同寝。神应允了利亚，她就怀孕，给雅各生了第五个儿子。

许多研究《圣经·旧约》的学者认为，这里所说的使用曼陀罗，就是出于对它具有催情受孕作用的考虑。这一观念到了中世纪，由于"宾根的希尔德加德"的教导而更为人所普遍信仰。

德意志的女神秘主义者圣希尔德加德（Saint Hildegard，1098—1179），出身贵族，自幼屡称见异象，随后进一所女隐修院。1136年，任该隐修院副院长。十年后，即1147年，她率领几名修士去莱茵河旁宾根地方附近另立隐修院，亲自担任院长。四十三岁起，她将自己见异象的经验告知她的告解司铎，并得一位修士协助，将这些经验记述下来。这部取名《异象》（Subtleties）的书，共叙述了二十六次异象的情景，内容包括异象和预言等方面。在《异象》第一册《形形色色的造物异象》（Subtleties

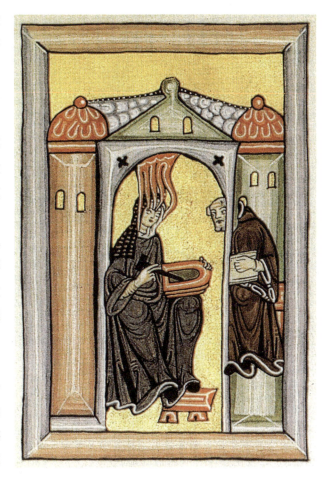

德意志的女神秘主义者圣希尔德加德

of Diverse Creature）的"序言"中，圣希尔德加德说：有些草木是魔鬼受不了的，但另有一些，魔鬼不但喜爱，还肯与它接近，例如曼陀罗，"魔王比对其他药草更直接赋予它力量，因此，人可以从那里获得激发，实现他的愿望，不管这愿望是好是坏"。

圣希尔德加德在中世纪的西方影响非常大，她的话被人当作《圣经》里的语言似的看待。她的这些话促进了人们对曼陀罗的迷信，他们相信，曼陀罗可以广泛地用于慈善的目的，如治疗疾病、诱导爱情、促进生育、镇定睡眠等等。

在黑暗的中世纪，基督教禁欲主义严重钳制着人的心灵。人们，特别

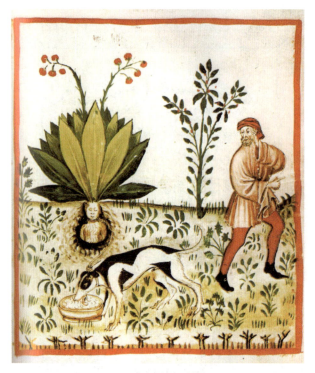

《采集曼陀罗》，1390年一部拉丁文医学手稿上的插图

是青年男女，在强大的宗教压力之下，不得不强烈压制自己的种种物质欲望，甚至生理上的天性——性欲求，因而最后导致神经-精神病，使这些病态的人中的一部分，主要是年轻女子，往往不幸被宗教势力看成是"女巫"，甚至被处死。为在心理上满足性的要求，这些女性常常暗暗地将掺有曼陀罗液汁的药膏揩在自己生殖器的黏膜上。曼陀罗的麻醉作用，会使她们在意识上产生性幻觉，在这种幻觉中，人会觉得自己甚至已经处在飞翔的状态，于是就夸耀说自己能临风飞行，甚至在受到审讯时也承认自己是一个能够飞行的女巫。研究魔鬼学的专家罗兰·维尔纳夫（Roland Villeneuve）在《狼人和吸血鬼》中就指出，曼陀罗等植物"能使人产生痴呆、阴茎异常勃起、嗜眠等症状"，"是一种名副其实的魔草，用它擦拭身体，会使人产生一种飘飘欲仙的感觉；而服食它的人则会觉得自己变成一种动物"，造成一种"暂短的精神错乱，或神经衰弱、极度兴奋的状态……"

根据圣希尔德加德的说法，人们相信曼陀罗是一种与魔鬼联盟的奇特植物，于是就把它看成是"黑暗世界的精灵"（dark earth spirits），而且认为是很难得到的。于是产生了这样的传说，说是曼陀罗的根像一个人从地底下钻出来似的，被从泥土里拔出来的时候，它会发出一声尖叫，人若没有及时或者来不及掩住耳朵，就会被震死或者震得发狂。因此，对曼陀罗这种被看得很神奇的植物一般都不由人自己去动手，而把狗训练起来去拔。这可以在中世纪的植物图谱上看出来。

中世纪的手稿是以华丽的色彩而著名的，在当时流传下来的药物学手稿上，不但把曼陀罗描绘成人的模样，同时还画到由狗来帮助拔它的场面。在15世纪意大利籍教皇西克斯图斯四世的私人医生发现的一部手稿《阿普列乌斯的植物标本集》（*Herbarium of Apuleius*）中，有几幅曼陀罗的华丽的插图，表现这一植物像一个人站立在一只狗的背上，或者像一个人的样子，几片叶子长在他的头上，由一只腰上或颈上拴住链子的狗来拉它出来。在另外一部手稿的插图上，一组医生在讨论医学问题，原来坐在折椅上写作的帕达涅乌斯·迪奥斯科里斯正伸手接过一棵曼陀罗，前景中的那只狗，因被这植物的叫声震死，而躺在地上，背景则是一只光彩照人的开屏的孔雀。

圣希尔德加德教导说，曼陀罗是由"创造亚当的泥土"长成的，它只能作用于良好的愿望，如果"将它用于妖术和怪异的目的就不再会有功效"，而要使它具有这种特效，还得有一个宗教程序。

圣希尔德加德说，曼陀罗被安全地从地下拔出来后，立即要日日夜夜将它置于泉水中"净化"，然后把它人形的根缚在人的胸脐之间三天三夜，再将它分成两半，缚在人的左右两只大腿上三天三夜，最后将左边的那一半捣碎，和上樟脑吃下。这样便能实现自己的愿望。如果人感到心情忧郁或悲伤，可以在曼陀罗置于泉水中"净化"之后，即将它放在床头，使它与人一起，因人的体温暖和起来，这时，就祈祷说：

用大地的泥土毫不费力地造人的上帝啊，现在让我置身于大地之旁，为的是使我的肉体，感受到你创造时那样的平静。

基于对曼陀罗的魔力的信仰，多少年来，曼陀罗被许多地区的人视为与神鬼交流的媒介。中世纪以来，多瑙河下游瓦拉几亚公国（Walachia）一带的人在决定年轻女子的婚配时，一般都要举行一种隆重的仪式，仪式上，将曼陀罗供奉上，向命运之神祈祷："你，圣者/你慈善的圣者/你圣洁的圣者/我献给你蜜、酒，面包和盐。/让我知晓命运，等等。"同样地，曼陀罗还被用来作为帮助离异的夫妇重新结合的中介物。这类仪式上的祈

祷语一般是这样的:

> 你曼陀罗/你是慈善女神/圣者的药草/知晓她的命运。/如果她丈夫命定成婚/这结合是他的命运/请让他回来/重新聚合/使他们永结联盟……/给他们第二次机会……/如果上帝希望他们分离/他们就会分离/不然的话/你慈善女神/圣者的草/就带他们一起/使他们第二次结合/让她家快快活活……

在多瑙河–巴尔干半岛,特别是今日的保加利亚一带,曼陀罗还被用来在仪式上作为"召唤死亡"的中介。这种仪式是在完全沉默和一片悲痛的气氛下进行的。先是煮沸曼陀罗,用这汤水来给垂死的病人浸泡、沐浴,然后它作为中介的命运女神为他们选择生死之命,如果是死——通常都是死,那么就要求减轻牺牲者的痛苦:"或许他的命运已经决定。/但愿死亡快快到来/让他不再痛苦。"

不过,曼陀罗被用得最多的是催眠。历史和传说记载了许多用曼陀罗催眠的富有浪漫色彩的故事。

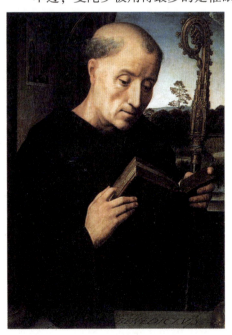

基督教隐修制度的创始人圣本尼狄克

在意大利南方,离港口城市那不勒斯三十五英里,有一座迷人的小城萨莱诺(Salerno)。群山环抱下,树木葱郁,夏日里气候温和宜人,冬天又能挡住北方雪地的寒风,所以成为西方最早的疗养胜地之一。到这里来旅行、疗养的人很多,其中有不少是名人。西方基督教隐修制度的创始人圣本尼狄克(Saint Benedict,约 480—约 547)看上了这个地方,于 6 世纪初,在萨莱诺近旁的卡西诺山(Monte Cassino)上建造了一座隐修院。6世纪末,日尔曼民族的伦巴第人入

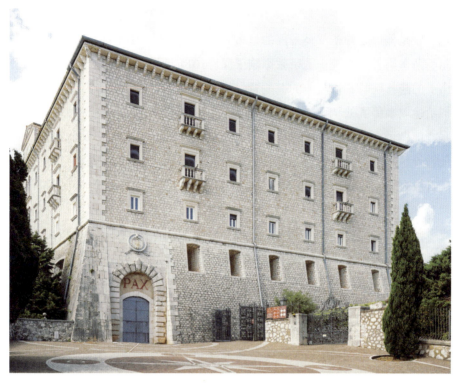

卡西诺山上的隐修院

侵意大利，在征服了几乎所有的重要城市的同时，侵吞了卡西诺山上的这个隐修院，隐修士们被迫逃往罗马。公元720年，他们返回卡西诺山，重新建造隐修院，可是到了公元884年，又被信奉伊斯兰教的萨拉森人（Saracen）所破坏。但在七十年后，又一次重建，成为中世纪最著名的隐修院之一。

圣本尼狄克创建的隐修院及其联合组织"本尼狄克会"，除了组织修士祈祷和参加体力劳动外，治疗病人也是他们的主要宗旨之一。多年来，卡西诺山的隐修院在这方面积累了丰富的经验。编年史家记下了隐修院从初期以来许多神奇的治疗事例，其中最著名的是有关亨利二世（Henry II，973—1024）的故事。

德意志萨克森王朝的最后一个统治者亨利二世于1002年成为德意志国王后不久，即向小国林立的意大利进军，征服了一位自封的意大利国王，于1004年被拥立为意大利国王。九年后，1013年，他又一次发动对意大利的远征，一举攻下了罗马，教皇本尼狄克八世于 1014 年在罗马为他加冕，于是他成为神圣罗马帝国的皇帝。亨利二世曾就读哈茨山麓著名的希尔德斯海姆教会学校，受宗教影响很深。1014 年那年，当他择暇来卡西诺山上的隐修院时，恰巧他的旧病肾结石发作，疼痛异常。隐修院里的修士们给他取来传统的"圣本尼狄克药酒"。皇帝喝过之后，就沉入深深的睡眠。他做了一个梦，梦见已被视为圣徒的圣本尼狄克本人来到他跟前，为他做外科手术，割除了他的结石，治好他这痼疾。亨利睡醒后，感到什么病都没有了。这显然只是一个传说，对这个"奇迹"的比较理性的说法是教皇本尼狄克八世的记述。据他说，喝过"圣本尼狄克药酒"后，亨利梦见了圣本尼狄克，在一阵剧烈的疼痛中醒了过来。随后他去小便时，有几颗结石随尿排了出来，于是病就痊愈了。

不少历史学家和医学史家都对卡西诺山上的这个隐修院的治疗工作发生兴趣。他们研究查明，卡西诺山实际上从一开始就是一座医院或是医疗中心，它作为遭受罗马帝国的骚扰和毁坏而幸存下来的欧洲文明的遗迹，保存下了许多古代希腊罗马的重要医学手稿，包括希腊名医希波克拉底和罗马名医加伦的手稿，有原稿，也有抄本，西克斯图斯四世的私人医生就是在这里发现《阿普列乌斯的植物标本集》手稿的。隐修院的修士们一向就依据这些手稿来实施医疗和医学教学。在一份 9 世纪的手稿中，专家们看到有一段关于"催眠海绵"的描述，其中说道：

　　……那是一种适用于需要外科治疗之人，使他入睡，从而不感到切割疼痛的催眠药物。处方为鸦片 1.5 盎司，曼陀罗叶子的汁液 8 盎司，鲜毒芹、天仙子汁液 3 盎司，掺以足够的水，成为一种溶液，然后先经清洁、干燥的海绵充分吸收，再小心晾干。当你要用这海绵时，可用温水濡湿它，置于病人的鼻孔上，使他在深呼吸中入睡。当你要让他醒来时，就用另一种浸过醋的海绵置于他的鼻子上，他就不会再睡了。

英国伟大诗人和剧作家威廉·莎士比亚在他的近四十部戏剧和诗歌中，不但描写了众多的各色人物，还涉及历史、社会、神话和各种专业知

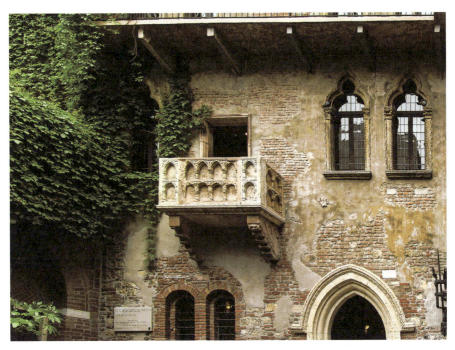

朱丽叶的阳台

识，仅以医学方面来说，据国外统计，就有七百多处，还不知是否包括药物学知识。莎士比亚对曼陀罗的性能无疑有相当的了解，不止一次在作品中提到它的催眠作用。《奥赛罗》里狡诈的伊阿古对被他蒙蔽的奥赛罗说的"罂粟、曼陀罗或是世上一切使人昏迷的药草，都不能使你得到昨天晚上你还安然享受的酣眠"是一例。《安东尼和克莉奥佩特拉》里克莉奥佩特拉思念她所爱的安东尼时对侍女说的"给我喝一些曼陀罗汁。我的安东尼去了，让我把这一段长长的时间昏睡过去吧"又是一例。在《罗密欧与朱丽叶》中，他甚至写到传说拔出曼陀罗的情形："像曼陀罗拔出地面那样尖叫，那声音使听到的人发狂。"当然，最最有趣的是这位大剧作家在这个著名悲剧里描写的此物的催眠作用。

　　一次偶然的机会下，陷入失恋的痛苦中的罗密欧化装进入世仇凯普莱特的家参加舞会，意外邂逅主人的女儿朱丽叶，两人一见钟情，决意秘密结婚。但因罗密欧在一场决斗中杀死了朱丽叶的表哥提伯尔特，而被判放逐；而朱丽叶的父亲又要逼迫这个热恋中的少女，在两天后的那个星期四早晨，便嫁给她没有好感的帕里斯伯爵。为逃避这不幸的婚姻，劳伦斯神父让朱丽叶假死一两日，然后由他设法暗中通知罗密欧带她出离。可是意外的是，劳伦斯的信件被耽搁，致使这对忠实的恋人中男的死在女的醒来之前，女的死在男的死去之后，酿成了一幕爱情的悲剧，不过由此也换得了两个家族的和解……

莎士比亚这个充满欢乐、激情和诗意的《罗密欧与朱丽叶》的故事，的确真不愧被称为"甜美的爱情剧"。可是善良的观众们总不免感到，尽管这个戏剧的情节多数都出于意外的偶然，但其中最令人遗憾的是这一假死的偶然。他们不由想，劳伦斯虽是出于好心，如若不让十四岁的朱丽叶假死，其他一切的意外就都不会引起悲剧的结局了！剧作家为什么要这样让可怜的少女假死呢？

一部杰出的悲剧作品，导致情节的发生和发展，直至悲剧的结局，应该是主人公的个性的必然，可是多数剧作家或小说家，仍然经常运用比较容易掌握的偶然性。正因为如此，虽然《罗密欧与朱丽叶》算得上是莎士比亚创作中最具有喜剧意味和抒情风格的悲剧，两位男女主人公的爱情也是最感人至深的，却是由于这个原因，暴露出剧作家在艺术上初次尝试的痕迹。

但从情节的发展来看，如果要说遗憾，在《罗密欧与朱丽叶》中，也许任何的偶然都可以另做安排，唯独这假死的偶然无法替换。

《罗密欧与朱丽叶》并非莎士比亚的全然虚构。早在 1303 年，在意大利的维洛那，曾经发生过像罗密欧与朱丽叶这样的悲剧事件。接着，意大利作家马索乔·萨勒尼塔诺（Masuccio Salernitano）于 1476 年首次写出了有关这两位情人的故事。随后的一个世纪中，还有很多位意大利和法国的作者重写过这个故事，其中一位名叫波瓦托（Boiastuau）的法国作家出版于 1559 年的那一本，是经常被人提起的。三年后，1562 年，英国诗人亚瑟·布鲁克（Arthur Brooke）根据这个本子写出了叙事诗《罗密欧与朱丽叶的悲剧故事》（*The Tragicall History of Romeus and Juliet*）。还有英国作家威廉·佩因特（William Painter）出版于 1566 年的故事集《欢乐宫》（*Palace of Pleasure*）。这是一部由拉丁文、希腊文和意大利文译出的，共有一百零一个故事的故事集，作者包括古罗马历史学家李维（Titus Livius）、古希

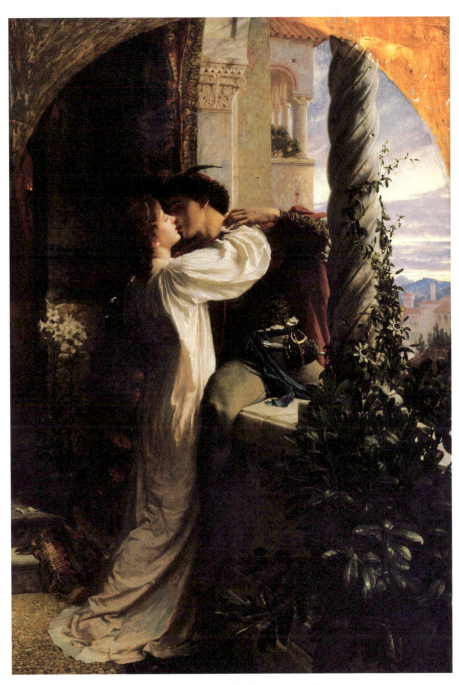

《罗密欧和朱丽叶》中的幽会一幕

腊历史学家希罗多德（Herodotus）、意大利小说家薄伽丘和意大利小说家班戴洛（Mateo Bandello，1485—1561）。此书拥有广泛的读者，并成为伊丽莎白时代本·琼生、莎士比亚等许多剧作家作品情节的来源。莎士比亚对布鲁克和佩因特的作品都非常熟悉，他不但根据佩因特的《欢乐宫》写了《雅典的泰门》和《终成眷属》，还参照布鲁克的《罗密欧与朱丽叶的悲剧故事》和佩因特《欢乐宫》中的"罗密欧与朱丽叶爱情真挚不渝的美丽故事"（The goodly History of the true and constant love between Rhomeo and Julietta）写出这部《罗密欧与朱丽叶》。在这几部作品中，都有神父设法让女主人公昏迷假死的情节。如布鲁克的《罗密欧与朱丽叶的悲剧故事》中这样写到神父自述他的神奇药物：

> 虽然我早已知道/最近我才了解它的实际妙用/某些植物的根/可以制成药剂/将它烤干，并/磨成细粉/和水或任何酒类一同服下/半个钟头便会发挥作用/控制人的感官/使人迷醉/不再疲困烦忧/并停止呼吸/即使最有经验的人看到/也会说他已为死神所俘。

故事还写到，神父让朱丽叶喝下这药剂，结果酿成两位主人公的死亡。莎士比亚的《罗密欧与朱丽叶》就直接取材于布鲁克的这部作品。

当朱丽叶举着用来自杀的刀子来向劳伦斯求助，说"只要不嫁给帕里斯，……无论什么使我听了战栗的事，只要可以让我活着对我的爱人罗密欧做一个纯净无瑕的妻子，我都愿意毫不恐惧、毫不迟疑地做去"时，劳伦斯为她想的也是这样的办法：

> 好，那么放下你的刀；快快乐乐地回家去，答应嫁给帕里斯。明天就是星期三了；明天晚上你必须一人独睡，别让你的奶妈睡在你的房间里。这一个药瓶你拿去，等你上床以后，就把这里面炼就的液汁一口喝下，那时就会有一股昏昏沉沉的寒气通过你全身的血管，接着脉搏就会停止跳动；没有一丝热气和呼吸可以证明你还活着；你的嘴唇和颊上的红色都会变成灰白；你的眼

睑闭下，就像死神的手关闭了生命的白昼；你身上的每一部分失去了灵活的控制，都像死一样僵硬寒冷；在这种与死无异的状态中，你必须经过四十二小时，然后你就仿佛从一场酣梦中醒了过来。当那新郎在早晨来催你起身的时候，他们会发现你已经死了，然后，照着我们国家的规矩，他们就要替你穿起盛装，用枢车载着你到凯普莱特族中祖先的坟茔里。同时因为要预备你醒来，我可以写信给罗密欧，告诉他我们的计划，叫他立刻到这儿来。我跟他两个人就守在你的身边，等你一醒过来，当夜就叫罗密欧带着你到曼多亚去……

　　盛在劳伦斯药瓶里使朱丽叶沉睡的那种"炼就的液汁"是什么？许多医学史家认为那不是从罂粟便是从曼陀罗中提炼出来的，而多数医学史家更相信不论是 1303 年发生在维洛那的悲剧事件，还是两位意大利作家写的故事，更不用说亚瑟·布鲁克的叙事诗，里面所指的都是曼陀罗浸的酒，莎士比亚的劳伦斯神父用的也一样，原因是曼陀罗特别在文艺复兴时期，由于它的神奇而神秘，是人们最感兴趣的一种药物。莎士比亚的《罗密欧与朱丽叶》里，劳伦斯神父正是应用了曼陀罗，才使这两位年轻男女主人公的爱情兼具爱的悲剧和浪漫喜剧的意味，使观众产生深沉的痛苦。

鸦片（一）：大善和大恶

显而易见、毋容怀疑的事，不需多费唇舌、多用笔墨。《史记·项羽本纪》写项羽被汉王刘邦击败，最后从垓下突围到乌江的前夕，"夜起，饮帐中"，慷慨悲歌："力拔山兮气盖世，时不利兮骓不逝。骓不逝兮可奈何，虞兮虞兮奈若何！"让人看到这位英雄气短的西楚霸王，就在最后将以自刎结束生命的时候，还想到终日与他相伴的姬姜和骏马。但是作者、西汉的伟大史学家和文学家司马迁写项羽的这两个"所宠"时，只用了十几个字："有美人名虞，常幸从；骏马名骓，常骑之。"这是因为司马迁无疑认为"有美人名虞"已经足够，不必对她的容貌再多加描绘，读者自可想象她的美艳。的确，尽管一百个读者，心中可以有一百个虞姬，但相信虞姬的美，都是一

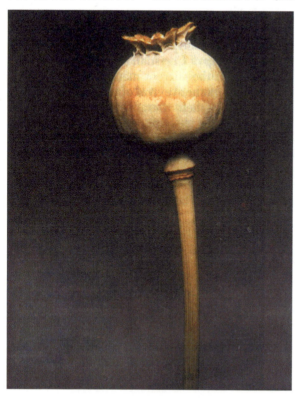

罂粟结出的果实

致的。多种戏曲表演都极尽化装的手段使扮演虞姬的角色多姿多彩、美艳绝伦，以反衬这位"大王意气尽，贱妾何聊生"的弱女子的命运，来激发观众的同情。

有一种叫罂粟的植物，每当初夏之际，它那银绿色叶子中间，开出一朵朵殷红的鲜花，漫山遍野，是何等的艳丽啊！"罂粟"是学名，因为它的美丽，它又常被称为"丽春花"。有这么个花名也算够美的了，但人们似乎觉得还不足以名副其实；在人们的心目中，似乎只有虞姬这位汉代美人的美才与它相称，于是又称罂粟为"虞美人"。

当然，从罂粟的美来看，它自然属于一种赏心悦目的观赏植物；不过这也只是数天的活跃。罂粟的价值，主要还在于它那并不美丽的蒴果：切割蒴果流出的具有催眠等药效的汁液，即所谓"罂粟的眼泪"，经太阳晒干，或加工成黑色膏状物，这便是鸦片。

鸦片自古就为医师和一般人所熟知和运用。

在西班牙濒临地中海的格拉纳达的一个洞穴中，考古学家发现有一座大约五千年前的部落的坟墓，墓中除了兵器、工具、纺织物和日常用品外，还有一具具骷髅，每个骷髅的身旁都摆放着一只袋子，袋子里装的是一些罂粟籽。专家认为，这是亲友们送给死者的礼物，为的是可以让他由此进入神奇的安眠梦幻状态。另外，在希腊克里特岛的地下洞穴里，也有类似的考古发现。那是神殿里的一座神秘女神的雕像，旁边有一只炉子和一些烧过的木炭。特别引起专家注意的是女神那梦幻般令人销魂的眼神，专家把这眼神与炉子和木炭联系起来，认为那是吸入鸦片之后的神态；而且在全封闭的神殿上方开有一个天窗，一定就是抽吸鸦片时烟雾的通气口。地中海塞浦路斯岛的神庙中甚至还曾发现公元前十一二世纪制作的烟枪……这些都说明，吸入鸦片已经是一种具有古老历史的消遣或享受了。

但是在医生们看来，鸦片首先是一种药物。在古罗马伟大医师奥洛斯·科尔纳留斯·切尔苏斯（Aulus Cornelius Celsus，全盛期公元 1 世纪）用优美的拉丁文写的《医学》中，曾这样描述鸦片的制作和应用：

> 将成熟罂粟置于锅中，加入足够的水，然后进行烧煮。煮好后，把罂粟的膏糊挤到器皿里，掺以等量的葡萄酒，再加热、沸

腾至整块变厚，让其冷却，最后切成扁豆大小。

这药丸有多种用途，首先可以引人入睡，单独服用或加水后服均有安眠之效；加少许芸香汁或葡萄酒，可治耳痛；与酒混合，还可抑制肠绞痛；如加上蜂蜜、玫瑰油及番红香茎，则可治疗阴部发炎；若与水相混置于额前，还能治眼泪直流。

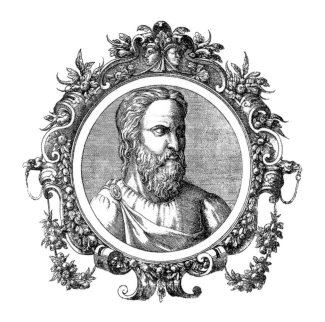

另一位在罗马和亚历山大里亚行医的希腊医师阿雷提乌斯（Aretaeus of Cappadocia，活动期公元2世纪）也写道：

希腊医师阿雷提乌斯

罂粟经油里煮沸后，用于囟门，或浸在海绵上按于前额，特别有催眠作用。不过此种罂粟，如果摘下不久且具绿色，可整个置于枕头底下，因为它能激发和增强灵气（pneuma），……且香气弥漫，致人沉入睡眠。不过如果需要应用较大剂量，我们可以将它榨成meconium（鸦片），掺水揩在额上，还可以拌油涂在鼻子和耳朵上。

古希腊的药理学家帕达涅乌斯·迪奥斯科里斯（Pedanius Dioskorides，约40—约90）在他堪称医学史上最重要的著作之一的《药物论》（*Meteria*

Medica）中对罂粟也做过类似的叙述：

> 罂粟具有某种程度的镇静作用，它的叶和果实都能催人安眠。……果实必须在它鲜绿之时将它碾碎，制成丸状，晒干保存。给果实加水煮沸，再加蜂蜜，最后制成糖浆食用，有镇静效能。

迪奥斯科里斯在书中还详细说明了，在希腊化时代和罗马帝国时代这段时间里，希腊和东罗马那些省的医生和一般的人往往"在花园里种植和培育"罂粟，制成鸦片用作催眠药物；还把罂粟的种子掺到面粉里去制成面包来食用，认为有益于健康，深受饮食学家和营养学家的欢迎。其他的，几乎当时所有的医生都对鸦片的药用价值给以充分的注意。如在希波克拉底的全集中，有十三处提到应用鸦片，其中九处说是用于妇科；在加伦（Galen）的药物著作中，有一份应用罂粟和鸦片的官方的表格，还提到阿斯克列皮亚德斯（Asklepiads，前124—前40）等许多医生的名字。

由于罂粟或鸦片具有这种催眠作用，古代作家常喜欢用希腊神话中冥府里的河流"忘川"（Letheon）来形容或命名它，意思是喝了浸酒或拌水的罂粟汁，会沉醉在深沉的睡眠中，有如喝了忘川的水，会忘掉清醒时一切的烦恼和痛苦，有时甚至会出现美好的梦境。于是，鸦片是更受到重视和应用了。

16世纪的瑞士医师和炼金术士菲里普斯·奥雷奥卢斯·特奥夫拉斯图斯·邦巴斯特·冯·霍恩海姆鄙视传统的

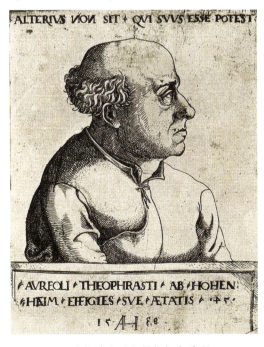

16世纪瑞士医师帕拉切尔苏斯

医学，曾当着学生的面烧毁罗马名医加伦的著作，并改名帕拉切尔苏斯（Paracelsus），意思是超过切尔苏斯。但是这位强调自然治疗能力、重视天然药物的医学家对鸦片的偏爱，却与切尔苏斯相同。鸦片确是帕拉切尔苏斯所喜爱使用的药剂之一。他曾宣称自己"有一种秘药叫鸦片酊，比任何其他的烈性药都要好"。他的一位同时代人证明，说帕拉切尔苏斯真的"有一种像老鼠粪那样的丸药，他称之为鸦片酊，只有在急病的情况下应用。他夸口说他可以用这种药使死人复活。他果真曾使一些似乎已经死去了的病人活了过来"。帕拉切尔苏斯的这种所谓"鸦片酊"，其主要成分就是鸦片，另外配有牛黄、犀角、麝香等制成。

英国医师托马斯·西德纳姆（Thomas Sydenham，1624—1689）被认为是临床医学的奠基人，对痛风、麻疹、癔病、猩红热、舞蹈病的诊断和推广金鸡纳来治疗疟疾，使他获得巨大的名声。但他最为人所乐道的是他对鸦片的应用。

西德纳姆对鸦片的药用价值极为赏识，他赞叹说：

> ……在这里我忍不住要大声歌颂伟大的上帝，这个万物的制造者，他为人类的苦恼带来了舒适的鸦片，无论是从它能控制的疾病数量，还是从它能消除疾病的效率来看，没有一种药物具有鸦片那样的价值。……没有鸦片，医学将不过是一个跛子；而且谁都明白，只要有了它，就可以做许多事情，其他任何单种药物绝不可能提供那么多。

在西德纳姆看来，若是没有鸦片，医学就没有生存的余地，至少是没有发展的可能；有了鸦片，医生才能在治疗上创造出奇迹。

西德纳姆医生所用的鸦片剂，是将大约两盎司的鸦片溶入一品脱的雪利酒中，再加一盎司藏红花，以及肉桂、丁香等佐料，配制成一种混合剂"鸦片酊"，应用于他的临床实践，相信可以用来医治各种疾病。由于他对鸦片的热情、推崇、歌颂和实际应用，竟到了如此的地步，以致他赢得"鸦哲"（opiophilos），也就是"鸦片哲学家"这么一个美名。由于西德纳姆的威望，不仅仅在英国，几乎在整个欧洲的医学界，直到19世纪过去三分之一，医生和一般人都相信鸦片是最有用的药物，甚至把它当成"万应药"，因而一度形成一股风气，在医生的配方中，都要以鸦片为主剂，被用来止痛、镇静，或治疗热病，矫正痢疾。那段时期，医生甚至可以不受限制地开出鸦片的处方，尤其普遍的是使用于妇科，以致因鸦片成瘾的妇女竟三倍于男子。

到了18世纪，鸦片的治疗作用越来越受到普遍的推崇，其应用的范围也越来越扩大，不但被用作止痛剂和麻醉剂，还被用作止泻剂、止吐剂、止咳剂和发汗剂，甚至被认为有助于缓解和解除各种神经和心理障碍。

约翰·布朗（John Brown，1735—1788）是在苏格兰出生的一位英国医生。他在爱丁堡大学求学时，虽然师从威廉·卡伦教授，却形成一种与这位导师完全相悖的理论。卡伦把生命看成是神经能的一种功能，认为肌肉是神经的延续；又将疾病分为发热性疾病、神经症、恶病质和局灶性疾病四种，对后人产生过持久的影响。布朗的看法则不同。布朗出版于1780年的著作《医学原理》（*Elements of Medicine*），由于其拉丁文的纯正和论述的切实而为人所称道，并成为欧洲医务界无人不仔细研读的名著。布朗在此书里所阐述的基本"医学原理"，就是认为一切疾病，归纳起来都不外乎两类：不是因为刺激过度而引起的"亢进性"疾病，就是因为刺激不足而出现的"无力性"疾病。基于这样的看法，他认为应该运用刺激性的药物作为治疗剂。布朗自己患有痛风疾病，曾应用鸦片，产生过较好的疗效。因此，根据自己这一经验，他相信痛风是由于刺激不足引起的疾病，所以通过鸦片的刺激才能获得效果；并进一步将这个经验推广开来，采用鸦片和乙醚、樟脑、挥发油、麝香、酒精等扩散性和兴奋性药物，分不同等级来治病，而鸦片，他相信是要比乙醚等其他五种更强烈的兴奋剂，是最有效的。他的追随者们又将布朗的这个学说和他推荐的治疗方法广泛应用，特别是将鸦片制剂用来提升不同程度的"无力性"疾病的兴奋状态，使鸦片在18世纪以至19世纪初都非常流行，直到德国科学家赫尔曼·冯·亥姆霍兹（Hermann-Ludwig Ferdinand von Helmholtz，1821—1894）在神经刺激方面的研究获得成功，才否定了布朗的这种属于"活力论"观点的学说。

早在希腊化时代，医生们就注意到过量服用或吸入罂粟和鸦片会引起

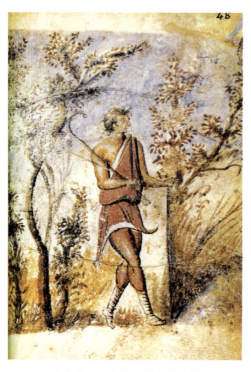
公元前 2 世纪的医学家尼坎德

中毒的情况。如出生于爱奥尼亚的科洛丰、主要活动年代在公元前 130 年左右的医学家尼坎德（Nicander of Colophon）就在他的一部名为《解毒药》（Alexipharmaca）的著作中描述过一些鸦片急性中毒的病例。以后千百年来也时有这方面的病例报道。

约翰·琼斯（John Jones，1645—1709）是一位内科医师，还是威尔士南格拉摩根郡兰达夫主教管区的主教。他于 1700 年出版了一部被引用得很多的书《鸦片展示的神秘》（The Mysteries of Opium Reveal'd）。在这部书里，琼斯在描述了这一药物会带给人"愉快的感受"的同时，也警告说它会使人"性情阴暗、消沉、忧郁"，影响整个人的身心。琼斯特别提到，当人吸食鸦片一旦上了瘾之后，再要戒绝它是十分困难的，因为突然停止吸食会引起"极大的甚至难以忍受的痛苦、焦虑和心理压抑"，以致有的人可能会"在异常难受中死去"。

但是很长时间里，例如在 18 世纪，西方的医生们对鸦片引起的中毒，往往只把它看作如旅行家们在近东、远东或中东所看到的东方的问题，而没有认识到在西方它同样也是一个严重的医学问题，或者像酗酒那样的社会问题。而服用鸦片或鸦片酊之后所获得的那种愉悦的心理感受，却很容易使越来越多的人渐渐不再是为了止痛，而纯粹只是为了享受快感，以致吸食鸦片渐渐变成一种风气甚至成为一种时髦。

在 19 世纪有"世界花都"之称的法国巴黎，与大麻馆、乙醚馆等同时存在的，还有鸦片馆，都是让人沉醉的处所，有的是专为男性开设的，有的则专为女性。如在巴黎的奥什路（Avenue Hoche）、耶纳路（Avenue Jena）和洛里斯顿街（Rue Lauriston）、里沃列街（Rue de Rivoli），都有一家家鸦片馆。据说瘾者在吸入之后不久，便会出现一种极其特异的性意识和性幻想，带有真正的肉欲的兴奋，所以十分吸引人。有记载说，很多同性恋者都很喜欢去这些处所，来获取性的幻想的满足。但鸦片真的是如人们所说的那么一种仅能给人极大快乐的药物吗？

塞尔苏斯以他当时的知识，在解释鸦片的药理作用的同时曾经指出过：

> 这些药丸是以诱人入眠来止痛的，在希腊被泛称为"止痛剂"。除非在紧急必要时，否则不能一再使用。主要是因为它是一种强烈的药物，而且又伤胃。如果非使用不可，可以罂粟及阿虞，再加上两份没药、胡椒，综合起来加以服用。只要扁豆大小的一颗剂量便已足够。

在加勒比海地区和墨西哥湾一带，常可看到一种叫"毒番石榴"的乔木，它结的果子，植物学描述说"单生或成对着生，黄色到淡红色，美观，气味芳香，但是有毒"。印第安人是知道的，用它的树液浸制箭毒，可用来狩猎野兽、射杀敌人。但不知道的人，历史记载，从西班牙征服者到失事的船员，到现代的旅游者，往往都被它的美艳所诱惑，而误食中毒。譬如箭毒同时又是松弛肌肉的麻醉药，美艳的罂粟也具有剧毒。

英国散文家和评论家托马斯·德·昆西（Thomas de Quincey，1785—1859）是一个鸦片瘾者，曾写有大量的散文和评论，他的全集竟有十四卷之多，但是除了《一个英国鸦片服用者的自白》（*Confessions of an English opium-eater*），别的几乎都没有多大的文学价值。生活在不列颠英国，岛国的保守和狭隘性，实利主义和评头品足，是国人的普遍性的特点。德·昆西居然敢于将自己作为一个"鸦片服用者"的经历和体验，毫不避讳地向别人"自白"出来，是十分难能可贵的，加上情感的充沛、文体的优美，因此，当他这文章1821年在《伦敦杂志》上发表时，立即产生极大的影响。这影响就在于德·昆西在《自白》中，在列述"鸦片的乐趣"的同时，同样还以自己的亲身体验，老老实实地写出了"鸦片所招致的痛苦"。

德·昆西觉得，鸦片带给他的害处，除了体力上，更严重的是还导致

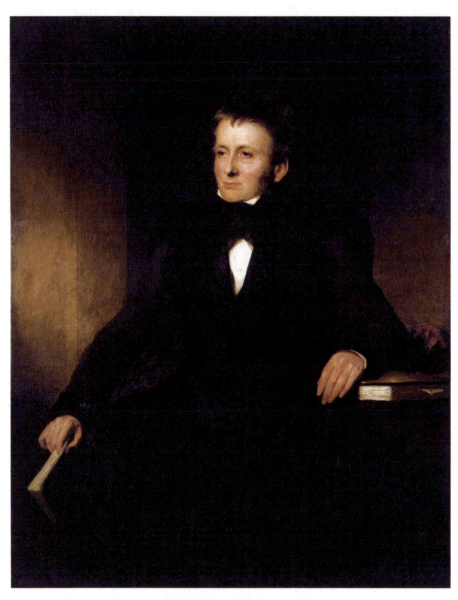

英国散文家托马斯·德·昆西

他"智力上的麻痹状态"，使他好几年里都简直像是"完全在鸦片的女巫般的控制下"。结果是：

> 正像一个人由于一种令人松懈的疾病所招致的精神上的倦怠
> 而卧床不起，并被迫亲眼看见他心爱的对象受到伤害而无可奈何

那样，他也眼望着他乐意实现的事却无能为力。

这位鸦片服用者常常会"像婴儿一样的无力，甚至连尝试站起来都办不到"，"智力上对可能办得到的事情的忧虑大大超过他实现它的能力"，例如他就很少能够自己来写一封信，而至多只能对收到的信写几个字的答复，而且往往要等到那封信在他的写字台上放了好几个星期，甚至好几个月后才作答复。智力上的麻痹不但使德·昆西经常做各种各样怪异的梦，甚至在清醒的时候都影响到他时间感和空间感的倒错，如空间的扩大，使得在他的视觉中，"建筑物、风景等全成比例地大到非肉眼所能接受"，又如时间的巨大扩张，竟使他觉得"一夜之间，似乎是生活了七十年或者一百年"……

并不是德·昆西一个人经历过这么可怕的感受。鸦片带给瘾者的毒害是普遍性的。美国的赛拉斯·韦尔·米切尔（Silas Weir Mitchell, 1829—1914）原毕业于杰斐逊医学院，获博士学位，后留学巴黎，专攻精神病学。他不但是一位好医生，还是一位作家，常常根据自己临床实践中的亲身所见、所感，写出不少医学读物和文学读物。在他1889 年于费拉德尔费亚由 J. A. 里平科特公司出版的《医生与病人》（*Doctor and Patient*）这部著名作品中，有这么一段对鸦片瘾者的生动描写：

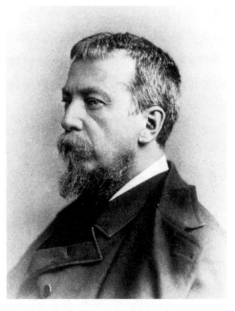

美国的赛拉斯·韦尔·米切尔

当人第一次被给予鸦片时，它很容易成为今宵之友与明日之敌。一次次满足后，对便秘和烦恼是无效的，但倒仍能镇痛，仍能催眠，至少它似乎还能使吸用的人多少振作起点精神来。只是一段时间之后，它就另会使人感到不适意了。心灵和记忆受到了损害，而真正改变得多的则是德性。女子变得冷漠无情，她的感情麻木不仁，她的义务感毫无希望地减弱了。小心翼翼、阴险狡诈、犹豫多疑、弄虚作假——简直是一个贼，如果需要的话，为了去搞一份贵重的鸦片剂，他什么事都会做得出来。这可以说是一种直接作用于良心的药物……

如果说鸦片确实有能够缓解某些疾病的良好作用，那么，除了它这"善"的性能之外，它还具有如米切尔所深刻揭示的"恶"的一面。

中华民族对鸦片的毒害更是有切肤之痛。

早在唐代年间，即有少量鸦片输入中国，不过那时主要是只供药用。1600 年，英国殖民者成立东印度公司后，纯粹从商业利益考虑，诱使农民种植罂粟；到 1757 年，即控制了罂粟的主要产地孟加拉，十多年后便成为一个垄断鸦片专卖的机构，并开始对中国经营鸦片贸易。很快，以清朝嘉庆五年，即公元 1800 年计，中国每年进口的鸦片就达二千箱；至公元

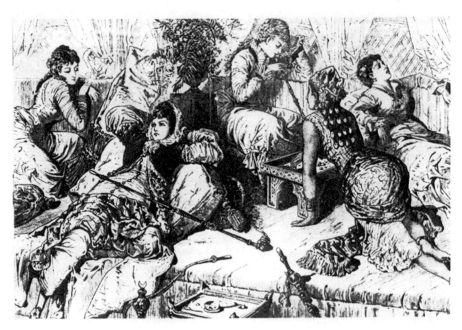

吸食大麻的人们

1837 年，也就是清道光十七年，每年输入中国的鸦片竟高到三万九千箱。

　　鸦片输入的增加，是源于鸦片吸入者的增多。"其初不过纨绔弟子习为浮靡"——道光十八年的几份奏本上这样说，"嗣后上自官府缙绅，下至工商优隶，以及妇女、僧尼、道士随在吸食"，后来"乃及至于平民"。甚至如《清宣宗实录》中记载云南吸鸦片的情况，已经是："各自衙门官亲幕友、跟役、书差以及各城市文武生监、商贾军民人等，吸烟者十之五六。"而且越来越多。据有关资料，仅苏州一地，1820 年，估计"吃鸦片者不下十数万人"；1835 年的另一份材料估计全国吸食人数在二百万以上。至于鸦片对人的毒害，中国的文献上也多有记载。乾嘉时代一位叫俞蛟的人以他的亲身见闻在其著作《梦厂杂著》中这样描述吸入鸦片之后的情形：

　　……瘾至，其人涕泪交横，手足委顿不能举，即白刃加于前，豺虎逼于后，亦惟俯首受死，不能稍为运动也。故久食鸦片者肩耸项缩，颜色枯羸，奄奄若病夫初起。

　　道光时代的周石藩在他写的《海陵从政录》中更形容鸦片瘾者是"精枯骨立，无复人形，即或残喘苟延，亦必僻昼作夜"。

　　由此可知，吸入鸦片不但因导致国民的体质衰退而影响农工业生产的发展，还使白银大量外流，破坏了国家的财政金融，甚至如一份奏章中说的，由于"中原几无可以御敌之兵"，使国家易遭外国的侵略。也正是考虑到鸦片对国计民生的严重影响，清廷才下诏禁止鸦片进口，最后引起闻名于世的"鸦片战争"。在这一过程中，中国尽管出现了像林则徐、邓廷桢、关天培等爱国官员和将领，以及英勇抗敌的士兵和百姓，但是由于琦善等的卖国投降和宫廷的软弱，战争以失败而告终，缔结了丧权辱国的条约。这不仅是鸦片带给人民的最大痛苦，也是整个中华民族所遭受的最大痛苦。

　　对鸦片的科学认识，起于 1806 年。当时，德国一位二十三岁的药剂师弗里德里希·威廉·塞提纳（Friedrich Wilhelm Serturner）分离出了鸦片的白色结晶体粉末，并对狗等动物和自己身上做了五十七次试验，实验它的

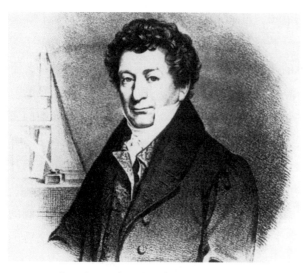
德国药剂师弗里德里希·威廉·塞提纳

性能，证实它主要的药理作用是镇静、催眠和镇痛。他在这年发表于《药物学杂志》上的论文中认为，鸦片之所以具有这种作用，是因为它含有"致眠成分"（principium somniferum），于是他据希腊神话梦神莫尔甫斯（Morpheus）的名字，将它命名为吗啡（morphine）。1898年，德国的拜尔公司（Bayer AG）又从吗啡中合成出二乙酰吗啡，即海洛因（heroin）。由于鸦片和吗啡的功效比罂粟要强，慢慢地，医生们更喜爱应用它们了。但海洛因的镇痛效力超过吗啡的三至七倍，应用过量会使人因呼吸抑制而死亡，其不良的副作用超过了它的医疗价值，所以早就被禁止。

可见，罂粟果以及由它制作成的鸦片既是大善的药物，又是大恶的毒品。

鸦片（二）：作家的灵感源泉

彼埃尔·贝隆（Pierre Belon，1517—1564）是一位法国的博物学家，1546 至 1548 年，得到一位枢机主教的资助，开始游历地中海东部各国，以鉴定古代作家对动植物和其他事物的描写。回来之后，贝隆写了一部书《若干珍品和纪念物考察》，描述了不少欧洲人前所未知的生物、药材、风俗等。在书中，贝隆以他的亲眼所见，写到土耳其人"没有一个不把最后一个钱花在买鸦片上"；他们买来鸦片后，有的一次就要吞吃两克甚至四克之多；还描述说自己看到有一个由五十匹骆驼组成、全部驮载鸦片前往欧洲贩运的商队。还有一位叫阿科斯塔（Acosta）的葡萄牙医生，1655 年从远东航行回来后也写到在东方"鸦片被广泛应用"的情况等等。

虽然从古希腊的名医希波克拉底起，西方的医学和药物学著作中对鸦片的性能就有相当多的记载，但是这些书籍中的描述用的大都是科学的语言，东方旅游记里描述在遥远的日出方向，具有诗意的"东方"（Orient，不是 east）的吸鸦片风俗，很容易使一般的西方人对鸦

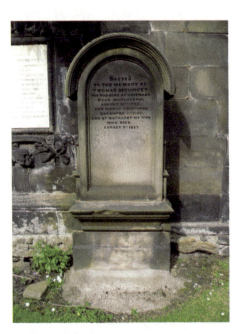

鸦片瘾者德·昆西的坟墓

片的这种奇异作用，引发出一种浪漫的情结。等到英国的散文家和评论家托马斯·德·昆西，在《一个英国鸦片服用者的自白》中以自己一个西方人的亲身体验述说吸食鸦片的美妙感受后，鸦片对一般并非病人的西方人，特别是像德·昆西一样的艺术家，也就会产生相当大的吸引力了。

出生于商人家庭的德·昆西很早就显示出语言和文学的天才。他幼时因为能用拉丁文作诗而闻名全校，十三岁又能用希腊文作文，十五岁甚至能以希腊文与人流利地交谈。但他身体很差。他早年患过肝病，1803 年进牛津大学伍斯特学院后，第二年即患胃病，并伴以剧烈的牙痛和面神经疼痛，使他难以忍受。为了减轻这肉体的痛苦，德·昆西接受一位法律系同学的推荐，向伦敦牛津街一个药剂师买来鸦片酊服用。这第一次接触就"引起想象不到的快乐"的感受，使他永世难以忘怀：

> 哦！天哪！发生了什么样的突变啊！我内在的精神从它的最低层一下提高到何等程度啊！我的内部世界有了一种多么神妙的启示啊！我的疼痛已经消失，它在我眼里现在已成为微不足道的琐事。……这是一种医治一切人类苦恼的万灵宝药，是哲学家们争论了许多世纪而突然发现的幸福奥妙所在。幸福现在可以拿一个便士来购买，放在背心口袋里；可携带的狂喜可以装在一品托容量的瓶子里；平静的心境也可以成加仑成加仑地用邮车运送……

从此之后，德·昆西就对鸦片入了迷，每天的服用量最高时达到三百三十谷（grain）。在发现鸦片带给他的痛苦之后，德·昆西也曾几度努力戒绝，但始终没有成功，最低量每天也得服用六谷，以致他终生都未能脱掉"鸦片瘾者"的恶名。德·昆西本来就个性十分孤僻，一次赢得一个妓女的感情后她又立即离开了他。于是，鸦片便成为他逃避内心的困惑和痛苦、美化他的生活的途径。德·昆西在书中详细列述了自己在服用了鸦片之后如何感到"比较温和的情感的扩张，恢复健康的心智"，"整天都兴高采烈，心情舒畅"，有时甚至达到"人性的顶峰状态"等等。他这样生动地描绘鸦片如何消除他的忧郁情绪：

……马上，好像魔术般地，我头脑中非常浓密的忧云愁雾，像我看见过的黑色云雾从山头上滚去那样，一天之内就云消雾散了；像一只曾经搁浅的船被春潮漂走那样，这种云雾也就一下子退掉了。

于是他用最美好的言辞歌颂说：

公平的强大的鸦片啊！对于穷人和富人你一视同仁，你为那些永远医治不好的创伤和"诱使精神反叛的苦闷"带来减轻痛苦的香脂。雄辩的鸦片啊！你用有效的言辞窃去愤怒的意向，把青年时代的希望在一夜之间交回给那自觉有罪的人，使高傲自负的人暂时忘却"尚未平反的冤屈"和"未能报复的侮辱"……

《鸦片展示的神秘》的作者约翰·琼斯早在 1700 年就曾描绘过鸦片如何使人对客观事物产生不同寻常的敏感，如在吸入者的眼耳之中，蜡烛的火焰发生神奇的扭曲，教堂的钟声听起来有如空谷之音，一枚针掉进铜碗里，声音也放大和改变得不同平时，等等。德·昆西在他的《自白》中也生动地描写了吸食鸦片后的特殊感知：他常常服下一剂鸦片酊之后，就去伦敦城闲逛，或去剧院听歌剧。鸦片使他情绪欣快，并提高他对外界的感受性，即使是一些司空见惯的事物，在这个时候见到，心中也会产生一种快感。在歌剧院里，别说是舞台上的歌唱使他感到是一种完美的消遣，就是观众席上年轻妇女的说话也会呈现出音乐的美感，甚至市场上小贩的叫卖和顾客的戏谑，听起来也像一曲神秘的音乐……1878 年，一位叫 A·魏尼希（A. Wernich）的作者在德国柏林出版了一部题为《基于环球旅行所得体验之地理学和医学研究》（*Geographical and Medical Studies, based upon Experiences obtained in a Journey Round the World*）的著作，对吸入鸦片所产生的奇特想象，主要是性幻想和性欲望，做过这样动人的报告：

……在一种特异而奇丽的混合情景中，所有享乐的性体验一个跟着一个产生。媚人的形体以最富刺激性的姿势出现。……美丽的女人都是人在世界各处、舞台上或其他地方见到过的，现在以青年们最喜爱的身姿在人的眼前扭动。在记忆和半睡眠中呈现在我们面前的都是裸露的、艳丽的、优美的和奢侈的人物，而且仅仅在我们面前，那些人群、那些喷泉浴场、那种仪态、那种拥抱都仅仅为我而出现……

这种奇特的感受正是追求享受、渴望奇丽、崇尚美感、向往狂热的西方人士，尤其是浪漫主义艺术家们所期望的。鸦片确实能暂时给他们带来这类他们所热衷的情景和创作的灵感。

浪漫主义，那是一种与作家、艺术家的个性、主观、想象、非理性等共为一体的思想和情感状态。英国梅休因公司出版的一套"批评术语丛书"中的《浪漫主义》一书，从 E·伯恩鲍姆所编的《浪漫主义入门》中引了一些对浪漫主义下的定义，如"与理性和真实感相对的想象""一种逃避现实的尝试""敏感想象力异乎寻常的发达"等等。其中一个指认浪漫主义是"写作的一种幻想方式"，真是说得简洁又明了，许多浪漫主义作家的创作就是如此。为了获得这想象或幻想，浪漫主义作家往往会去求助于某种药物，鸦片便是最被他们所看中的，因为它如 1898 年维也纳出版的《实用医学百科辞典》"鸦片"这一条目中说的，能产生"被想象激发出来的极端炽热、华丽的画面"，这是浪漫主义作家最最热衷的。可以举出一连串吸食鸦片的浪漫主义作家的名字。

塞缪尔·泰勒·柯尔律治（Samuel Taylor Coleridge，1772—1834）以他纯粹幻想的浪漫主义，成为 19 世纪英国最有影响的诗人中的一个。

柯尔律治生于德文郡的乡间，是一位牧师的儿子，从小喜爱读书，尤其是《天方夜谭》等富于异国情调的东方故事。结识"湖畔诗人"的领袖威廉·华兹华斯后，他怀着浪漫的情绪进行讴歌大自然的创作。柯尔律治个性缺乏意志，喜欢沉湎于幻想。他曾说："查尔斯·兰姆写过一篇文章，谈一个靠回忆往昔岁月而生活的人——我想再加上一个人，这个人既不回忆过去，又不把握现在，也不瞻望将来，他根本不生活在时间之中，而是生活在时间之外或者和时间平衡的人。""生活在时间之外"，这就是柯尔

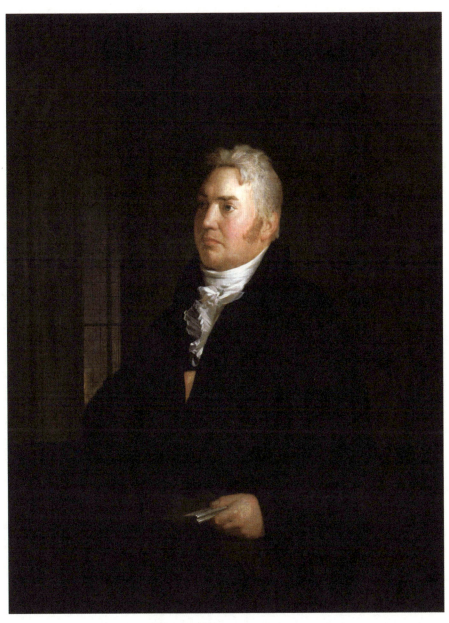

英国诗人塞缪尔·泰勒·柯尔律治

律治对自己那种幻想性生活的确切描绘。

柯尔律治最初是在剑桥大学耶稣学院就读时，因为患了风湿病，再加上他原来的懒散习性，于是就去求助于鸦片酊来减轻肉体的痛苦。后来又

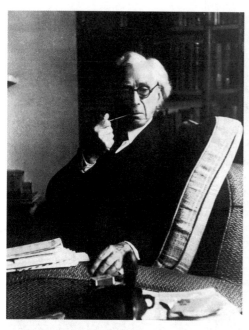

英国哲学家贝特兰·罗素

为治疗痢疾、神经痛和牙痛服用鸦片。鸦片带给柯尔律治无穷的乐趣，常使他沉入美好的梦幻之中。他曾不止一次在给他兄弟的信中称颂说："鸦片从来没有对我产生不适的影响"，"鸦片酊给我憩息而不是睡眠，……这种憩息是多么神圣，这是一个有着迷人魅力的地方，在沙漠废墟的中心，清泉流动、绿树掩映、鲜花盛开"。

贝特兰·罗素（Bertrand Russell）说浪漫主义"喜欢奇异的东西：幽灵鬼怪、凋零的古堡、昔日盛大的家族最末一批哀愁的后裔、催眠术士和异术法师、没落的暴君和东地中海的海盗"。柯尔律治喜欢的正是这类事物，并将它们描绘在他的作品中。可是十八九世纪的现实里已经很少有这类事物了，从哪儿获得想象或幻想的灵感，并凭借这灵感进行创造呢？古希腊哲学家柏拉图说："诗人是一种轻飘的长着羽翼的东西，不得到灵感，不失去平常理智而陷入迷狂，就没有能力创造，就不能作诗或代神说话。"浪漫主义作家相信要得到灵感，就得使自己"陷入迷狂"；而要"陷入迷狂"，最有效、最快速的办法就是吸入像鸦片之类的麻醉品，如华兹华斯所说的达到"情感和思想在兴奋状态下结合"，放射出"想象的光彩"。基于这样的信念，科尔律治就常常"坐到桌子跟前，一边吸鸦片一边写作"。这位浪漫主义作家和鸦片瘾者的神秘的未完成诗篇《忽必烈汗》（*Kubla Khan*）的创作情况就是这样。

那是 1797 年的一天，柯尔律治像平时一样服过鸦片后，随手翻开英国游记编纂者塞缪尔·珀切斯（Samuel Purchas, 1577—1626）于 1625 年编集出版的四卷本名为《朝圣》（*Pilgrimage*）的他人的游记。当他读到中国元朝的第一代皇帝元世祖"忽必烈汗下令在此建立宫殿，并在其中修筑富丽堂皇的花园，于是把十英里的肥沃土地圈进了围墙"时，便睡着了，沉入了梦乡。他在梦中随手将所见的纷呈幻象记了下来，足足有二三百行诗句，那景象是那么的清晰，甚至醒来之后仍记忆犹新。可当他正在把这些记忆笔录下来的时候，大约写了五十行，据他自己说，就"被一位有事从珀洛克（Porlock）来的人打断了"；而等这位来客走后，他回到写字台前时，便再也什么都记不起来了。今天人们读到的这首他称之为"片段"（A Fragment）

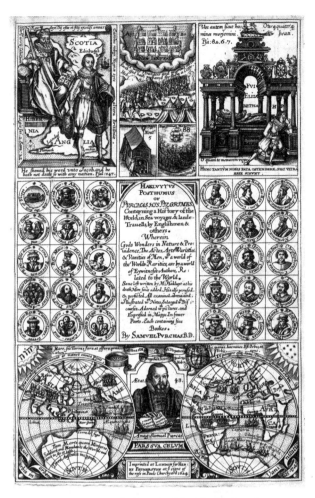

珀切斯 1625 年出版的《朝圣》中的一页

的五十四行《忽必烈汗》，是在诗人乔治·拜伦的怂恿下于 1816 年发表的，可这是怎样的五十四行啊！

> 忽必烈汗降下旨意，要在上都/修筑游乐之宫，堂皇富丽/……于是肥田沃土，五英里方圆/围进城垣望楼中间/其中花园处处，溪流蜿蜒闪光/美树葱茏，开遍香花绚丽/其中森林像古峰一样老苍/环抱着葱翠的向阳场地。（吕千飞译）

在开头这样描绘了对和平创造的渴望之后，有关深邃的山窟、阴暗的

223

海洋和古旧的建筑等想象便被对动乱时期的破坏的想象所替代：一片荒野，半钩残月，幽怨的女子"为鬼恋悲泣"……这些都是借助鸦片才产生的梦幻。柯尔律治早就读过珀切斯的游记，他对此书非常熟悉，最初，他就是从这部英国和其他国家的地理学家和探险家们所写的游记里，才得知鸦片带给人的乐趣，以致他不但多次想戒断这一药物的成瘾性而未成，还相信它对作为作家的他是一种灵感的来源。《忽必烈汗》最后所写的：

> ……他目光似电，长发飘风！/莫犯圣戒，阖闭眼光/围成圆圈，绕行三度/因为他已喝过甘露/又饮过天上乳浆。

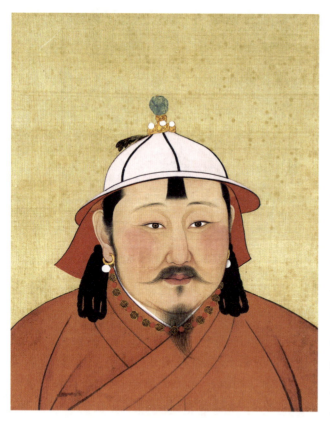

元世祖忽必烈汗

就是描述他自己如何在服用鸦片酊之后受创作灵感的激发有如精灵附体的情景。将柯尔律治的生平和他的创作联系起来再读这首《忽必烈汗》，人们甚至可以感受到鸦片酊的苦涩的味道。另外，柯尔律治的《老水手谣》（*The Ancient Mariner*，1787—1798）叙述一个老水手违反生之原则，射死一只信天翁，受尽肉体和精神上的惩罚，直至怀着爱，祝福另一个小生物水蛇之后，才能够看到生命正常的创造过程。但他在表现这个主题时，从他笔下流淌出来的意象，不仅是无风无浪下"龙骨高翘，稳稳前进"的鬼船和船上"嘴唇朱红，神态放荡，一头卷发金黄，皮肤像患麻风病样苍白"的幽灵；以及横卧在腐朽甲板上一具具水手的尸体突然"站立起来，既不说话，也不眨动眼睛"，却"开始整理船索，恢复正常的工作"；还有诗人对色和光的敏感，像冰山的"翡翠般碧绿晶莹"，月光的"苍白惨淡"，水蛇的"鲜蓝、紫黑和光泽的绿"，也使人觉得都是服用鸦片酊

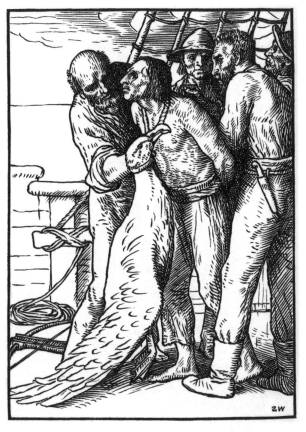

《老水手谣》1903 年版的扉页图

之后梦幻中的意境，散发着鸦片的气息。

丹麦大批评家格奥尔格·勃兰兑斯评述说："在《忽必烈汗》这种在梦的灵感触发下写成的东方狂想曲里，我们听到了柯尔律治的笛声和歌声，如同最甜美的夜莺的鸣唱那样悠扬悦耳。"这确实是一些有了非常特异的感受之后才可能写出的诗句。当然，柯尔律治实际上并不是有什么神灵附身，而是他服用了鸦片之后，在幻梦中压抑的意识放松，使他摆脱了常规的思维，才写出这首名垂诗史、与众不同的诗篇。的确，在柯尔律治那个时代，作家、艺术家的圈子里，企求从鸦片获得创作灵感是一个带有普遍性的渴求。

英国作家威尔基·科林斯（Wilkie Collins，1824—1889）出身于艺术家的家庭，父亲威廉·科林斯是一位风景画家，与其他的诗人、艺术家常

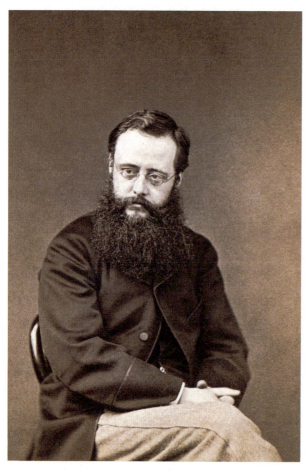

英国作家科林斯

有接触。还在九岁的时候，一次，科林斯偷偷听到柯尔律治正在向他母亲述说鸦片给予他的快乐，又含泪诉说它给他带来的痛苦。科林斯的母亲是一个十分讲究实际的人，她告诉这位未来的诗人说，如果你觉得鸦片真的对你有好处，服食它有什么不可以呢！这次谈话在少年科林斯的心中留下深切的印象。二十三岁那年，科林斯有一次亲眼看到他后来死于心脏病的父亲怎样由于服用了鸦片制剂而使他剧烈的肉体疼痛得以解脱的情景。于是，当科林斯患了风湿病两腿痛得厉害时，就去求助于鸦片，并从此终生服用鸦片。

像柯尔律治一样，鸦片也帮助科林斯创作时获得灵感，他的小说《月亮宝石》（*The Moonstone*）的创作，就是一个十分典型的例子。

从故事看，《月亮宝石》的背景写的是英国军队侵入印度的圣城时，军官约翰·亨卡什尔乘机从神庙中抢到了闻名于世的月亮宝石带到了英国。但由于印度人的努力，最后使这稀世珍宝回到了神庙月亮神像的额上。

作为英国侦探小说的创始之作，《月亮宝石》长达四十万字，由"序幕""钻石失窃""真相大白"和"发现月亮宝石"四个部分组成一个扑

226

朔迷离的故事。不过最吸引人的地方无疑是最后弄清宝石如何"失窃"这一百页左右的文字。

富兰克林·克莱尔依照亨卡什尔舅舅的遗嘱，带了亨卡什尔的这块宝石送给他的外甥女，即他自己的表妹雷茜尔·维林达，作为她生日的礼物。但是第二天一早就发现宝石"失窃"。此案的离奇，别说是其他的人物，甚至使书中伦敦苏格兰场的英国名探理查德·卡夫探长都陷入迷茫；到了后来连全知全能的读者也全被迷惑了，因为当天夜里，钻石的主人雷茜尔亲眼目睹她亲爱的表兄偷走了她这钻石，只是为了爱惜他的名誉她才没有声张，而富兰克林表兄却真诚地声言，说他根本不知道有她所说的这回事。

这个令人不解的谜团最后是由一位医生的助手埃兹拉·吉宁士揭开的。

吉宁士自己曾为治病而应用鸦片酊，最后竟上了瘾，因此对鸦片酊的作用有深切的体会。当对钻石极为关切的富兰克林与他谈起，说自己受到怀疑，认为他肯定走进了雷茜尔的房间，而且肯定拿走了她的钻石，因而深深感叹"对这两件明显的事，我只能说，我是不知不觉地做的……"时，吉宁士受到了启示。吉宁士曾对大脑及神经系统的复杂微妙作用做过深入研究，并写有一些论述文字，他觉得这是一条线索，就马上打断富兰克林的话，说："停一下！我从您的谈话中了解到的，比您想要告诉我的还多。"因为吉宁士知道，一个人在鸦片酊的作用下，有可能像在睡梦状态下似的，做出自己当时未能意识到的事。他怀疑富兰克林"在维林达小姐生日晚上在维林达夫人府上干的那些事，全都是受鸦片酊刺激的结果"。对这一点，吉宁士告诉富兰克林，他是这样思考的：

> 大多数情况下，鸦片烟有两种作用，先是兴奋，后是镇定。在兴奋作用下，服鸦片的人就一味想着发生不久、记忆犹新的事。照您的情况来说，您脑子里老是想着有关钻石的事，在您这种病态的神经过敏的状态中，钻石的印象很可能在大脑里得到加强，主宰了您的判断力和意志力。在它的影响下，您白天担心钻石安全的顾虑，在鸦片烟的兴奋作用下就会逐渐加深，从疑心发展到深信钻石一定会丢失。于是您就神使鬼差地实际行动起来，

保护钻石了。这种念头驱使您迈开脚步走进房间，伸手把古玩橱的抽屉一一拉开，直到找到钻石方才罢休。您的神经中了鸦片的毒就会做出这一连串的事情。过了一会儿，镇定作用开始胜过兴奋作用了，您慢慢地会变得呆滞迟缓，麻木不仁了。再过一会儿您会进入黑甜乡，睡得很熟。第二天早晨经过一夜熟睡，鸦片的作用已消失殆尽，您醒来时就会像另一个世界上的人似的完全不知道隔夜做的事。

但是，小说写到，根据一位权威学者的理论："我们的意识所接受的每一个感觉印象，都会储存在大脑里，尽管隔了很长一段时间我们并未意识到它在我们心里存在，以后还是会在某个时刻被复制出来。"于是，吉宁士颇有把握地告诉维林达说："我能证明，您走进房间去偷钻石，根本不知道自己在做什么。"

事实证明，情况的确如此：富兰克林当时正是无意中服用了鸦片酊，才做出了如雷茜尔亲眼看到的"偷钻石"的事；经过吉宁士的精心安排，做了一个实验，让富兰克林再经历一次与雷茜尔生日之夜经历过的同样的情景和生活，让证人目睹了富兰克林如何在无意识的情况下做出与当时"偷钻石"类似的举动。

科林斯就这样，生动地描写了鸦片在故事中的决定性作用。无疑，在书中的这些描写，科林斯本人也定然有过真切的体验。更有趣的是，据记载，就是科林斯写作这部小说的整个过程，也是"几乎完全在受鸦片影响下完成的"。因为他是在服用了鸦片之后，通过口授让他的秘书笔录下这部作品的，以致"科林斯浏览完小说后，几乎回忆不起小说的结尾是他自己写的"。除《月亮宝石》外，科林斯的另外几部小说如《无题》（No Name）、《阿马达尔》（Armadale）的题材，也对鸦片有不少的描写。

德·昆西、柯尔律治、科林斯不过是鸦片赋予灵感的几位典型作家，如果翻翻外国文学史，哪怕只是看英国的文学史，也不难在一些作家的生活和创作中，如在诗人约翰·济慈（John Keats）和小说家沃尔特·司各特（Sir Walter Scott）身上，都可以找到这一药物对他们作品的内容和创作程序的影响。

麻醉：伟大发明中的小小遗憾

乔治·威尔逊，一位二十五岁的医科大学生，1843 年因大腿受伤后严重感染，需要截肢。像有史以来的许多病人一样，他不得不经受这一手术，并且还得像往常那样，做一次没有麻醉的手术，因为若不这样，他就会死。只是他不像另外一些病人，做过手术之后也就不再想它。事后不久，他写下了一段有关这次手术的亲身感受。因为不幸的是他生不逢时，他做手术的时间恰恰是在外科麻醉诞生的前一年。

> 我最近怀着悲伤和惊讶相交织的心情读到，有外科医生宣称，说麻醉是不必要的奢侈，难以忍受的巨痛正是极佳的精神振奋剂。我认为这些外科医生对病人简直是毫无情感可言……
>
> 关于巨痛的发生，我没有什么可说。我所经受到的痛苦是如此之大，无法用文字表述……那突如其来的不寻常的剧痛如今已经淡忘，但是绝望的情绪旋流，极其神秘的恐惧和在濒临绝望之时觉得要被上帝和人类抛弃的感觉，穿透我全身，充溢着我的心，是我永远不会忘却的，虽然我乐意做这手术……
>
> 若在接受手术之前……我能凭借乙醚或者氯仿使自己处于无感觉状态，我就可以免除所有这一切的剧痛了。

外科手术古已有之。在古代的墓地遗址曾发现许多被施行过所谓"环钻术"的头颅，相信那些史前时代的人就已进行过这种手术，目的是要缓解患者颅骨和大脑间出血引起的压迫，清除血凝块和其他外科原因进入脑中的东西，甚至迷信可以借此来"驱逐"进入人体的魔鬼。史料记载古罗马大军事家裘力斯·恺撒（前100—前44）是从他母亲腹中剖出来的，以致他的名字"Caesar"与"生产"一词相连，便成了"剖腹产"（Caesarean birth）的意思。但是，数千年来，直至19世纪，接受手术的男女，所面对的都是最为恐怖的梦魇：无论是骨折、伤口感染、结石或者肿瘤，都只有两种可怕的选择，不是死于这些疾病，就是不得不经受外科医师刀和锯的酷刑，且效果未必都好。尽管如古代的苏美尔人、埃及人、希腊人和中国人等民族知道用罂粟、毒芹和曼陀罗等植物的制剂来缓解疼痛和催眠，但是此类植物炮制的药物，其有效性在外科手术中是不可预料的，何况它们至多也只是偶尔一用。几百年里，也曾尝试用冰镇、擦酒精、压迫颈动脉、紧夹神经和梅斯梅尔催眠术等方式，希望寻求到非药物类的潜在镇痛剂，使外科医师相信，阻断外科疼痛是可能的，或者对未来的一代人来说，外科像是一段梦境。由于外科技术一直没有重大的突破，有些病人往往会在施行手术的前几分钟死于难以忍受的剧痛或休克，而外科医师却无能为力。这使许多人宁愿选择死亡，而不愿接受手术。

可是毕竟避免疼痛是人的本能要求，若是能够在无痛中让疾病痊愈，特别是梦幻一般地度过手术进程，对于病人来说，无疑是他们企求的。但是在古代，由于人们对外在世界的本质缺乏了解，便往往用虔诚的宗教观念来解释各种事物，例如对身体遭受的疼痛，他们就看成是神对自己的考验，忍受疼痛是自己意志坚毅的一个表现，而没有想到去寻求一种解脱疼痛的方法，让人类千百年来都一直在这种"神的考验"和外科医生的柳叶刀下呻吟，忍受极度的痛苦、精神的磨难和死亡的威胁。直到1846年，在美国的国土上，终于盼到了"无痛"的外科麻醉的发明，人们的狂喜真是难以形容。有人甚至说："我宁愿不要在滑铁卢打一次胜仗，也要做一名麻醉的发明者。"令人遗憾的是，在医学史家怀着崇敬和感激的心情挥写这一具有历史意义的非常篇章时，却不得不无可奈何地提到随之而来的一些令人不快的事。

"无痛"的外科麻醉起始于将乙醚和氧化亚氮用于拔牙。

早在16世纪之时，科学家已经了解一种叫"乙醚"的有机化合物具有的麻醉性能。乙醚是1504年合成的。瑞士化学家、医生邦拜斯塔斯·封·荷亨海姆·帕拉塞尔苏斯（1493—1541）在他有关乙醚实验的论文中描述它的性能说："它有一种适意的气味，因此年轻的姑娘们都乐意使用它，沉睡了很长一段时间后，醒来却安全无恙。"因此，帕拉塞尔苏斯认为，"可以推荐它用在疼痛性的疾病上。"1796年，英国科学家托马斯·贝多斯也报道过与此类似的实验。著名的物理学家迈克尔·法拉第在1818年还写过一篇关于乙醚的专题论文，文中说道："当乙醚的蒸气与空气混合后被人吸入体内时，它能产生与氧化亚氮相似的效应。"五年后，英国外科医生本杰明·布罗迪还用乙醚对豚鼠做过实验：豚鼠在钟形玻罩内吸入乙醚气体以后，被麻醉得昏迷了过去；八分钟后，呼吸停止了，但心脏仍然在继续跳动；除去罩子，施行器官切开术和人工呼吸后，动物苏醒了。布罗迪以这一实验证明了乙醚的麻醉作用及其可逆反应。但是一直以来，保守的医学界人士都认为，既然吸入乙醚会使人意识丧失，那么这是一件危险的事，所以不主张采用这种方法。然而年轻开放的医学生们却在实验室里或者做"嬉戏游玩"时，常常用吸入乙醚来作乐。他们吸了一定量的乙醚之后，就会像一个酗酒的醉汉，步态跟跄，言语可笑，身上跌出青伤肿块，似乎也不觉得疼痛。

氧化亚氮为氮的一种氧化物，是无色的气体，有一种微甜的令人愉快的气味。自从1772

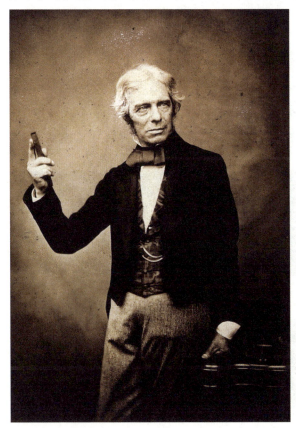

英国物理学家迈克尔·法拉第

年由英国化学家约瑟夫·普里斯特利发现后，科学家们了解到，这种奇特的气体能使人的敏感度消失，迅速陷于沉醉状态，跳出美妙的舞姿，说出荒谬的梦话，使目睹者皆大快乐，所以又叫"笑气"。流浪魔术师、杂耍场演员、游吟布道者常利用它来进入集市和会场。

美国波士顿青年牙科医生威廉·托马斯·格林·莫顿（1819—1868）为病人痛苦的面容和拔牙时的惨叫所触动，决心寻求一种能减轻这种痛苦的药物。1844 年他在托马斯·杰克逊（1805—1880）的诊所实习。杰克逊不但是一位医师，还是一个化学家，一个十分有学问的学者。一次，莫顿与他谈起，希望找到一种可靠的止痛剂。杰克逊虽然对他的想法没有把握，但还是建议"可以试用试用"他的"牙痛滴剂"，他相信"这种乙醚对于敏感的牙齿，是会行之有效的"。

杰克逊的建议使莫顿产生希望。于是，他便避着别人，对乙醚的麻醉性能暗暗地进行研究，希望自己能成为在这方面第一个摘取桂冠的人。他甚至背着杰克逊，偷偷地在杰克逊丰富的藏书室里研究了有关乙醚的全部资料，而且向这位知识渊博的化学博士询问了涉及乙醚的许多知识，然后对狗、猫、鸡、鼠等动物做了试验。一次试验时，狗在吸入乙醚后不久，

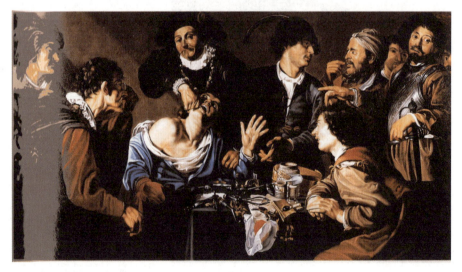

麻醉发明前的牙科手术

232

就完全昏睡在他的手中；他拿走盛放乙醚的瓶子，大约过了三分钟，狗又醒了过来，大声吠叫，跳了大约有十英尺远，掉进一个水塘里。莫顿还在自己身上进行实验。他报告自己一次用浸了乙醚的手帕掩住自己鼻子的实验感受说：

> 我感到自己仿佛处在童话世界中，身体各部分好像都麻木了……最后，我感到第三指指骨微微发痒，后来我试图用另外一个指头触一触它，可是办不到。过了一会儿，第二次尝试，总算做到了，可是指头十分麻木。慢慢地，我能举起手、捏捏脚了，但却几乎没有捏的感觉。我试图从椅子上站立起来，可是又跌回到椅子上。我只好希望重新把握住全身的各个部位……

后来，莫顿在 1846 年 9 月 30 日借助于乙醚为一位病人拔下一颗长得非常牢固的牙，病人竟"不知道对他做过什么事"。莫顿相信"这是这一新事物在科学上的首次验证"。随后他又陆续对一百名需要拔牙的病人做

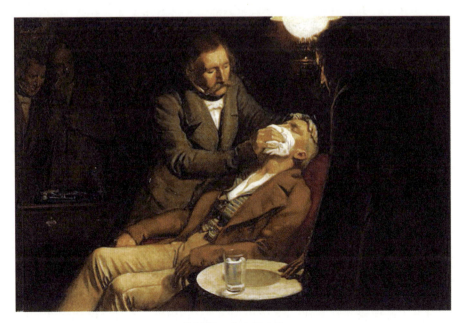

莫顿第一次应用乙醚

233

了乙醚的临床试验。最后，他于 1846 年 10 月 16 日在波士顿马萨诸塞州全科医院的阶梯教室里，对乙醚的麻醉效能做了一次具有历史意义的公开实验。接受实验的病人、二十岁左右的吉尔伯德·艾博特颈部左侧生了一个肿瘤，恰恰在下颚的左下方。实验时，病人吸了一口液体乙醚，四五分钟以后，看来是睡着了。莫顿认为可以做手术了，于是，前辈外科医师约翰·科林斯·华伦给病人划了一个两三英寸长的切口，使这位医师和在场的人都大为吃惊的是，病人竟然一动也不动，既没有喊叫，也没有其他疼痛的表示，表明了麻醉取得极大的成功。这次大约二十五钟的手术结束后，华伦医师抬头看看原来充满怀疑的观众，如今是一片敬畏的沉默；他自己也深受感动。在场的另一位著名外科医师亨利·J·比奇洛说出了他的心声："我今日看到的事将会传遍全世界。"

果然，全城各报刊都立即迅速报道了这一事件。当地具有权威性的《波士顿医学和外科杂志》称：

> 各报均述及一神奇药剂之奇异故事，言本城一病人因被给予此药，致有足够的时间和药效来经受一次外科手术且无疼痛。

消息像旋风一样迅速传遍美国全国乃至整个世界。各地开始相继应用莫顿的乙醚麻醉术。但是就在广大的病人和医师为这一发明庆幸道贺的时候，一场灾难随之降临了。

莫顿 1819 年生于美国马萨诸塞州的一个农场主的家庭。他小学毕业之后，从十七岁起，去波士顿做过几年跑街一类的工作，二十七岁开始在巴尔的摩牙外科学习牙科医术，两年后留居波士顿，与霍勒斯·威尔斯（1815—1848）合伙创办牙科医疗业务。1844 年他进入哈佛医学院，同时继续他的牙科业务。为了最有效地利用时间学习，他住到化学老师杰克逊的家里。那时，杰克逊已经成功地把乙醚滴剂局部应用于牙科医术，所以才有可能对莫顿的钻研提出富有启发性的建议。但是莫顿一直将自己的研究对杰克逊保密，甚至成功之后仍旧不肯公开这一药物的化学特性。后来，只是因为各个医院声明，如果莫顿不同意公开进行药物鉴定，医院将拒绝使用他的麻醉术，莫顿才公布了乙醚麻醉的秘密。但几天之后，1844年10月28日，他就为这种麻醉剂取了个商品名，叫"忘川"，正式申请专利。"忘川"是希腊神话中冥府的河

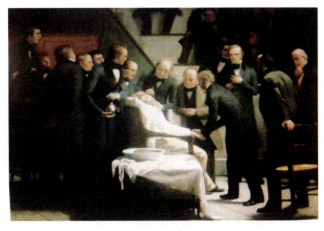

历史上第一次乙醚麻醉手术

流的名字。古希腊的一种神秘宗教俄尔甫斯教把水泉区分为记忆之泉和忘却之泉，两处泉水都源于勒巴迪亚附近的特洛丰尼欧斯神庙，这里被认为是冥界的入口处，冥府里的亡灵喝了忘川中的水之后，就可以忘掉往昔的一切。莫顿以"忘川"作他的商品专利名，寓意是他这麻醉剂有如忘川之水，在作用期内会让人丧失意识。11月12日，莫顿获得政府的专利许可后，一面派经纪人去各地索取"忘川"试用费，同时又向国会申请发明成果奖。最后，国会拨出一张十万元的支票，不指名地宣称奖给"无痛外科的发明者"。

在莫顿看来，他自然是理所当然的获奖者了。然而，到底谁才是"无痛外科的发明者"，却出现不同的看法。

先是杰克逊。杰克逊声言，早在五六年以前，他就"首次通过一次试验，发现由于吸入气体纯硫酸乙醚，神经系统陷于无感受性的特有状态"。杰克逊认为，是他，首先揭示了乙醚的麻醉性能和应用价值；而且也是在他的启发和建议下，莫顿才去应用这一药剂的。所以，杰克逊认为，"无痛外科的发明者"应该是他。与此同时，杰克逊在莫顿做过公开实验之后，一再诱劝莫顿推迟发表实验结果，一面却抢在莫顿之先，亲自将一份报告送往巴黎的医学科学院，终于如愿以偿，使他在这个当时的世界医学圣地，被视为"麻醉的发明者"而受到热烈的欢呼。不久，杰克逊的成果也得到了莫顿的认可，他的名字也被列入莫顿专利权的共同享有者，抽取

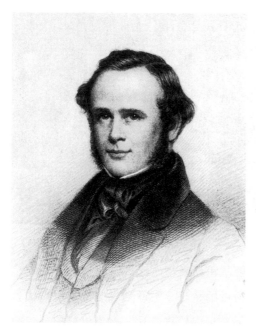

美国牙科医师霍勒斯·威尔斯

莫顿专利收入的10%。但杰克逊并不以此为满足，他坚持要求享有麻醉发明的优先权。

莫顿的朋友霍勒斯·威尔斯也参加了这场名利之争。他提出的理由是他早于莫顿，应用了氧化亚氮即"笑气"麻醉，因此，应该是他，才是"无痛外科的发明者"。

威尔斯说，是 1844 年 12 月，当时，巡回化学家加德纳·昆西·科尔顿（1814—1898）正在康涅狄格州哈特福德的报纸上刊登广告，说要对氧化亚氮的性能做示范实验表演。10 日下午，威尔斯特地带了他的妻子一起去观赏。表演时，他目睹一位叫库利的药店店员，吸进了很多"笑气"之后，神态兴奋，有点眩晕，而且变得好斗。库利从表演台上跳下来，在追逐一名壮汉格斗时，撞在椅子上，摔倒在地，腿部受伤流血不止，却似乎并无感觉。威尔斯详细询问了他，他仍坚持说自己一点也不觉得痛。表演结束后，威尔斯去找科尔顿，邀请他参与实验，看看是否可能在同样的情况下施行无痛拔牙。于是，第二天，威尔斯就亲身做

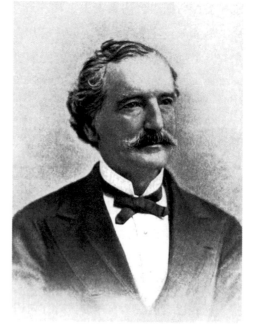

加德纳·科尔顿

了实验，经受了一次氧化亚氮的麻醉，用这位化学家给的"笑气"，让牙医师约翰·理格斯为他无痛地拔下了一颗牙齿。在他恢复过来之后，他就曾兴奋地欢呼说："拔牙的新纪元来临了！"此后，威尔斯又用氧化亚氮，为十多个病人施行牙科手术，证明它确实是一种有效的麻醉剂。在此期间，威尔斯也做过一次氧化亚氮麻醉的公开实验。虽然在这次实验中，因为过早地从病人身上取了氧化亚氮气体吸入器，以致麻醉药效不足，所以未能成功，拔牙时病人大声叫痛。因此，威尔斯受到人们无情的嘲笑，并被一些目光短浅的人斥责为"骗子"。但威尔斯声辩说，是他把氧化亚氮的麻醉特性告诉了莫顿，启发他应用麻醉无痛拔牙；在此之前，莫顿自己从未想到过将乙醚应用于普通麻醉中。所以威尔斯坚持，应该由他优先享有无痛麻醉发明者的荣誉。

除了这几人之外，还有一位有力的竞争对象，他就是乡村医生克劳福德·威廉逊·郎（1815—1878）。郎的朋友证实，早在1842年3月20日和6月6日，郎就两次用乙醚麻醉为同一个病人摘除了"脖子背部的两个小肿瘤"，甚至手术已经完成，病人还不知觉，"没有因手术的进行而感到有最轻微的疼痛"。只是郎当时并未将这一成果公之于众，而迟至1849年才发表了自己这麻醉手术程序。郎的朋友肯定说，尽管如此，事实上，最先发明无痛麻醉的人应该是郎。于是，他们把郎的名字也提了出来，加入到这一争夺"外科麻醉发明者"称号的行列。

随着争夺的持续，要求麻醉发明权的人也越来越多。如明尼苏达州的威廉·E·克拉克，他说自己在1842年1

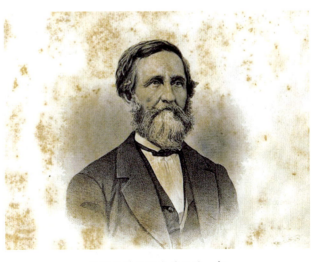

美国牙科医师克劳福德·郎

237

月里，曾对一位小姐用毛巾给予乙醚施行麻醉，让另一位牙医师无痛地拔下了一颗牙齿；还有 E·E·马西也自称亦在 1844 年将乙醚用于切除皮脂性囊肿。虽然他们都没有发表过报道，但现在都要求享受麻醉的发明权。

在这恼人的争夺频频发生的时期，一群来自郎的诞生地佐治亚州医学协会的医师访问了郎，审查了他的有关实验资料，最后断定，郎确实在 1842 年将乙醚用于外科麻醉手术。但是杰克逊不满意这次调查及所得出的结论。由于各方面的争执相持不下，又由于调查的困难，议会审议持续了许多年，最后仍然得不出一个结论，引人瞩目的十万元奖金还是静悄悄地搁置在它本来所待的地方。

这些麻醉的先驱人物，本来都可以在这领域为医学做出更大的贡献。但是由于陷入了名利的纷争，他们无视自己学者的声誉，并撕去师生、朋友的面纱，而把这种情谊变成纯粹的金钱关系。他们互相不断地起诉，还有连续的上诉和反诉，使这一场争夺先是在地方，后来变成为全国性的法律程序，一直持续了二十年，还是没有休止。最后，几个主要人物都因被名利的枷锁所束缚而不能自拔，被引向了彻底的毁灭，演出了一场著名的丑闻。杰克逊发了疯，随后竟跑到波士顿市为纪念莫顿而建立的纪念碑脚下歇斯底里地哭叫。其他几个也同样是非常可怜。医学史家马里恩·西姆斯在他 1877 年的《麻醉发明史》中这样记述他们三人悲惨死亡的命运：

> 威尔斯、莫顿和杰克逊的死是最不足取的。
>
> 威尔斯在夺取麻醉的伟大发明的荣誉中受挫折，得了精神病，1848 年在纽约自杀。
>
> 莫顿因为他的工作没有得到国会的酬奖，大失所望，烦恼焦躁，患了脑溢血。1868 年 7 月，他狂怒地驱车到百老汇，穿过中央公园。在公园位置较高的一端，他从马车上跳下来，跑向附近的一个池塘，想去凉一凉他发烧的头脑。被劝住后又进了马车，他驱赶了短距离之后跳了出来；在跳跃一个栅栏时，他跌倒在地，顿时不省人事。后来，他在奄奄一息中被送进圣·路加医院，一两个小时后即死去。

杰克逊住在精神病院，绝无好转的希望。

这些人都死得多么的可悲啊！让我们仅仅记住由他们的劳作所产生的恩惠吧。

是的，历史需要回顾，后来的人还得尽量以宽容的眼光，穿透因时代的局限而出现的阴暗角落，看到事件中闪出亮色的另一面。显然，人们也正是这样做的。

莫顿和杰克逊两人都埋葬在马萨诸塞州坎布里奇的奥本山公墓。在署名"波士顿市民"为莫顿建立的花岗石墓碑底座上，三面刻的是："在他之前/外科/始终是死亡的痛苦"，"在他之时/外科的疼痛/已经得到了/防止和避免"，"在他之后/科学/制服了疼痛"。杰克逊的墓碑上，除了别的功绩外，还特别提到"由于他对硫酸乙醚/特殊效果的观察/从而，无痛外科/仁慈的发明/才得以完成"。既然麻醉的发明已经成为全人类的财富，这才是最主要的了。医学的历史证明，人类在与疾病斗争中所完成的一切发明，没有比麻醉对人类更有利的。而且在回顾这段历史的时候，也无需悲观：并不是所有对麻醉的发明做过贡献的人都会对名利那么的斤斤计较，科尔顿就非常谨慎地承认他人的功绩，因而受到医学史家的赞赏。华伦医师退休后，在回忆那次革命性的手术时，说得是多么的好啊：他说，麻醉——

为手术外科医师开辟了新的纪元。外科医师们现在可以在人体最敏感的部位动手，而不再会像以往那样听到病人惨绝的哀叫，甚至有时在完全失去知觉的情景下，病人还会表现出几分愉悦之感。

谁能想象，一把刀划在脸孔娇嫩的皮肤上会产生纯粹愉快的感觉呢？想象人体最敏感的膀胱受到器械的搅动，还会出现欢悦的美梦？想象关节硬化扭曲时，竟然可以产生美如天国的幻觉？

就让人们忘掉其他的一切，仅仅把这最主要的一点记住吧！

护理（一）：无国界的"红十字"

作为一个地名，索尔费里诺（Solferino）只是意大利北部伦巴第地区境内斯蒂维耶雷堡东南大约四英里处的一个很小很小的市镇，一般的地图上甚至都没有它的坐标。但是不论是政治史、军事史，或者医学史，都不会不提到它：这不只是因为几个大国曾经在这里发生过一场激烈的浴血战斗，更是因为这次战斗正好被一个人目睹，这经历影响了这个人的一生，并因此人的关系，使这个小镇顷刻之间便名闻全球，而且永远被记入史册，直到今天都让人们久久难忘。

琼-昂利·迪南（Jean-Henri Dunant，1828—1910）出身于瑞士日内瓦的一个商人家庭，母亲一贯热心慈善事业，这对他产生很大的影响。

迪南从小常跟母亲一起去看望穷人和患病的人，为他们做些善事，从而孕育出

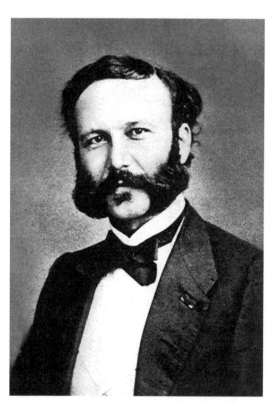

1860 年左右的迪南

一颗慈善之心。因此，早年他就笃信教义，对病人、弱者、倒霉的人以及其他底层人物表现出无限的关爱，毫不吝啬地将自己的财产施舍给他们。十八岁起独立生活之后，他这慈善活动有了进一步的扩展：他先是进入银行工作，随后成为银行主管人时，他便利用业务外出之时，开展宗教救济活动，同时又积极参加了当地以救助他人为宗旨的"施舍学社"（League of Alms），随后又仿效两年前刚从伦敦开始成立、后来迅速推广到整个英国和其他一些国家的"基督教青年会"组织，发起成立"基督教青年会联盟"（Young Men's Christian Union），以发扬基督教徒的高尚品质。由于他的首倡和奔波，先是日内瓦基督教青年会联盟在 1852 年 11 月正式宣告成立；并于三年后，即 1855 年 8 月，发展成为世界性的组织"世界基督教青年会联盟"（World Federation of the Young Men's Christian Association），总部就设在日内瓦。

在此前一年，1853 年，迪南替他所在的银行去阿尔及利亚工作。到了那里之后，他立即动手，为这个比较落后的国家拟定出一个工业化和农业丰收的计划。但是他的理想未能激发起当地人的热情，也得不到必要的财政支持。不过他没有因失败而灰心，他想起了法国的皇帝拿破仑三世。

拿破仑三世（Napoléon Ⅲ，1808—1873）是拿破仑一世的侄子，他和蔼、大度、敏感，传记作家说他有"上帝恩施般的性格"，"令人畏惧，受人尊敬，又深得人心"。他尽管命运不济，前半生大半在流亡中度过，却有一腔治国的雄心。他感到自己注定要创造历史，在先后成为法兰西第二共和国总统（1850—1852）和法国皇帝（1852—1870）的这段时间里，他兴办公共事业，加快铁路建设，促进工农业发展，使法国获得二十年的繁荣。阿尔及利亚是法国的殖民地，迪南相信，这位开明的、爱护百姓的皇帝是不会不关心的，于是决心直接去求助于他。

地中海西有一个面积仅次于西西里岛的撒丁岛。最初，它是腓尼基人定居之地，后来先后被希腊人、迦太基人、汪达尔人、罗马人等侵入和占据。1326 年，西班牙的阿拉贡王室取得对它的控制权，一直到 1708 年转归为奥地利所有。1720 年，撒丁又被割让给了地处法国东南的萨伏依王室，并入意大利西北部的皮埃蒙特，18 世纪末又被法国所兼并。拿破仑帝国垮台以后，对于撒丁，应由其独立，还是另有归属，就成为一个问题。

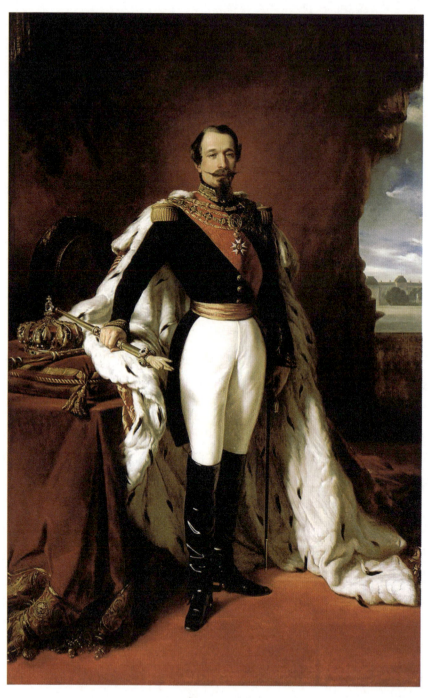

法国拿破仑三世皇帝

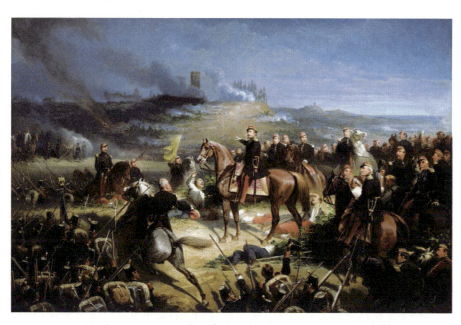

法国画家伊冯的绘画《索尔费里诺战役》描绘了这场战役的残酷

在意大利的独立运动期间，皮埃蒙特曾于 1848、1859 和 1866 年三次为统一全意大利而率先斗争。在第二次，即 1859 年那次战争前，巴黎第四大学历史教授皮埃尔·米盖尔在《法国史》中说："法国人又一次劝谏君王不要越过阿尔卑斯山进行冒险。但是，一位手段高明的皮埃蒙特人加富尔知道如何说服他，并设法打动了他的心：意大利的统一值得出兵干涉。于是，加富尔和拿破仑在普隆比埃尔会晤之后，法国和撒丁王国之间就订立了同盟。它们对占领意大利的强国奥地利宣战。"

1859 年 6 月 4 日，奥地利军队大约十二万人在意大利伦巴第地区的马真塔（Magenta）一战中被击败后，向东撤退，奥地利皇帝约瑟夫一世亲临前线指挥。法国–皮埃蒙特联军的兵力与奥地利军队的兵力相当。于是，拿破仑三世和撒丁–皮埃蒙特国王伊曼纽尔二世也共同指挥自己的军队，穷追奥军。6 月 24 日，两军在索尔费里诺正面遭遇皮埃蒙特……

得知拿破仑皇帝的去向后，迪南怀着理想主义，乘一辆小型蓬式的出租汽车前去追赶。这时，当代奥地利史学家埃里希·策尔纳（Erich Zollner）在他的成名作《奥地利史》中描述说：

> ……奥地利人撤出伦巴第，退回到明乔河后面；援军抵达后，人们又发动了一次攻击，血战异常激烈，这场索尔费里诺战役又再次以失败告终。

迪南就在这里赶上了部队。可是他看到了什么呢？

这是一次未经策划的遭遇战，结局取决于对加尔达湖（Lake Garda）南侧丘陵的控制。正面遭遇后，法军为突破奥军的中路，不惜付出重大的代价；而奥军则采用拖延战术，使法国–皮埃蒙特军队精疲力竭，无法穷追……这次在异常酷热的天气里进行的战斗，持续时间只不过十五个小时，但给双方造成的伤亡都十分惨重：奥地利军队固然死伤一万四千人，失踪和被俘八千人，法国–皮埃蒙特军队也伤亡一万五千人，失踪、被俘二千余人。展现在迪南面前的就是这场浴血奋战后的战场上四万人的尸体与重伤者和垂死的人。迪南写道，他亲眼看到的就是这样"一场可怕的肉搏战"：

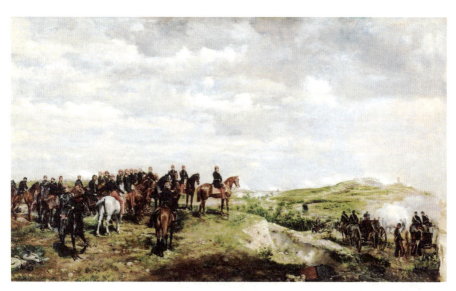

名画《拿破仑在索尔费里诺战役中》

......奥地利和法、意联军相互践踏着，在血淋淋的尸体上你拼我杀，他们毫不留情地用步枪射击对方，用刀劈向敌人的头颅，刺入敌人的胸膛。这完全是一场屠杀，是残暴的野兽之战......

枪炮散落在死伤者的身上，脑浆在车轮下涌出，四肢断裂，血肉横飞，人体被残害得难以辨认出原来的模样，泥土混拌着鲜血，尸横遍野，惨不忍睹......

在这样的时刻，面对这样的惨状，迪南还能想什么拿破仑三世和阿尔及利亚吗？他首先想到的只是立即投身于发起和组织救护伤员的工作，因为在那个时候，为军队的医疗服务实际上是不存在的。迪南组织居民、旅行者、神父和所有愿意来服务的人，组织起一个个看护队，将数以千计的伤员安顿到教堂、学校和民房里，慰劳他们，并给他们包扎伤口和喂食，使整个城镇都变成一个临时医院。他回忆说：

......不一会儿，一个志愿救助队就组织起来了，伦巴第地区的妇女们首先照顾的是那些哭喊声最响的伤兵......我力图尽我最大的努力在需要的地方组织救护，那里有五百名伤兵堆在教堂里，妇女们进了教堂，用盛满水的罐子和军人用的餐具一个挨一个地给军人们解渴，并湿润他们的伤口......她们的温柔和善良，她们那眼泪汪汪、充满同情的样子以及精心的照料，使一些伤员恢复了精神。

这些志愿者的工作，还有伤员的精神都使迪南深受感动。他忘不了有一名修女，当她得知有一个伤兵因为自己受了伤不能像以往那样寄钱给他所奉养的老母亲而流泪时，她便将自己仅有的五法郎硬币寄给了他那位远在法国的亲人。一位伯爵夫人听说此事后，也想给他和他母亲一笔钱；但是这位伤员却不愿收下，因为他想到比他更加困难的人。更使迪南感动不已的是，有一位女士，当她得知一名处在垂危之中的伤员希望在死之前吻一下他母亲时，她就立刻坐火车前往他的家，将他的母亲带来，并留给他年迈的父亲二千法郎。六天后，这对母子得以见面时，他们一面互相紧紧拥抱在一起，一面深深祝福他们的这位恩人……

这一桩桩感人肺腑的事件，都被迪南记入他于三年后，即 1862 年自费出版的书《索尔费里诺记事》（*Un Souvenir de Solferino*）中。只是迪南并没有仅仅停留在这些事件本身的记述上，他想得更远。他在书中先是这样设问：

> 为什么我要把这些痛苦悲伤的情景告诉读者，唤起他们的痛楚？为什么我会心甘情愿地待在那些令人心痛的地方？为什么我要拼命真实地描绘出那些细节呢？

迪南以他的远见预测，人类不可能完全避免战争，而在未来的战争中，将会有更可怕的武器被发明出来，因此将会更加残酷。为了防止他在索尔费里诺战役中目睹的这类互相残杀和因为没有医疗护理而悲惨死亡的令人毛骨悚然的场景重新出现，他随后就以自己对上述疑问的回答，提出一项设想——他的一个宏伟的理想：

> 在和平安定的时期成立一些救护团体，让那些热心、忠实并完全可以胜任的志愿者为战时的伤员服务，这难道不可能实现吗？

迪南这设想或理想，具体主要是：建议各国成立救护团体，和平时期为志愿人员培训救护技能，战时为伤员服务；制定一部神圣不可侵犯的国际公约，使伤员和救护人员在战争中被视为中立而受到法律保护。

迪南的书立刻被译成德文、意大利文、瑞典文等多种文字。他在书中所表达的理想，以及他亲自行程三千多公里去各国宣传他这理想的行为，很快就产生了十分广泛的轰动效应。法国的大作家维克多·雨果说自己深深地受到了感动；另两位以其日记而闻名的作家埃德蒙和茹尔·龚古尔兄弟称赞此书"比荷马的诗要优美一千倍"；著名的哲学家和历史学家欧内斯特·勒南在给作者的信中称颂他说："你创作了本世纪最伟大的作品。"

因三年前创建了世界上第一所护士学校而被认为是护理学先驱的弗洛伦斯·南丁格尔也给他写信，表示要积极支持他的倡议。还有普鲁士的弗里德里希·卡尔亲王、耶路撒冷的宗教界首领圣约翰长老都保证会支持迪南提出的建立一个国际性机构的理想；萨克森王国的国王和亲身参加索尔费里诺战斗的拿破仑三世，也都许诺愿尽自己的一切努力给予帮助。

于是，迪南的呼吁就迅速被转化成为行动。第一步是"日内瓦公共福利协会"（Societe Genevoise d'Utilite Publique, the Geneva Public Welfare Society）在 1863 年 2 月 9 日召开了一个会议，来研究迪南这一人道主义的理想。会议决定"对在《索尔费里诺记事》中所提出的建议进行认真的考虑"，并任命了一个五人委员会，这委员会的主席是居斯塔夫·穆尼埃（Gustave Moynier）律师，另外四人是迪南与曾经担任过联邦军统帅的纪尧姆·昂利·迪富尔将军（General Henri Dufour），和两名医生——泰奥多尔·莫奴埃博士（Dr. Theodore Mounoir）、路易·阿皮亚博士（Dr. Louis Appia），由迪南任秘书。委员会决定按照迪南在《索尔费里诺记事》中的建议，先是以"伤兵救护国际委员会"（International Committee for the Relief of Wounded Combatants）的名义立即开始工作。委员会在 1863 年 2 月 17 日的首次会议上宣布自己是一个国际性的常务委员会；后来，他们又进一步在同年 3 月 17 日开会，终于导致 10 月 26 日至 29 日的那次具有历史意义的大会。在这次有来自十六个国家的三十六名代表参加的日内瓦大会上，阿皮亚提出采用一块白色的臂章作为大会的标志；随后大概是根据迪富尔将军的补充建议，决定加上一个红十字。这次大会的重大成就是确定了伤兵救护国际委员会的职能和工作方式，并通过了十项决定，从而构成了红十字运动的宪章，从此开始国际红十字运动。只是不知怎么的，当时谁都没有想到，这样的一个红十字标志，正好与瑞士国旗的标志一个样，仅是对调了红白颜色。后来在 1906 年修改章程时，对此做出的解释是，说设计这样一个标志是为了对瑞士表示敬意。不过"红十字"主要是用于该会在基督教国家的会徽，少数伊斯兰国家的同类组织则用红色的新月形，伊朗的组织是采用红狮和太阳作为标记。

迪南为成立人道救护的红十字组织，不但忽视了原来所经营的实业，也花去了他自己的所有资产，以致 1867 年因债务过重而陷入破产。此时起，他就离开了日内瓦，在众人中失去踪影，而单独在巴黎的贫民窟里过极其困苦的生活，甚至因付不起房租常睡在火车站的长凳上。1870年7月，俾斯麦担任宰相的普鲁士和拿破仑三世为皇帝的法国之间的普法战争发生，一直关心人类命运的迪南又从贫民窟出来，宣传红十字的人道原则：改善战俘待遇，提倡裁军和国际仲裁，还主张废除奴隶制度，建立犹太人国家，受到人们的尊重。但是到了1875年，他又再次从视界消失。从这时开始，整整有十五年时间他都下落不明，被看成是一个传奇人物。1890年，迪南虽然已有六十二岁高龄，仍在瑞士的一个小镇海登（Heiden）为老年人创办了一所济贫院，而这时他自己却患了妄想症。五年后，当他自己也成为这所济贫院的病人时，他被瑞士的一位新闻记者"重新发现"。在与他会见之后，这位记者撰文，称他是"一个贫穷、遭到抛弃但却丝毫也不灰心沮丧、痛苦深重的人，……对世界一无所求"。但是，尽管迪南对一切都没有任何要求，荣誉仍不断地来到他的面前。1901年，他作为红十字会的创始人，与国际制裁的倡导者、法国经济学家弗雷德里克·帕西（Frederic Passy）一起，共获第一届诺贝尔和平奖。只因迪南身体过于虚弱，无法及时亲自前去领奖，奖金和奖章是后来送给他的。同时，诺贝尔奖委员会还以特别的宽宏态度，另外再给予他一笔养老金。得知他获奖的消息后，他的故家——日内瓦国际红十字委员会向他表示了真挚的祝贺，说："没有人比您更配得到这一荣誉了，因为是您在四十年前发起了在战场上救护伤员的国际组织，没有您也许永远不能取得红十字这个19世纪最至高无上的人道主义成就。"还有，教皇利奥十三世也将自己亲笔签字的肖像带给他，上面写道："用你的力量，让这里和平吧，上帝，阿门！"与此同时，迪南还得到其他许多荣誉。

迪南在八十二岁那年去世，正像他生前所说的，他完全不在乎许多受惠于他的战争蒙难者都还不知道他的名字。但是他的理想，无疑是有史以来最伟大的人道主义成就之一的红十字会，在他死后发展异常迅速。

还在五人委员会刚刚成立的第二年——1864年，普鲁士–丹麦战争爆发，阿皮亚医生就佩着红十字会臂章第一个奔赴战场。从那时以来，该机构发展很快，在世界各国设立分会，积极从事各地的战地救护工作，使红十字会成为一个名副其实的无国界组织。同年，来自十二个国家的代表在

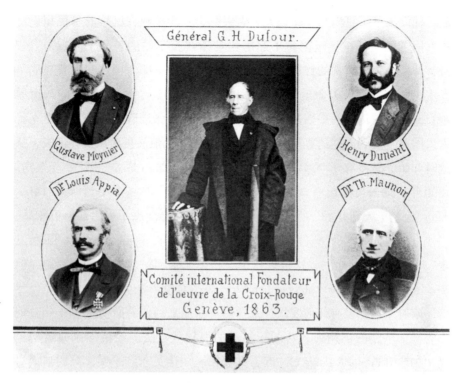

1863 年成立国际红十字会的五位成员

日内瓦举行外交会议，通过了由"伤兵救护国际委员会"起草的《关于改善战地陆军伤者境遇之日内瓦公约》，这是首次达成的有关在世界各国建立救护团体的多国协议，即以后一系列"日内瓦公约"中的第一个。1864年的"日内瓦公约"共有十项条款，这些条款的一般性原则是：不分政见、种族、宗教，宽容一切；交战双方的伤员从退出实战时起，就已经是中立化，而不是参战人员，应该受到尊重，并给予人道的待遇；军医院、救护车和使用这些设备为伤员服务的人员和他们的财产，也应作为中立对待，受到保护；白底红十字是战地医院和救护人员的保护性标志；等等。在此以前，战争与法律是互不相容的，这第一个"日内瓦公约"的签署向世界表明，它的法律精神，即使在战争中也是能够适用的。因此，它在人类历史上具有极其重大的意义。

红十字会初创时的宗旨是在战时救护伤员。1864 年日内瓦公约达成的多国协议责成签字国政府救护所有的战争中的受伤者，不管是盟国的还是敌国的。后来这些公约经过修正，达成一些新的协议，如1899年的保护海战中的伤病员和医务人员的协议，1929年的保护战俘的协议。最后在1949年8月12日举行的一次外交会议上，对上述三个协议进行了修订，通过一项新的协议，于是变成了实现至今的四个著名的公约：《关于改善战地武装部队伤者病者境遇之日内瓦公约》《关于改善海上部队伤者病者及遇船难者境遇之日内瓦公约》《关于战俘待遇之日内瓦公约》和《关于战时保护平民之日内瓦公约》。不过现在，红十字会这一机构及其所属的工作已经不限于上述这一些了，它远远超出了原来救护伤员的概念。在和平时期，该机构人员不但组织帮助自然灾害和每一种不幸事故的受害者，它的活动还包括事故预防、水上救护、培训护士助理和助产员、维持妇女和儿童福利等。这与它的创建者的初衷完全一致，因为创建者在第一次五人委员会的会议上就表示，以后，该机构的能力还要从为伤员扩大到为平民工作。除了大量公共事件和事故或不幸时的急救外，多数红十字会特别注意对盲人、残废者、精神病人和儿童、老人的帮助。此外还有一些专门性的服务，著名的如芬兰的直升机救护（Finnish Helicopter Ambulance）、法国的高山救护犬服务（French Mountain Dog Rescue Service）、南非的矿藏救护服务（South African Mines Rescue Service）、挪威的滑雪救护服务（the Norweigian Ski Rescue Service）等等。

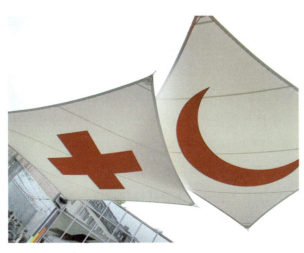

红十字会和红新月会的标志

从它诞生之日起，红十字会已经经历了快一百四十个年头了。在这段时间里，它本着"保护人的生命和健康；保障人的尊严；促进人与人之间相互了解、友谊和合作，促进普遍和平"的宗旨，对人类做出伟大的贡献。红十字国际委员会由于在迪南去世后的第一次世界大战中在救护战争伤员和联络战俘与其家属方面的工作，于 1917 年被授予诺贝尔和平奖；又因它在第二次世界大战中为保护许多战俘免受枪杀并为他们传递信件方面做了大量的工作而于 1944 年第二次获诺贝尔和平奖；特别是为表彰它从成立以来与九十多个不同国家的红十字会的合作"对于国际谅解与和平，有着非常重要的现实意义"，而于 1963 年再次授予它诺贝尔和平奖。今天，随着红十字国际委员会的工作开展，它在各国的分支机构也发展到一百七十多个，几乎遍及世界每一个国家。看到这些伟大的成就，人们都会想起它的创始者，眼光远大的人道主义者琼-昂利·迪南。除了从 1948 年 5 月 8 日他一百二十周年生日那天开始，各国的红十字会组织每年都要在这天以各种形式对他表示纪念外，在瑞士苏黎世的苍松翠柏之间，人们都会看到一座白色的大理石纪念碑，碑的正面是一位白衣战士的浮雕，他正跪着给一个濒临死亡的伤员喂水，碑的背面刻着几行字："琼-昂利·迪南/1828—1910/红十字会创始人。"

但是在回顾国际红十字会的历史时，也不应忘记，这个纯洁的组织，在第二次世界大战期间曾经一度被纳粹分子所利用。

1996 年，试图追查大屠杀受害者资产的世界犹太人大会的研究人员在美国档案馆发现一批写有"以前没有发表过的华盛顿办公室文件"字样的战略情报局文件。1944 年的一份文件里说到，一个法国机构进行的"一连串观察表明，国际红十字大会大概是受德国情报处控制的。据认为，德国驻日内瓦国际红十字大会代表是一名德国特工，国际红十字大会负责人是受德国控制的"。这份文件还说："已有足够的证据证明如下的假定是合情合理的：应该认为国际红十字大会的任何代表，即使不是实际上的德国情报处特工，也是潜在的德国情报处特务。"1944 年 2 月的一份文件说，根据"各个不同来源的"情报表明，"国际红十字会可能安插了一些人在它的机构中，实际上是它的行政工作人员，他们要么是德国特工，要么是德国特工的朋友，他们正在利用红十字会……作为获得并传递军事情报的一个掩护物。"德国人的工作，这些文件中多处提到，包括利用红十字会把特务偷偷地带出法国，利用红十字会的邮袋偷运钱财，等等。正如一份文件指称红十字会驻开罗的代表，说他们中的一些人是"在外国的瑞士居民中最危险的亲法西斯分子之一"。

　　尽管如此，但也必须承认，国际红十字会在总体上是根据道德上和实际上的指导方针工作，设法招募最优秀的人才为它工作的。这只是这个获诺贝尔和平奖组织一时所犯的错误，不能因此就完全抹杀这个由伟大的琼-昂利·迪南所奠定的无国界组织的巨大功绩。

护理（二）：基督教的贡献

从 1095 年到 1291 年的近两个世纪里，欧洲有过八次一般认为是由基督教徒组织、旨在控制圣城耶路撒冷并夺取与耶稣基督尘世生活有联系的一些地区的反对伊斯兰国家的军事远征。这就是曾经对欧洲以至世界的历史都发生过深刻影响、被人称为"疯狂之军"（pious delirium）的"十字军"。

虽然十字军并不纯粹是宗教运动，但是它的产生受到宗教因素的影响是显而易见的。

中世纪的基督教徒深信每个人生下来就有罪，死后将受到地狱的惩罚，因此得

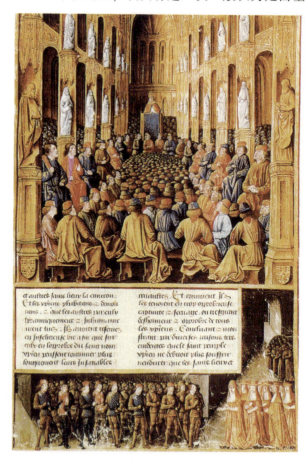

乌尔班二世主持克莱蒙会议

以苦行来赎罪，以求逃脱这一惩罚。几百年来，最被广为应用的苦行的方式，就是去公元前 1000 年大卫王犹太王国的首都、耶稣受难和复活的圣地耶路撒冷去朝圣。可以说，每一个虔诚的基督教徒，他最大的愿望就是要尽一切可能去耶路撒冷的所在地巴勒斯坦。

1095 年 11 月 18 日，为整顿教会，教皇乌尔班二世（Urban Ⅱ）于法兰西南部的克莱蒙（Clermont）召开宗教会议。在九天有关教规戒律的讨论之后，议论到拜占庭皇帝亚历克赛一世的使者提出要西方帮助希腊抗击突厥穆斯林的请求时，教皇于 27 日宣布决定发动一次东征，进行伟大的"圣战"。他声言，这是基督的旨意，所有出发去战斗的人，凡是在途中丧生，或者死在陆地或海上，或者是与异教徒作战而牺牲，他们的罪行都将得到赦免。过去是强盗的人，让他们从此以后成为基督的骑士！曾与兄弟父母争斗的人，现在让他们理直气壮地与野蛮人战斗吧！……可以想象，在基督人世间的代理人、至高无上的教皇如此有号召力的言词的鼓动下，一队队的人马很容易就组织起来，穿上绣有十字的军服，浩浩荡荡地向东方进发。参加者大多就是出于这种宗教目的，虽然其中有些人也可能怀着外出冒险的心理或加入商队前往近东贸易的动机。

布永的戈德弗鲁瓦（Godefroi de Bouillon，1060？—1100）因曾竭力帮助神圣罗马帝国皇帝亨利四世对撒克逊人的战争，受封为今日的比利时南

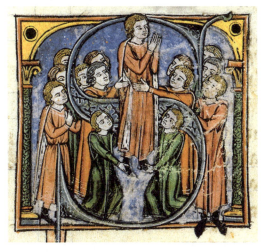

布永的戈德弗鲁瓦被封为城主

部阿登地区布永的公爵。他渴求冒险，宗教情绪强烈，于是热烈响应，带领四支军队中的一支，于 1096 年七八月收割完庄稼之后出发了。可是当他以惨重的代价于 1099 年 7 月攻下耶路撒冷时，他惊讶地发现，在这个穆斯林的地区，竟有一所基督教的医院在那里接受他们的伤病员，细心给他们护理。这所医院是在大约三十年前为

护理来朝拜圣地患病的人而由热拉尔兄弟（Brother Gerard）建造起来的，现在，按照他们的宗旨，认为从基督教的宗教和道义出发，不论什么人，只要是病人，好好护理他们就是自己的责任。

历史上，最早对病人的护理，是属于在病人家庭里的妇女或奴隶的事务。虽然古希腊医学已经有了长足的进步，但是并没有医院，病人都是去阿斯克勒庇俄斯神庙求医或者请医生来家医治。最初，在古罗马的军队里，没有专门从事护理的人。士兵生了病，也都立即被送回家治疗。后来，罗马帝国版图扩大了，可能开始从士兵、奴隶或角斗士中训练护理人员；随后又在罗马的各行省建立医院，最后别的一些城市也建起来了，最初是专为受伤兵士的，慢慢地，普通的市民也可以去接受治疗了。这主要都是基督教的功绩。

提倡仁爱的基督教，主张助人是他们的神圣的义务，认为只要是病人，都应该以基督的精神去悉心护理。基督教会把宗教经典视为至高无上的权威，基督教经典《圣经》是他们行动的指南。《圣经·马太福音》记载说：

> 耶稣走遍加利利，在各会堂里教训人，传天国的福音，医治百姓各样的病症。他的名声就传遍了叙利亚，那里的人把一切害病的，就是害各样疾病、各样疼痛的和被鬼附的、癫痫的、瘫痪的，都带了来，耶稣就治好了他们。当下，有许多人从加利利、低加波利、耶路撒冷、犹太、约旦河外，来跟着他。

这段描述不仅表明，基督教的真谛就是要像主耶稣那样爱他人、关怀他人，无私地为他人服务；而且这关怀和服务本身就与宣扬和扩大基督教的教义密切相关，因为《马太福音》还说道："这些事你们既作在我这弟兄中一个最小的身上，就是作在我身上了。"所以为人治病就是敬奉基督、宣扬和扩大基督教义的一种方式。这就使医学也迅速发展到这个方向去了。初期的基督教会里的一些人物，即使是领导人，也常想到为人治病的事。公元 3 世纪的劳迪塞亚的优西比乌斯（Eusebius of Laodicea）原是一名基督教的助祭，在罗马皇帝德西乌斯和瓦莱里安先后于公元 250 和 257 年迫害基督教徒时，他冒着生命危险救护教徒，因而被立为主教。此后，他仍然以基督的精神，继续帮助和医治病人。拜占庭皇帝查士丁尼一世（Justinian I，527—565 年在位）与他的妻子狄奥多拉（Theodora，约 497—548）是一对感情深笃的基督教徒夫妻，这位原来出身微贱的皇后更是一个狂热的基督教一性论者，她的聪慧使她不但成为丈夫的最可靠的咨政人员，人们甚至认为实际上在统治拜占庭的不是皇帝，而是她。由于她的作用，国家推行了一系列有利于基督教救治病人的政策，如从国库中拨款来建造医院、教堂和隐修院。同时，皇后还以个人名义在好几个城市中建立医院。

公元 455 年 6 月，北非迦太基的汪达尔人的统治者该撒利克带领船队来到第伯河口，攻陷罗马城，有计划地对该城进行了十四天的洗劫和掠夺。撤兵时，他们还俘虏了很多罗马人去做他们的奴隶。途中，这些俘虏被当成牲口和物品，受尽非人道的待遇，使多数人不是死在路上，就是患上重病、生命垂危。这个时候，只有满怀崇高基督教精神的"迦太基的主教戴奥格拉蒂阿斯（Deogratias），才是他们唯一的安慰"——英国历史学家爱德华·吉本（Edward Gibbon）在他的《罗马帝国衰亡史》中这样说。吉本还说，正是戴奥格拉蒂阿斯，"宽宏大量地变卖了会堂里的金银器皿，用卖来的款项去救治赢弱病残的俘虏。他又把迦太基的两座大礼拜堂改为医院，以便收容濒死的俘虏，使他们有舒适的睡床和足够的食物和药品。他还昼夜两次亲自来到患者的身旁，向他们表达他的同情；他的这种同情，使他的物质服务更加富有价值"。还有腓尼基城市西顿（Sidon）基督教团体的牧师塞诺比乌斯（Zanobius），也一样地把替人看病当作自己的职责……基督教这样服务的结果，就如意大利医学史家阿图尔·卡斯蒂格里奥尼（Arturo Castiglioni）在出版于 1927 年的《医学史》中说的："受苦难的人就会以一种新的信仰来欢迎基督教，教会的神父们也会以热情和无限的怜悯来献身于护理患者的事业了。"从而促进了个别的护理职务，并从个别的护理发展到群体的护理——公共医院的建立。

基督教会最早规定下来的公职是"执士"（Deacon）。它的任务是依照

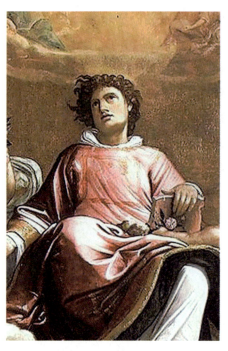

基督教的第一个男执事圣斯蒂芬

上级的指示负责辅助会众中的实际工作和慈善事业。男执士（Deacon）和女执士（Deaconesses）行手礼接受圣职后，就开始救护病人，尤其在疾病流行期间，更把这一工作视为他们的主要使命。据记载，历史上第一位女执士是森奇里亚的菲比（Phoebe of Cenchrea），她的生活年代大约是公元 60 年左右。在基督教《圣经·新约》里被认为是使徒圣保罗写给罗马教会的信《罗马书》中，这位基督教历史上的重要人物曾这样向罗马人介绍森奇里亚的菲比：

　　我对你们荐举我们的姐妹菲比，她是森奇里亚教会中的女助祭（即执士）。请你们为主接待她，合乎圣徒的体统。她在何事上要你们帮助，你们就帮助她。因她素来帮助许多人，也帮助了我。

　　罗马帝国皇帝君士坦丁大帝（Constantine Ⅰ，约 280 以后—337）在历史上第一个使帝国演变为基督教国家后，执士便以真诚的态度开始他们的工作了。他们的职务，也在君士坦丁大帝于公元 325 年召集举行的基督教会第一次普世会议"尼西亚会议"（Council of Nicea）和公元 451 年由东罗马帝国皇帝马西安召开的基督教第四次普世会议卡尔西顿会议（Council of Chalcedon）上，公开得到承认。他们受命为会堂需要的人服务和护理病人。在这些执士中，很有几位著名人物，如生于公元 368 年的奥林匹娅斯（Olimpias），从二十岁成为一位女执士时起，就一辈子在穷人和病人中工作。她有极大的组织能力，据说有四十个女执士在她的领导之下工作。普拉西拉（Placilla）是罗马帝国皇帝狄奥多西一世的妻子，多年来一直以女执士的身份在君士坦丁堡的病人中间工作，在那里，她"亲自动手服侍卧床不起的病人"。还有马塞拉（Marcela），一位富有的孀妇，她把自己的宅地全都供给病人和穷人使用，并亲自护理他们。

著名的基督教圣徒埃及的圣安东尼（约250—355?）在历史上第一个把徒众组织起来，在旷野隐修，建立了最早的隐修院。稍后，出身于基督教显贵家庭的基督教教父大巴西勒（Saint Basil, The Great，约329—379）不仅在自家庄园建起两家隐修院，还于公元370年在以罗马皇帝恺撒·奥古斯都的名字命名的早期基督教重地凯撒利亚（Caesarea）建立了最早的一所公共医院。大约三十年后，受马赛拉的启迪，意大利的女贵族法比奥拉（Saint Fabiola,?—约399）皈依基督教后，决心将自己的一生，献给上帝之爱的慈善事业。她不但给意大利和地中海岛屿上的各个隐修院以巨大的资助，还于公元370年（也有资料说是390年）建起了第一所最大的基督教医院。她把这医院叫作"nosokomeion"，意思是"完全为病人做奉

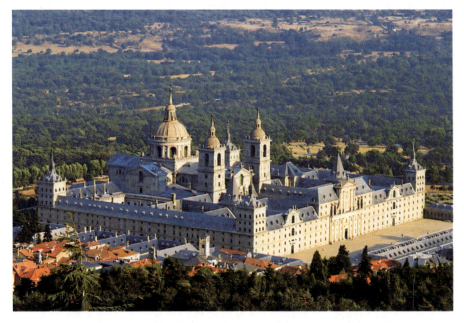

16世纪西班牙的隐修院。院里的修士和修女承担护理工作

献的宗教会堂"。法比奥拉的许多善事都是与圣哲罗姆密切合作进行的。圣哲罗姆（Saint Jerome，约347—419或420）原名优西比乌斯·希罗尼穆斯，出身于一个富有的基督教家庭。他治学严谨，喜读拉丁文典籍，常去瞻仰古代基督教徒的坟墓，曾任教皇达马苏斯的秘书。他在教会史上的最大功绩除了将《圣经》希伯来文的《旧约》和希腊文的《新约》译成拉丁文外，还激励了很多信徒热忱致力于上帝的事业，被认为是早期西方基督教会中学识最渊博的教父。圣哲罗姆曾这样叙述他十分了解的法比奥拉的工作：

> ……她变卖了一切所能归她的资产（这资产很大，与她的身份相当），转为货币，投入使穷人受益的事业。她是创建医院的第一人，她会把流落街头的受难者全部收容到这医院里来，她就在这里护理这些不幸的患病的人。需要我现在细细叙述这些人的种种病痛吗？需要我说一说鼻子割破、眼睛突出、两足烧伤、两手生疮吗？或者四肢浮肿或萎缩？或者腐生蛆虫？她经常把染了黄疸病的或者肮脏不堪的人背在肩上。她经常还为病人清洗伤口排出的物质，这在另一些人，甚至男人们是连看也不愿看的。她还亲手为病人喂食物，给垂死者啜饮流质来滋润呼吸困难的嘴唇。

圣哲罗姆更称赞法比奥拉："几乎没有一个机构未能从她的博爱中获益，在罗马，几乎没有一个卧床不起的病人不曾感受到她对自己的护理的。"

法比奥拉的朋友，生于公元347年的女贵族保拉（Paula），是一位博学的希伯来学者，曾帮助圣哲罗姆译过几章旧约《圣经》。她在受马赛拉的影响皈依基督教后，在被认为是耶稣基督诞生地的伯利恒建造起一所修道院，并在耶路撒冷造起一家医院，更在去伯利恒朝圣的路上，为病人建起一家家招待所，使得"在圣母马利亚的路上得病的人可以找不到马，而不会找不到庇护之所"。据记载，"保拉很怜悯患病的人，她安慰他们，谦卑地为他们效劳，并大量供应他们所需的食物。她经常都陪伴在病人的身边，她把他们的枕头摆平整，帮他们擦脚，用煮沸过的水泡洗……"

"医治百姓各样的病症"的基督教传统一直为虔诚的教徒所继承，特别是在隐修院建立起来之后，修女就代替了执士做这一护理工作。自然，执士也好，修女也好，他们的所谓"护理"，主要也只是与病人一起祈祷，而少有具体的医疗服务，因为他们本身并没有受过任何护理方面的训练。但他们的态度是至诚的，他们把这护理看成是出于对神的爱而做出的奉献，自然也不取任何报酬。在整个中世纪，以宗教的虔诚而帮助病人的传统非常盛行，表现在修女的工作上，也表现在一所所医院的建立上。为朝圣的教徒提供医疗服务的医院是一个突出的例子。

大约1070年，一批来自意大利南部阿马尔菲的商人，在耶路撒冷的圣墓教堂附近建造了两座修道院和一个招待所，让朝圣者居住。后来，热拉尔修士兄弟接替主持这个招待所，并把它改成医院。十字军占领了耶路撒冷之后，戈德弗鲁瓦提供给他们一批房子，使热拉尔修士一方面可以加强在耶路撒冷的工作，同时又能在通往圣地途中如法国的普罗旺斯和意大利的一些城市开设招待站。于是，热拉尔修士就开始领导几个小组的僧侣，定出固定的宗教秩序和制度，在这些点为朝圣者和病人服务。热拉尔以耶稣特宠的使徒圣约翰的名字，命名他们的组织是"圣约翰骑士团"或"医院骑士团"（Knights of St. John，or Hospitallers），称手下的这些僧侣是"圣约翰医院的可怜弟兄"

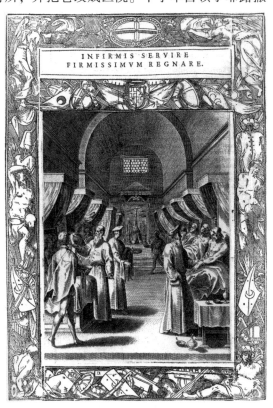

11世纪医院骑士团组织的医护工作

（The Poor Brethren of the Hospital of St. John），他们都穿黑色的服装，上面缀有八个尖角的十字，一种立刻就为全欧洲知晓的、不论友军或是敌军都同样尊重的象征。热拉尔的这个医院骑士团经十多年诚心为病人服务后，在赞助组织第一次十字军行动的教皇帕斯加尔二世（Paschal II）于1113年2月15日发布的诏书中，获得正式承认和命名，成为第一个最重要的基督教护理组织。接替热拉尔的雷蒙·杜·皮伊（Raymond du Puy）教导骑士团不仅要能医治和护理伤病员，还要能够作战。出于基督教的"爱"，从中世纪盛期到十字军东征末期，据统计，在欧洲整个基督教世界，仅是收容麻风病人的医院就多达一万九千所，特别需要提出的是许多杰出的医生和护理人员，都是虔诚的基督徒。比利时的天主教司铎约瑟夫·达米安·德·维斯特（Joseph Damian de Vester，1840—1889）是其中著名的一个，他把自己的一生都献给了麻风病人；妇女护士职业的创始人南丁格尔的伟大成就，很大程度上也是受了基督教思想的激励。

弗洛伦斯·南丁格尔（Florence Nightingale，1820—1910）是英格兰汉普郡著名乡绅威廉·南丁格尔的小女儿，南丁格尔家族的继承人。她从小受过良好的教育，十岁就能用法语写日记，其他如德语、意大利语、拉丁语、希腊语等，她也都相当熟悉。1837年2月，全家正在筹备去欧洲旅行的时候，7日那天，她觉得听到了上帝的召唤，便在日记中记下："神召唤我来奉侍它。"当时，她仅仅把这个秘密隐藏在自己一个人的心底。但这思想深深地影响着她的生活，不论巴黎的繁华，或是一次次遇到的爱情，都丝毫不能影响她。她决心要克服一切的诱惑，以配做一个上帝忠实的仆人。最初，她还不知道该接受上帝怎么样的差遣；后来，她回忆起以前不止一次随母亲去农村布施穷人时，她看到"一个不安、贫困和疾病肆虐的世界"，才对上帝的召唤有所明白，认为就是要按上帝的意志去为悲惨的人们服务。可是她应采用何种形式来达到这一步呢？她仍然不甚明了。

南丁格尔的汉娜伯母有非常深厚的宗教修养，平时的行为举止也像修女一样的温和宁静，被人们看作是一个与上帝保持心灵沟通的人，南丁格尔非常尊敬她，常与她一起讨论精神生活和灵魂对神的归属问题。在几次交谈后，汉娜伯母的话对南丁格尔产生了很大的影响，使她想到怎样才能成为一个像上帝的天使那样的人。她想，如果天使只是播种美丽鲜花的

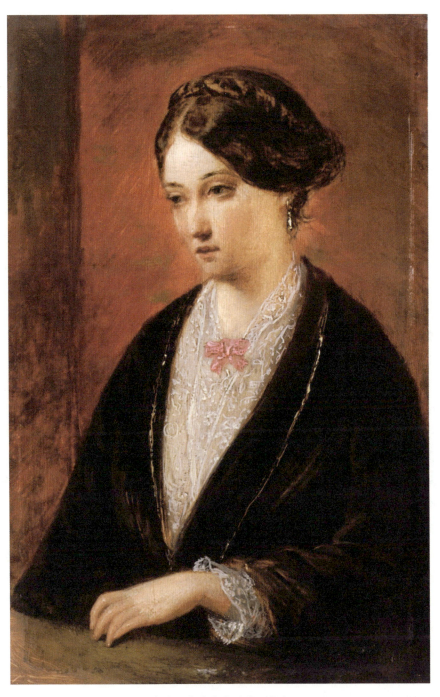

出身于贵族家庭的南丁格尔

人，那么无知顽皮的小孩也可以称为天使了。而医院里的护士——

　　就像医院里的女佣，她们必须清除脏乱和污秽，为病人洗身体，做人们厌恶、鄙视又得不到感激的工作。我倒认为这种有益于人类健康的工作者，才是真正的天使。

　　这是南丁格尔二十四岁那年写的。也就是这时，如她自己说的，对于自己要做什么事来回报上帝的感召，开始明白了。差不多与此同时，即1844年6月，美国的塞缪尔·格利德利·豪（Samuel Gridley Howe）夫妇来到她的家乡访问。豪是一位有杰出成就的教育家，他十分同情聋人、盲人和精神有缺陷的人，他极力游说议员立法，为他们提供帮助和教育；他在波士顿创建了著名的珀金斯盲人学校，亲自任第一任校长，在那里，他亲自用触摸法教授女盲人劳拉·杜威·布里奇曼，使她成为最早受到系统教育的聋盲人之一，这学校曾受到大作家查尔斯·狄更斯的热情称赞；豪和他妻子也都是热心的废奴主义者。南丁格尔十分尊重豪，在他来的当天晚上就去向他请教："你会不会认为像我这样年轻的英国女性到医院去服务，是一件可怕的事情？你认为这种像修女一样，为慈善事业而奉献的行为，是不是妥当？"豪很诚恳地回答她说："南丁格尔小姐，这在英国可能是少有的例子，而一般人也很难接受。但如果你已将此视为自己一生的天职，那么，我鼓励你走这条路。如此一来，你为他人奉献，也完成了自己的义务，这是不凡之举。我认为，身份高贵的妇女也可从事这个工作，你已选择了自己该走的路，神会与你同在！"

　　确实，护理一直以来都被认为是"低贱"的工作，"一般人都很难接受"，只有下层社会的人才肯去干。南丁格尔的想法遭到家人的反对也是可想而知的，被认为是给他们丢脸。但南丁格尔反复向神祷告，渴望上帝赋予她力量，并在其他基督教徒的帮助下，冲破了一切阻力，坚定了自己的信念。1851年夏，她设法进入位于德国法兰克福附近凯撒斯韦特的基督教执士学院（Institute of Protestant Deaconesses at Kaiserswerth）学习了三个月的护理法。随后她进入巴黎的慈善修女会医院，做一名志愿护士，在资深修女的指导下护理病人。当时，许多人都无法理解，像南丁格尔这样一

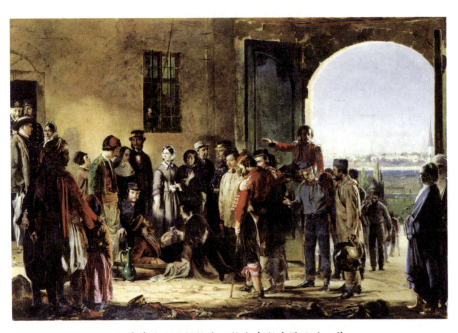

巴雷特的名画描绘南丁格尔在斯库塔里的工作

个出身高贵又年轻的少女，怎么竟自愿从事这样的工作，实在太反常了。

1853 年 10 月，以俄国为一方，英国、法国和奥斯曼土耳其等为另一方的"克里米亚战争"爆发。战地发回来的报道说，与法国相比，英国军队不但没有健全的医疗设备，使战士因为得不到完善的治疗而惨死，而且护理工作也很不像话，可以说根本没有把战士当人看待，引起公众的强烈不满。《泰晤士报》不但发表读者来信，诘问："为什么英国妇女在献身救护的工作上要输给法国人呢？难道我们没有'仁慈的姐妹'吗？"还发表了一篇社论，呼吁"不要遗弃远征同胞"，在全国产生强烈的反响。

就在这时，南丁格尔给英国军务大臣西德尼·赫伯特写信，得到热情的鼓励后，被政府任命为"英国驻土耳其野战医院妇女护士队队长"，率领三十八名护士，自负一切费用，奔赴前线土耳其伊斯坦布尔省的斯库塔里城（Scutari）服务。在那里，在她领导之下接受治疗的伤病员有一万多人。南丁格尔亲自给伤病员换药、疗伤，常常一天二十四小时站着照顾伤兵，也曾跪着为他们包扎伤口达八小时；并克服了用品匮乏、水源不足、卫生极差、医生又有敌意等多方面的困难，使军医院极大地改变了面貌，仅病人的死亡率，就从 1855 年 5 月的百分之四十二降到同年 6 月的百分之二。她对伤员所表现出的"英勇和牺牲精神"多次得到维多利亚女王的表彰，如 1855 年 11 月，女王御赐她一枚胸针，并在给她的信中称颂她说："在充满血腥的战争中，你表现了基督徒崇高的牺牲精神。……你的功劳比起勇敢的将士们，犹过之而无不及。"战争结束后，南丁格尔回国，被视为一位民族英雄。但她仍继续为改变英国军队的卫生工作而努力。1857年，她促成皇家陆军卫生委员会成立，同年军医学校建立。1860 年，她用公众捐助的南丁格尔基金五万英镑在伦敦圣托马斯医院内建立了以她的名字命名的世界上第一所护士学校，后又创建了助产士及济贫院护士的培训工作。她这些工作都产生了很大的影响。到她感受上帝的召唤五十周年——1887 年之际，英国至少有十六所医院的院长都是南丁格尔护士学校的毕业生；从她护理学校培养出来的护理监督们又带领护理师资到了美、德、澳、印和瑞典、锡兰、加拿大等国，按照她的规范建立了四所这样的学校。由于她毕生的功绩，她在 1907 年被国王爱德华七世授予功勋章（Order of Merit），三年后去世，按她的遗愿未举行国葬，也未葬于威斯敏斯特教堂。

　　南丁格尔可说是一个传奇人物，她终生未婚，以纯净的基督教观念把自己的一切献给医护事业，直到最后一刻。她的遗嘱也深沉地表达了她的这种基督教思想：

　　　　主啊！我在此听候您的召唤：……我高高兴兴，勇敢果断地到斯库塔里，现在我也要快快乐乐、毫无畏惧地回到您的面前！

　　　　大家都知道，派我到斯库塔里是您施给我的最大的关爱，现在您将带我去的地方，是否也允许我从事护士的工作呢……

南丁格尔的一生生动地反映了基督教对医学的影响和贡献。

后　记

　　这三册原都是二十多年前的书，分别题为《呻吟声中的思索——人类疾病的背景文化》《解剖刀下的风景——人体探索的背景文化》和《病魔退却的历程——寻求治疗的背景文化》，先后于世纪之交的 1999、2000 和 2001 年，由山东画报出版社出版。

　　感谢王一方先生，《病魔退却的历程——寻求治疗的背景文化》出版后，就得到王先生的鼓励。王一方先生先是在《中国图书商报》上发表长篇书评《文化画布上的医学风景》，后又在《谁懂"医学"?》一文中表述了类似的看法。2002 年，王一方先生作为评委之一，和其他评委一起，在由《中华读书报》和《Newton 科学世界》杂志共同举办的第二届"《Newton 科学世界》杯科普图书奖"的评奖中评定拙作《解剖刀下的风景——人体探索的背景文化》为"原创科普著作"的二等奖。2007 年，教育部委托北京大学医学部举办"全国医学人文师资班"，请身为"北京大学医学人文研究院"教授兼"北京大学科学史与科学哲学中心"研究员的王一方先生讲课并开列一份"医学生文学阅读推荐书目"时，王先生在这份共计十八位作者的三十一册（篇）作品中，将这三册拙著忝列其中，使我深感荣幸。又想到跻身于国内名家史铁生的《病隙碎笔》、周国平的《妞妞：一个父亲的札记》和毕淑敏的《昆仑殇》等名著之列，不免又有几分惶恐，更不敢提"书目"中的那些世界大师的著作了。

　　已经过去二十多年了。感谢中国文史出版社，愿意将这三册书重新出版，我自然十分乐意。于是，我对这三册改题为《我要弄明白我是谁——人体探索的历程》《恐惧、思索与医疗——认识疾病的历程》和《死神、医生和情人——寻求治疗的历程》，对篇目稍做调整，对文字略加润色，重新配上彩色插图，交中国文史出版社出版，敬请专家和读者批评指教。

余凤高

2023 年 8 月于杭州红枫苑

图书在版编目（CIP）数据

死神、医生和情人：寻求治疗的历程／余凤高著
. -- 北京：中国文史出版社，2025.3
（人体的历史三部曲）
ISBN 978-7-5205-4347-7

Ⅰ．①死… Ⅱ．①余… Ⅲ．①疾病-治疗-医学史
Ⅳ．①R45

中国国家版本馆 CIP 数据核字（2023）第 187017 号

责任编辑：薛未未

出版发行：**中国文史出版社**

社　　址：北京市海淀区西八里庄路 69 号院　　邮编：100142
电　　话：010-81136606　81136602　81136603（发行部）
传　　真：010-81136655
印　　装：北京科信印刷有限公司
经　　销：全国新华书店
开　　本：720×1020　1/16
印　　张：17.5　　　字数：247 千字
版　　次：2025 年 3 月第 1 版
印　　次：2025 年 3 月第 1 次印刷
定　　价：79.80 元